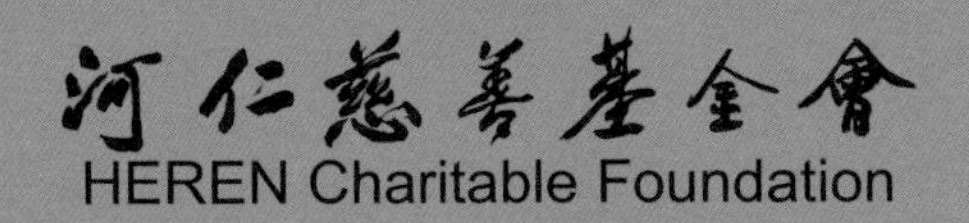

“青爱工程·河仁计划”
由曹德旺先生暨河仁慈善基金会资助，
特致谢忱!

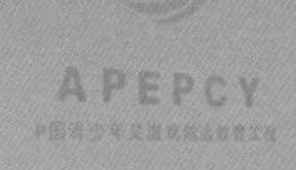

青爱工程·河仁计划

评估报告

EVALUATION REPORT ON APEPCY HEREN PLAN

中国人民大学非营利组织研究所　公域合力管理咨询有限责任公司　康晓光　冯利 著

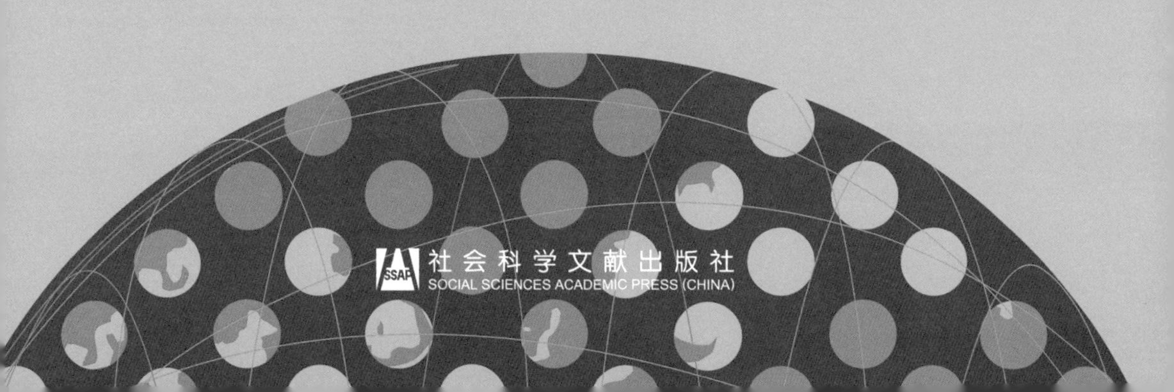

摘　　要

青爱工程，全称“中国青少年艾滋病防治教育工程”，于2006年12月正式启动。

青爱工程以青少年爱的教育为使命，与地方政府机构、事业单位或NGO以合作的方式，基于一定的组织构架和管理方式（如青爱基地、青爱工作站），推动各地在学校层面建立青爱小屋，帮助学校开展艾滋病防治教育、性健康教育、心理健康教育、公益慈善理念培育和传统文化教育，并对部分艾滋孤儿及家庭进行救助。同时，搭建青爱工程全国网络和地方网络强化项目的实施。

截至2015年7月31日，青爱工程已在全国20个省、自治区、直辖市的46个地区的大中小学、幼儿园援建青爱小屋377所，提升200所青爱小屋，确定15所标杆小屋，建立7家青爱基地、6家青爱工作站，援建心联小屋177所（灾区版青爱小屋），建立1家心联行动基地、3家工作站，并于2010年资助成都大学开设了性教育辅修专业。

2011年12月1日，河仁慈善基金会向中华儿慈会青爱工程专项基金定向资助1000万元善款，启动“青爱工程·河仁计划”。项目拟定在三年内，完成“启动100所青爱小屋、提升200所青爱小屋（含原有小屋和新建小屋）、建立10所标杆小屋”的目标。项目如期开展，截至2015年7月31日，“青爱工程·河仁计划”共在北京、辽宁、黑龙江、内蒙古、河北、陕西、山东、江苏、四川、重庆、江西、云南、广东、海南14个省、自治区、直辖市的18个地区，援建“河仁慈善基金会号”青爱小屋186所，提升200所青爱小屋，确定15所标杆小屋，建立基地2家、工作站4家。

“青爱工程·河仁计划”的实施，到底回应了什么样的社会需求或社会问题？项目建立了什么样的实施模式？这样的模式是否具有现实性和合理性，存在哪些问题？实施过程中各个利益相关方扮演了何种角色？所建立项目的专业性如何？项目的持续性如何？项目到底产生了哪些社会效益？这些既是青爱工程项目执行方关注的问题，也是受益方、捐赠方和全社会关心的问题。针对上述问题，为了给所有支持青爱工程的各个利益相关方一个明确的交代，北京青爱教育基金会，即青爱工程项目执行方委托中国人民大学非营利组织研究所、公域合力管理咨询（北京）有限责任公司作为第三方，对“青爱工程·河仁计划”项目进行评估。

评估团队历时近一年时间，通过定性和定量的方法，对“青爱工程·河仁计划”回应的需求、项目设计、执行过程、产出效益进行了评估和分析。

首先，评估团队制订了科学的评估计划。在对项目进行了整体性文献梳理、研究，与项目执行者进行深度访谈，开展焦点会议和座谈会，前往项目地云南盈江进行评估前期实地调查详细了解项目基本情况之后，评估团队通过电话和邮件的方式，对所设计的调查问卷以及访谈/座谈提纲进行“测试”，之后前往四川成都和重庆开展实地调查。评估团队对“青爱工程·河仁计划”主要的受益者及其他关键利益相关者进行了问卷调查：对“青爱工程·河仁计划”项目所建立的青爱小屋的专责老师和老师志愿者进行全覆盖问卷调查，回收专责老师有效问卷78份，回收老师志愿者有效问卷31份；对实地调查的青爱小屋开展的各类活动所覆盖的小学生、中学生、职高生、大学生进行抽样问卷调查，回收小学生有效问卷263份，初中生有效问卷452份，高中生有效问卷138份，职高生有效问卷91份，大学生有效问卷586份，共回收学生有效问卷1530份。同时，评估团队对“青爱工程·河仁计划”的各个利益相关者进行了深度访谈，召开了两次座谈会。访谈对象包括：北京青爱教育基金会理事会成员4人，青爱工程顾问2人，青爱工程项目工作人员4人，主办单位负责人1人，政府部门及其他合作机构负责人4人，青爱基地负责人2人，青爱工作站负责人4人，青爱小屋所在学校校长、副校长7人，专责老师8人，老师志愿者16人，学生志愿者19人，学生代表21人及学生家长11人。

一　项目效益

“青爱工程·河仁计划”项目已执行完毕，评估结果显示其捐赠资金得到了落实，在14个省、自治区、直辖市的18个地区建立了项目点，对直接受益者和间接受益者均产生了一定的影响，基本完成了预期的目标，且做出了超越“青爱工程·河仁计划”立项报告目标的贡献。

1. 项目目标完成总评

就“青爱工程·河仁计划”立项报告书中的目标要求，青爱工程办公室完成了项目拟定的数量目标，质量目标还未完全达成，但已具备进一步提升、拓展的条件，并且奠定了较为坚实的基础。

（1）数量目标完成

“青爱工程·河仁计划”拟定有六项行动。评估结果显示，其中四项行动的数量目标已经完成。具体包括：新建100所青爱小屋的数量目标超额完成，新建青爱小屋186所，超额完成数量目标86%；200所提升小屋的数量目标完成；10所标杆小屋的数量目标超额完成，确定15所标杆小屋，超额完成数量目标50%。组建了分布在不同地区的专家团队，专家资源库人数为25人。出版各类青爱工程系列读物，并召开了全国性总结交流会。

“青爱工程·河仁计划”所建立的项目点包括青爱基地、青爱工作站、青爱小屋，这是公益项目顺利开展的基础，有利于项目活动开展和实现项目的可持续性。

（2）质量目标完成情况有待改善

就“青爱工程·河仁计划”而言，尽管青爱工程办公室完成了项目数量目标，并产生了一定的效果和影响力，但是，“青爱工程·河仁计划”中有关“建设青爱小屋，组建专家团队，出版青爱工程系列读物，通过‘诸葛亮会’进行社会动员，进行青爱小屋的资源储备、技术升级，进行全国性总结交流”这六项行动的质量目标完成相对欠缺。“青爱工程·河仁计划”立项报告中虽然没有罗列项目结束后这六项行动质量目标达成的具体衡量指标，但本次综合评估结果显示，质量目标还未完全达成，但已具备进一步提升、拓展的条件，并且奠定了较为坚实的基础。

（3）项目做出了超越目标的贡献

青爱工程是一项历史性的工程，可以弥补应试教育在教育系统的不足、家庭教育的不足和社会教育的不足，是一项利国利民的公益慈善工程，也是一项超前的社会实验，它面临项目设计庞杂，实施涉及面广、耗时长，几乎没有经验可循且不易见效等困难，却勇于“试错”，探索出了青爱工程项目模式，该模式为未来青爱工程的进一步推动奠定了坚实的基础。

评估团队负责人康晓光教授认为，“青爱工程响应了重大的、紧迫的、长期的社会问题。所做的是别人连想都不敢想，更别说去做的事情。作为公益项目，青爱工程是一个朝阳项目。可以用‘犯其至难，图其至远’来形容青爱工程所做的工作”。2015 年 4 月，青爱工程办公室拟函邀请十一届全国人大常委会副委员长、民革中央原主席周铁农先生题赠“犯其至难 图其至远”这八个字。

2. 项目经费使用说明及地方配比资金

青爱工程自启动以来至 2015 年 6 月 30 日，共筹集资金约 5221.79 万元，物资折合 1370.68 万元。其中，2011 年启动、2014 年底结束的“青爱工程·河仁计划”共投入 1000 万元，约占青爱工程总筹资额的 15%。

（1）项目经费得到落实

依据北京东审鼎立国际会计师事务所有限责任公司提供的《关于中华少年儿童慈善救助基金会青爱工程专项基金“河仁慈善基金会捐助项目”2011 年 11 月至 2014 年 12 月财务收支专项审计报告》，“青爱工程·河仁计划”经费得到落实。“青爱工程·河仁计划”总支出 10395249.22 元，超出总预算 3.95%。其中，用于青爱小屋建设的总支出为 7460129.36 元，超出预算 24.34%；图书教材开发总支出为 1296682.42 元，低于预算 35.17%；团队建设（社会动员）总支出为 924919.16 元，低于预算 7.51%；项目管理成本（行政经费）总支出为 713518.28 元，低于预算 28.65%。其中，青爱小屋建设总支出中，新建青爱小屋单所超出预算 50.50%，提升小屋单所超出预算 9.46%，标杆小屋单所低于预算 81.18%。另外，2011～2012 年经费支出低于预算 12.29%，2013 年超出预算 1.24%，2014 年度经费支出超出预算 28.33%。新建青爱小屋及标杆小屋费用类别实际支出与预算之间差距较大。

（2）获得地方配比资金

青爱小屋不仅获得了来自“青爱工程·河仁计划”的资金支持，还获得了当地匹配资金支持。据评估团队对青爱小屋专责老师的问卷调查，平均每所小屋每年获得来自青爱办的资金为 2605.49 元，平均每所小屋每年获得的当地匹配资金为 4387.61 元，平均每所小屋每年平均支出 6849.92 元；自建立当年到建立第五年间，平均每所小屋共获得来自青爱办的资金为 13027.43 元，平均每所小屋获得的当地匹配资金为 21938.04 元，平均每所青爱小屋获得的当地匹配资金约为其获得来自青爱办的资金的 1.7 倍。

另据青爱办提供的数据，“青爱工程·河仁计划”撬动了中央和地方政府及学校资金配套和支持。

3. 项目对解决具体问题的帮助

评估团队对青爱小屋提供的服务类型（包括青爱知识宣讲、学科渗透、专题课、主题辩论课、手抄报、展板文化、黑板报、室外活动课、社团活动、读书活动、贫困生走访、观影课、主题班会、师生家长培训或讲座、个案辅导、全校教师培训、发放宣传资料、播放宣传片、情景剧、知识竞赛、社会征文）进行了问卷调查。评估发现，受访小学生、初中生、高中生、职高生、大学生、专责老师和老师志愿者均认为，青爱小屋开展的活动对解决社会问题具有一定的帮助，相对其他活动而言，“青爱知识宣讲”对解决艾滋病、青春期性行为、少女早孕、少女人流、性侵、吸毒及青少年自杀问题的帮助程度最高。此外，相对于其他受访学生而言，受访职高生对青爱小屋所提供活动对解决问题的帮助程度评价更高。

4. 项目对直接受益者和间接受益者的影响

（1）各年度参与“青爱工程·河仁计划”每所青爱小屋的学生人数占学校学生总人数的比例、参与家长人数与学生人数的比例，以及参与每所青爱小屋的老师人数占学校老师总人数的比例总体均呈增长趋势

各年度参与每所青爱小屋的学生人数占学校学生总人数的比例总体由建立之初第一年四成以上增加到第五年的八成以上；参与家长人数与学生人数的比例总体呈增长趋势；各年度参与每所青爱小屋的老师人数占学校老师总人数的比例由建立之初第一年不足四成增加到第五年的六成以上。

（2）“青爱工程·河仁计划”在艾滋病防治教育、性健康教育、心理健康教育、公益慈善理念培育和传统文化理念培育五个方面均对学生和学生家庭产生了一定影响

例如，大部分受访专责老师、受访老师志愿者和受访职高生认为青爱小屋在“性健康教育”方面开展的工作对学生的影响程度较高；大部分受访专责老师、受访老师志愿者、受访小学生和受访职高生认为，青爱小屋在“艾滋病防治教育”方面开展的工作对学生的影响程度较高；大部分受访专责老师、受访老师志愿者、受访小学生和职高生认为青爱小屋在“心理健康教育”方面开展的工作对学生的影响程度较高；少部分受访专责老师、受访小学生、受访初中生、受访职高生、受访大学生认为青爱小屋在“公益慈善理念培育”方面开展的工作对学生的影响程度较高；少部分受访专责老师、受

访老师志愿者、受访小学生、受访初中生、受访职高生和受访大学生认为青爱小屋在“传统文化理念培育”方面开展的工作对学生的影响程度较高。

(3)“青爱工程·河仁计划”对专责老师和老师志愿者产生了一定影响

例如，超八成受访专责老师认为，青爱小屋在专责老师“对性健康教育更重视”、“对艾滋病防治教育更重视”、“对心理健康教育更重视”、“对公益慈善理念培育更重视”、“获得学习和培训的机会”方面产生了影响。某受访专责老师认为，受到青爱工程的影响，其教育观发生了转变，专业提升了，见识拓宽了。

例如，超六成受访老师志愿者认为，青爱小屋在老师志愿者“对心理健康教育更重视”、“对性健康教育更重视”、“对艾滋病防治教育更重视”、“对公益慈善理念培育更重视”、“对传统文化理念培育更重视”、“获得学习和培训的机会”方面产生了影响。

(4)“青爱工程·河仁计划”对学校产生了一定影响

例如，超六成受访专责老师认为青爱小屋对学校以下方面产生了影响，包括“对心理健康教育更重视”、“对性健康教育更重视”、“对艾滋病防治教育更重视”、“对公益慈善理念培育更重视”、“对传统文化理念培育更重视”、“将心理健康教育纳入正式课堂”。

例如，超六成受访小学生认为青爱小屋在学校“对心理健康教育更重视”、“对性健康教育更重视”、“对艾滋病防治教育更重视”、“对传统文化理念培育更重视”、“对素质教育的信心提升”、“将心理健康教育纳入正式课堂”方面产生了影响。

例如，青爱小屋对学生进行性健康教育和心理健康教育等，同时给了学生一个释放压力的空间，使学生的心理问题得到缓解或解决。

例如，有的学校由于参与青爱工程，知名度得到提高。

(5)“青爱工程·河仁计划”对政府产生了一定影响

“青爱工程”自实施以来对政府及其政策产生了一定影响，获得了政府重视。

例如，2014年9月，一直倾心支持青爱工程的著名教育家顾明远等联名向李克强总理写信《万间小屋，万方福田——请克强总理关注青少年性健康教育，支持青爱工程》，12月5日，李克强总理、刘延东副总理分别在信件上作了批示，指出要注意有针对性地开展青少年健康教育，与防艾工作合理结合，并指出性健康教育是青少年健康成长的必要一课，是防艾工作的重要方面。

又如，2015 年“两会”期间，多名人大代表、政协委员以议案、提案形式，呼吁对青少年进行科学系统有效的性教育，以阻止艾滋病蔓延的趋势，建议发挥学校作为青少年性教育主阵地的作用。

青爱基地负责人、青爱工作站负责人、学校领导、专责老师、老师志愿者在接受评估团队的面对面访谈时，认为青爱小屋对政府产生了一定影响。超六成受访专责老师认为青爱小屋在五个方面对政府产生了影响，包括“对艾滋病防治教育更重视”、“对性健康教育更重视”、“对公益慈善理念培育更重视”、“对心理健康教育更重视”、“对传统文化理念培育更重视”。

（6）“青爱工程·河仁计划”对社区和社会产生了一定影响

通过问卷调查和实地对青爱基地负责人、青爱工作站负责人、学校领导、专责老师、老师志愿者、学生家长进行面对面访谈，评估结果显示青爱小屋对社区和社会产生了一定影响。

例如，超六成受访专责老师认为青爱小屋在社区“对艾滋病防治教育更重视”、“对心理健康教育更重视”、“对性健康教育更重视”、“对公益慈善理念培育更重视”方面产生了影响。超六成受访专责老师认为青爱小屋在社会“对性健康教育更重视”、“对艾滋病防治教育更重视”、“对心理健康教育更重视”、“对公益慈善理念培育更重视”、“对传统文化理念培育更重视”以及“艾滋病现象得到缓解”方面产生了影响。

青爱工程进入学校实施性健康教育是一项非常重要的突破。过去，在中小学，从国家到教育部到学校都不敢涉及“性”，尤其是农村和二、三线城市的学校更为突出。青爱工程从进入学校开始，也打开了社会之门，对家长产生了潜移默化的影响，并带来观念上的突破和革新，对于整个社会对“性”的了解有极大的促进作用。

此外，青爱工程在与媒体的交往中也逐步影响重要媒体的记者，通过媒体放大效应，影响社会大众。

二　项目设计

1. 项目有效回应社会需求

“爱”的教育是一项社会软性基础设施建设，耗时长、投入多、见效慢，青爱工程以民间立场推动社会正能量的建设，敢为人先，认识到普及儿童和青少年性健康教育的重要性，身体力行，填补了系统性性教育和艾滋病防治教育的空白，它是一项利国利民的工程，“功在当代，利在千秋，富民强国”。青爱工程有效回应社会需求，体现了回应社会需求的优先性、及时性、前瞻性、全局性。

（1）青爱工程对新时期“爱”的需求进行准确识别，针对性健康教育、艾滋病防治教育和心理健康教育这些新时期重要而紧迫的社会需求，进行回应

“爱”的需求是人类最根本、最重要的需求。“爱”的需求既是新时期的需求，也是持久的需求。全社会，尤其是儿童和青少年迫切需要具有针对性的、乐于参与的教育，即系统、规范、科学、本土、与时俱进的“爱”的教育。帮助他们树立正确的价值观、人生观，形成健康的行为方式和生活方式，对他们的青春期发育乃至一生的健康和幸福都至关重要。

当前，我国儿童和青少年“吃饱穿暖，上得起学”等基本需求已得到一定程度的满足，而发展性的需求成为新时期儿童和青少年紧迫的社会需求，尤其是生理和心理两方面的需求需引起关注。大量事实证明，性健康教育、艾滋病防治教育、心理健康教育显得尤为重要。

（2）青爱工程对更全局性的、更持久的社会需求——传统文化和公益慈善理念培育进行回应，显示出项目在回应需求方面具有长远的战略眼光

发展文化事业是一项急迫而艰巨的任务。中国传统文化具有很强的包容性，能够与世界主流文化相互交流、对话，能够与时俱进，它为社会提供一种独具特点的世界观与哲学观，有助于推动社会秩序的建立和改善国民的人生观和价值观。积极倡导继承和弘扬优秀传统文化成为中国发展进程中的重要内容。

慈善事业的发展有助于和谐社会的建立。中国的慈善事业发展仍处于起步阶段，由于种种原因，社会缺乏现代慈善理念，国民的公共意识与社会责任意识薄弱，培育现代慈善理念越来越重要。

（3）青爱工程紧跟时代的步伐，与时俱进

在恰当的历史时期，青爱工程针对当时的突出问题及社会主流趋势及时回应，体现出回应社会需求的优先性和及时性，同时探索一种较为有效的模式来推动五个方面的教育，具有前瞻性和全局性。

与其他公益项目相比，青爱工程已超越相对具体的问题，站到了一个更高的层面去回应整个公益部门应该回应的问题，看到了慈善事业在中国

当代社会所处的位置，以及将要承担的使命。难能可贵的是，青爱工程将这种理念落实到具体的项目中，不仅意识到这样的需求，还积极主动寻找解决办法，做出了长达十年的不懈努力。

2. 项目设计合理

项目开发、设计了一套包括干预措施、组织保障和渠道建设在内的能够有效回应青少年爱的需求的项目模式。从项目设计上看，这三个方面基本上构成了在中国国情下，民间组织推动一项全民公益事业的本土化、低成本、高收益的项目模式。并且，该模式具有一定的创新空间，可使青爱工程在全国范围内大规模有序推进。

（1）干预措施

青爱工程开发了服务与倡导相结合的干预措施。

青爱工程为青少年爱的教育提供直接服务和间接服务。青爱工程通过青爱小屋为青少年提供直接服务，帮助他们获得科学、系统、与时俱进、本土化的知识与信息，具体措施包括学科建设、学科渗透、培训、活动和咨询。青爱工程通过地域性和全国性的网络/平台提供间接服务，以提高青爱小屋提供的直接服务的质量，建立网络是青爱工程高端且长远的设计。

同时，青爱工程通过政策倡导和公众倡导为儿童和青少年“爱”的教育提供有利的政策环境和社会环境，但在公众倡导方面尚未形成成熟的思路、设想和方案，目前主要通过官网、博客、微博、微信向公众传递与项目有关的信息。

（2）组织保障

青爱工程的重要组织保障包括领导小组、青爱办、青爱基地、青爱工作站、青爱小屋、青爱工程网络，它们的定位、功能、日常管理不尽相同。

其一，青爱工程的治理结构核心是领导小组，发挥类似理事会的决策、咨询和资源动员的作用。青爱工程的治理在两个方面体现其独特性，拥有核心优势，一是具有政治背景的机构给予青爱工程以重要支持；二是领导小组成员具有决策、咨询和资源动员的能力。

其二，在青爱工程项目的整个组织结构中，青爱办负责整个项目的开拓与执行，主要职能可以分为管理职能、监督职能、激励职能、资源保障职能。其中，管理职能包括为各地青爱基地、青爱工作站、青爱小屋的建立与运行制定标准，了解其日常运行状况，发现问题并总结经验。资源保障职能包括：设立专家、讲师资源库；提供“青爱工程”品牌支撑；各地建立青爱小屋时，青爱办给予挂牌、资金和开展活动的支持；青爱基地、工作站及小屋提供后续资源支持。

其三，青爱基地是青爱工程与各地政府部门或能够影响政府部门为青爱工程在当地发展提供政策支持的事业单位、社会组织合作，为协调、促进和实施青爱小屋项目而设置的枢纽，一般设在省、市，是青爱工程在各地发展并支持青爱小屋建设的政策提供者、整体规划者、实际执行者，同时，青爱基地可以充分利用当地资源，吸引外部资源为青爱工程提供外部支持，同时利用青爱基地自身的主导角色、资源或专业优势，为当地青爱小屋提供政策上、资源上、专业和管理上的指导与支持，促进小屋建设。

其四，青爱工作站的功能与基地相同。一般设立在省、市（包括地级市和县级市）的称为基地，设立在区县的称为工作站。目前青爱工程对于工作站没有严格和完整的筛选标准和功能、职责的要求，实施过程中参照基地的标准执行。

其五，青爱小屋是青爱工程发挥功能的基本单位，是青爱工程在学校层面推动爱的教育的关键载体，青爱小屋的设立具有标志性的意义。青爱工程通过与学校共建青爱小屋，向学校赋能。青爱小屋包括普通青爱小屋、提升小屋和标杆小屋三类，这三类小屋在专业管理、平台作用发挥方面逐渐递进，有着不断“晋级”的内涵，从青爱小屋授牌，到小屋能力提升，再到成为标杆小屋。青爱小屋既具有教育功能，也具有提供平台支撑和进行社会动员的功能。

其六，“青爱工程·河仁计划”目标之一是开展全国性总结交流，这一目标是青爱办发起组建地域性和全国性网络的原因之一。地域性网络主要强调本地域内的信息交流、专业咨询等，而全国性网络则强调跨地域间的信息交流、专业咨询。它们的共同点是，认同青爱工程的使命与价值观，增加主要参与者的共识并增强其凝聚力。

青爱工程建立了在领导小组领导下的青爱办—青爱基地—青爱工作站—青爱小屋的层级关系，功能定位明确，便于管理，易于调动各方资源，发挥各自优势。同时，在当地建立基地、工作站，利于协调当地外部资源，对青爱小屋直接提供指导，对师资提供能力建设培训。在学校层面，青爱工程利用学校的空间、老师等资源，既考虑了服务和倡导直接到达目标群体的可能性，也考虑了项目执行者（青爱办、青爱基地/小屋）的能力。不但化解开展项目的潜在阻力，还有效利用政府和学校提供的基础设施、师资和管理，节省大量项目运作成本。

（3）渠道建设

青爱工程利用政府关系优势，通过与政府合作推进青爱小屋建设，建立面向在校生的服务推进渠道。截至2015年7月31日，青爱工程先后开拓了五种建立小屋的路径，这五种路径都绕不开政府。青爱工程寻找与政府合作点时，基本不局限在教育领域，无论是中央层面还是地方层面，只要某政府部门对合作感兴趣、有热情，能够找到切入点就商讨合作事宜。青爱工程采取的这种与政府合作的模式，其优势是“借力发力”，借政府之力，发社会组织之力。但与此同时，这种模式对政府的依赖度高，同时会存在一些不确定性，如项目存续风险或政府人事变动影响项目合作风险。

青爱工程与政府合作的思路是，与政府优势互补，“只帮忙，不添乱”，符合中国国情，符合NGO运行原则。青爱工程项目的核心是“进学校”。学校本是政府“严防死守”的地方，是进行意识形态教育的主阵地，青爱工程项目将落脚地定在学校，是比较敏感也很难进入的地方。通过与政府部门合作，因势利导，实现双赢。

同时，青爱工程所面对的社会需求不仅需要依靠青爱小屋建设这条路径实现，还需要通过与民间组织合作建立地域性和全国性网络来实现全国范围内铺展，以及进行成员之间的互动、交流等，促进青爱工程目标的实现。青爱工程采用民间合作形式推进青爱工程网络的建设，包括以青爱基地为中心建立地域性网络，通过线上和线下结合的方式以青爱办为中心建立全国性网络。

（4）项目模式已具备主构架，但操作细节的设计有待细化、标准化

评估结果显示，青爱工程的项目模式已具备主构架，但操作细节的设计有待细化、标准化。例如，青爱小屋的申请、建立、运营、升级或退出的一整套机制需要更细致的操作方案；青爱工程整个专业体系的建立需要更细致的设想和操作方案；等等。

三　项目执行

“青爱工程·河仁计划”总体执行情况良好，其服务与倡导相结合的干预措施、组织保障，以及渠道建设的实施情况均比较符合所设计的项目模

式，并在此基础上有所创新。

1. “青爱工程·河仁计划”通过青爱小屋提供的服务体现了标准化的“规定动作”和本地化“自选动作”的有机结合，具有一定的有效性、适用性、多样性、丰富性、灵活性、创新性和趣味性，基本达到了项目设计的初衷和期望

“青爱工程·河仁计划”通过青爱小屋提供的服务体现了标准化的“规定动作”和本地化“自选动作”的有机结合。大部分受访小学生对青爱小屋的活动内容、活动类型、活动频率、活动场所喜欢程度较高；一半受访专责老师对青爱小屋的活动内容的满意程度较高。

青爱小屋提供的服务具有一定的有效性、适用性、多样性、丰富性、灵活性、创新性和趣味性，基本达到了项目设计的初衷和期望。如大部分受访专责老师、受访小学生、受访职高生对青爱小屋的有效性评价较高；大部分受访专责老师、受访老师志愿者、受访小学生和受访职高生对青爱小屋的适用性评价较高。

青爱小屋提供服务的具体措施包括学科建设、学科渗透、培训、活动和咨询，各地青爱小屋开展活动各有特色。评估结果显示，“青爱工程·河仁计划”学科建设包括建立完善的领导体系、制订年度计划，明确阶段任务和目标，责任到人且进行阶段性考核三个重要环节。学科渗透在两个方面比较突出，一是个别青爱小屋在“学科渗透”方面有所突破；二是个别青爱小屋所在学校已将“学科渗透”常态化。培训在三个方面比较突出，一是已形成基础培训教材；二是部分青爱小屋自主编写了富有特色的教材；三是目前使用的基础培训教材缺乏系统性、针对性。活动在两个方面比较突出，一是青爱小屋邀请家长参与进来；二是有的青爱小屋凸显自身优势，创新性强。

2. “青爱工程·河仁计划”通过地域性网络和全国性网络面向项目的主要参与者和合作者提供多元化服务。但是，相关教材、教案、培训及实操针对性和系统性相对欠缺

“青爱工程·河仁计划”通过地域性网络和全国性网络面向项目的主要参与者和合作者提供多元化服务，包括信息互动和交流、培训和督导、进行研究。其中，信息互动和交流主要通过QQ群和线下交流、讲座；组织大量培训和学术交流活动，提升青爱小屋老师的专业性，如2011年12月～2012年9月期间，青爱工程共组织、开展各类教师培训及学术交流活动20

余场，培训教师1400余人次。在研究方面，围绕青少年爱的教育，研究出版了大量图书。但是，相关教材、教案、培训及实操针对性和系统性相对欠缺。

3. 领导小组成员对政策倡导发挥了关键作用；面向公众进行倡导还未形成成熟的思路和操作办法，目前以项目信息传递为主

青爱工程实施的政策倡导主要从三个方面着手。一是青爱工程领导小组成员基于自身职务与声望，向政府提交政策建议；二是提交“内参”；三是通过召开座谈会，通过媒体放大效应进行政策倡导。其中，领导小组成员对政策倡导发挥了关键作用。

青爱工程面向公众进行的倡导主要从三个方面着手。一是组织专题活动；二是进行研究与发布；三是通过互联网与其他相关利益者发起联合行动。在专题活动方面，青爱工程针对不同群体组织了丰富的专题活动，包括针对“青爱人”、针对社区/社群、面向社会的专题活动；在研究与发布方面，青爱工程编著了《中国青爱工程读本》系列丛书，中国第一本将社会性别主流意识纳入青春期教育的中小学性教育教师理论与实践指导用书《向青春迈进——社会性别与小学性教育》和《与青春同行——社会性别与中学性教育》等；在联合行动方面，青爱工程利用互联网发起联合行动，进行公众倡导。

但是，面向公众进行倡导还未形成成熟的思路和操作办法，目前以项目信息传递为主。

4. 从青爱办到青爱基地、青爱工作站直至青爱小屋基本都在积极努力地落实项目，但存在一些细节上的问题

（1）青爱办

青爱办建立了稳定的项目团队，搭建了相对完整的项目管理体系，建立了相对有序的工作机制，并实实在在执行了项目，积累了丰富的政治资源，建立了专家、讲师资源库。就目前而言，有关青爱办的日常管理和资源动员状况总体评价相对有效。但是，青爱办对项目工作的监督相对被动，主要依赖青爱基地和工作站的主动性，且对青爱基地、青爱工作站、青爱小屋在资金上和精神上的激励措施均不够系统，激励程度不足。出现这些问题在很大程度上是由于青爱办自身综合执行能力弱，如对目标的理解不一致，青爱办内部工作人员人手有限、专业性不足、协调沟通能力弱等，加之工作较多较杂，应对较为困难。

（2）青爱基地和青爱工作站

青爱基地和青爱工作站在青爱工程项目执行中扮演着极为重要的角色，对所在地区青爱小屋功能的发挥起着关键性作用。目前来看，评估团队所调查到的青爱基地和青爱工作站的建立基本符合标准和流程，基本按照项目规定执行工作，运营良好，激励手段丰富，且积极撬动当地政府和学校资源，个别青爱基地有创新，只有个别青爱工作站处于休眠状态。

潜在的风险是，青爱工程在各地建立的青爱基地，都是依托当地合作机构建立的，没有青爱办自己的工作人员，也没有运营人员费用支持。青爱工程设立的初衷是通过青爱基地、青爱工作站和青爱小屋在当地的发展，使青爱基地、青爱工作站变成一个社区性的慈善工作站、志愿者组织、社区基金会，使之自我可持续发展。但从根本上讲，若未来青爱工程为青爱基地、青爱工作站提供的支持减少，青爱基地、工作站未来的可持续运营是个重要问题。

（3）青爱小屋

青爱小屋是青爱工程的“触手”、“终端”，是最终接触受益者的最重要的实体。从目前来看，大部分青爱小屋的建立基本符合标准和流程，基本按照项目规定执行，日常管理较为规范，赢得了校方与政府部门的支持，运营良好，只有个别青爱小屋处于休眠状态。但是，青爱工程对青爱小屋的监督和激励不够、不系统，如提升小屋和标杆小屋审核标准模糊，调动老师积极性不够，限制了青爱小屋功能的发挥。

5. 大部分项目所在地建立起地域性网络，全国性网络还未建立起来

青爱基地在各地建立后，同时发挥着将其管辖下的青爱小屋链接起来的功能，以青爱基地或青爱工作站为中心建立了各青爱小屋的专责老师和老师志愿者，以及各校青爱小屋领导小组其他成员之间的地域性网络。青爱办通过线上和线下相结合的方式建立全国性网络，线上渠道包括 QQ 群、青爱工程网站、青爱工程博客，并通过博客、微博、微信、人人网、QQ 等建立青爱工程工作人员及全国青爱小屋老师的交流渠道，线下渠道包括定期和不定期开展专家座谈、研讨、论坛以及各种培训、交流等，从整体上将各地建立的青爱基地、青爱工作站以及青爱小屋链接成青爱工程全国网络。

大部分项目所在地建立起地域性网络，以此为平台提升了各青爱小屋专责老师的积极性和能力。但是，严格地说，整体上以青爱办为中心的全国性网络还未建立起来。

6. “青爱工程·河仁计划”利用政府资源，通过NGO—政府合作有效推进了青爱小屋建设，并引入商业要素，探索了政府—NGO—商业三方合作模式，具有一定的创新性

青爱工程在各地采用政府主导的多元合作模式。其中，政府提供进入学校、社区的政治便利及政策支持，社会组织发挥其灵活性、专业性优势。具体方式是：青爱办与地方政府机构、事业单位或NGO以合作的方式，基于一定的组织构架和管理方式，直接或间接（经由所建立的青爱基地、青爱工作站）推动各地建立青爱小屋。目前，青爱小屋主要在各类学校层面建立，由学校内部组建的项目执行领导小组、青爱小屋专责老师、青爱小屋教师志愿者和青爱小屋学生志愿者面向学生、家长、教育工作者和社区推动项目的具体执行。

在NGO—政府合作方面，青爱工程存在两种模式：一是“NGO—政府协商式合作模式”，双方在合作过程中保持沟通，尊重对方的诉求，在活动过程中政府部门遵循青爱工程的思路，保持与青爱工程的有效对接；二是“NGO—政府非协商合作模式”，双方在协商过程中，政府部门缺少与青爱办的沟通和协调，通常自行组织活动，只在活动结束后交流相关活动材料。在这种模式下，双方基本上在热情、承诺、基础投入等方面都差些。

青爱工程在重庆建立的青春门诊则是对政府—NGO—商业三方合作模式的探索，它加入了商业合作要素，引入市场力量，也为部分需要帮助的人提供帮助。

综合来看，青爱工程通过民间探索，与社会、政府多方面合作，锁定社会需求，各有各的操作模式，既实现标准化也有创新，既遵循大原则也因地制宜、因时制宜。

四　项目建议

1. 明确未来五年发展目标

（1）继往开来

“青爱工程”于2006年12月启动，2011年获得河仁慈善基金会捐赠1000万元项目款推动项目，至今历时近10年时间。“青爱工程”在此过程中经历了第一个五年（2006年底～2010年底）的初创/探索期、第二个五年的成长期（2011～2015年底），即将进入下一个五年的发展期。至今，青

爱办虽已探索出“青爱工程”的项目模式，该模式为未来项目的进一步推动奠定了坚实的基础，但它刚刚孵化出来，刚刚成形，还未完全定型。

（2）明确未来五年发展目标

青爱办需要对青爱工程所包括的五个方面之间的关联度给出一个合理的解释，并且制定明确的未来五年发展目标。这有利于使现有的、潜在的合作伙伴走到一起，也利于项目筹资。评估团队建议青爱工程继续以回应青少年“爱”的需求为使命，短期内致力于青少年心理健康教育、性健康教育、艾滋病防治教育为主，以公益慈善理念培育和传统文化理念培育为基础的青少年爱的教育。因为，青少年心理健康教育、性健康教育、艾滋病防治教育用于治愈社会“急性病”，而公益慈善理念培育和传统文化理念培育用于治愈社会“慢性病”。后两方面需要慢慢做，潜移默化，慢慢培育，不是一时之需，也不能一蹴而就。五到十年目标是力争将青少年心理健康教育、性健康教育、艾滋病防治教育纳入国家正式教育体系。

2. 提升青爱办专业能力

提升青爱办工作人员对青爱工程业务领域的知识储备，提高学习能力；明确青爱办工作标准和流程，内部分工明确；提升项目管理能力；提升青爱办的沟通能力，包括面向治理层（包括主办单位、支持单位、领导小组）的协调与沟通，以及青爱基地、青爱工作站、青爱小屋；提高项目官员的关系维护能力；提升青爱办的传播能力。

3. 调整建设青爱小屋战略思想，追求标准化、精品化，适度实现规模化

（1）青爱基地、青爱工作站、青爱小屋进一步实现标准化、精品化

青爱基地、青爱工作站、青爱小屋需以质量为先，建一个活一个，还要活得好、有特色，增加其含金量。包括：理清青爱基地、青爱工作站、青爱小屋各自的角色和功能；进一步严格规范建立青爱基地、青爱工作站、青爱小屋的筛选流程；给申请者一定的预备期，不能先挂牌后开展工作；做好升级要求的制定和流程设计；加强监督、考核和定期评估，建立退出机制；加强对基地、工作站、小屋的激励，将资源向青爱基地、青爱工作站、青爱小屋倾斜。

由于学校和当地教育局对青爱小屋的关注程度影响青爱小屋功能的发挥，所以需加强对学校的激励，尤其是将专责老师的投入纳入绩效考核范围，或者让学校受上级表扬。进一步加大对青爱基地、青爱工作站、青爱小屋的投入，特别是软性投入，扩大青爱基地、青爱工作站、青爱小屋在

当地的影响力和辐射面。

（2）适度实现规模化

青爱工程需适度实现规模化，哪个地区条件成熟了做哪个。在同一省份、同一地/市，都需要具备足够的建立青爱基地、青爱工作站、青爱小屋的条件再开始做，逐渐规模化，尽可能避免青爱小屋一下子全覆盖。当然，全覆盖与精耕细作慢铺开各有特点。

4. 构建核心优势，强化品牌效应

发挥青爱工程的品牌效应，这是未来青爱工程可以进一步努力的方向。品牌价值延续意味着项目效果的超值回报。青爱工程具有独特识别性的是青爱工程的一套理念和专业性。尽管青爱小屋具有一定的独特性，但是，理念和专业性是赋予其生命的根本。因此，需在这两个方面建构核心优势。其一，建立一套独特的项目理论，保证青爱工程的长期性和持续性需要明确的使命和目标，需突出它与政府、其他社会组织的区别。其二，建立本土化、专业化的知识体系和专业团队。

5. 充分发挥治理层的影响力

青爱工程的治理层包括青爱工程的主办单位和支持单位，以及领导小组。未来五年需充分发挥治理层的功能。其一，充分发挥主办单位的支持作用。其二，充分发挥支持单位的作用。其三，吸纳更多具有社会影响力的人士加入领导小组，充分发挥领导小组的影响力。另外，组织的规范化运作需要将治理与管理分开，各部门、职位的权责也需界定清楚。要避免“个人意志凌驾于机构意志之上”，不以个人兴趣、个人喜好为出发点，而要从机构利益出发，迈向良治的时代。

6. 建立三部门深度合作机制

其一，“积极合作、量力而行”，确立与政府的长期协商式合作关系，争取与政府进行实质性合作，并建立长期稳定合作关系。其二，在与政府的合作过程中要明白青爱工程民间性的角色和定位，既不能被政府牵着鼻子走，也不能理想化地要求政府完全按照青爱工程的意愿做。其三，创新争取政府支持的手段，争取政府购买。其四，争取当地 NGO 的支持。其五，争取企业的支持。

7. 建立防艾全国联盟

其一，明确防艾全国联盟的定位。解决大的社会问题，仅在基层执行项目是完全不够的，要实现自上而下进行顶层设计 + 中层拓展 + 基层推广。

另外，联盟有助于提升整体的专业性，强化品牌意识，提升本地的创新性，营造良好的社会氛围。其二，突出联盟的地域特征，增强内部凝聚力。这需要充分发挥青爱基地、工作站的中介作用。其三，建立具有共识的全国联盟，建构青爱共同体。“青爱人”现在是内部人的亲密称呼，在社会上推广很难解释，因此需要赋予其内涵和精髓，需要打造成品牌，才便于推广。其四，发挥联盟的共享、培训和倡导功能。例如，资源动员和共享，信息交流与共享。

8. 加强面向政府和社会的系统性倡导

青爱工程不仅要做，还要喊，时机已经来临。其一，继续加强面向政府的倡导。可以以服务带动倡导。目前，针对相关议题的倡导社会氛围还不浓厚，自上而下地倡导，比较容易推行，对下一步媒体宣传也比较有利。尽管青爱工程的倡导最终是面向公众的，但是，需变成一种政府行为，形成制度才能长远推动。其二，加强公众倡导。未来，青爱工程要系统性地进行社会引导，加强媒介宣传，使人们知道青爱理念、使命、意义，可采用的手段包括：建立青爱志愿者队伍；防艾日倡导全国联动；发布针对法律法规和政策环境相关成就及问题的研究报告、需求调查报告；定期研究法律法规、政策执行效果，并提出建议；利用媒体资源，发布消息等；发布年度白皮书等。

目　　录

第一部分　引言

一　评估背景与评估目的

青爱工程全称“中国青少年艾滋病防治教育工程”，由张银俊、李启胜（笔名李扁）共同发起。2006 年 12 月，青爱工程正式启动，由中华慈善总会、中国教育学会主办，由青爱工程办公室执行。2011 年 11 月 1 日，中华少年儿童慈善救助基金会（以下简称中华儿慈会）成立青爱工程专项基金，此后青爱工程转由中华儿慈会、中国教育学会主办。2014 年 5 月，北京青爱教育基金会（以下简称青爱基金会）成立，作为青爱工程项目的执行方。

青爱工程以青少年爱的教育为使命，以青春期教育为核心，以人格健全为目标，以培育青少年爱的素养、爱的能力为宗旨，通过募集社会资金，在全国大中小学、幼儿园援建青爱小屋，持续探索符合中国国情及学生年龄特点的健康教育模式，以实现对青少年的关爱。

建立青爱小屋的主要方式是，在青爱工程领导小组的指导下，青爱工程办公室与地方政府机构、事业单位或 NGO 以合作的方式，基于一定的组织构架和管理方式（如青爱基地、青爱工作站），推动各地建立青爱小屋。目前，青爱小屋主要在各类学校层面建立，由学校内部组建的青爱小屋领导小组、青爱小屋专责老师、青爱教研组、青爱小屋教师志愿者和青爱小屋学生志愿者面向学生、家长、教育工作者和社区推动项目的具体执行。青爱小屋具有十项功能，青爱工程办公室将它简略为“牌房师书课，社影讲家功”。它帮助学校开展艾滋病防治教育、性健康教育、心理健康教育、公益慈善理念培育和传统文化理念培育，并对部分艾滋孤儿及家庭进行救助。

与此同时，青爱工程项目通过青爱工程网站建设，开展青爱小屋全国交流会，办《青爱人》杂志，开发并推广各类培训教材（如《青爱工程读本》），培养培训师和举办各地培训，指导开展课堂或专题活动，培养性教育支教志愿者，提升青爱小屋能力，评选特色青爱小屋、标杆青爱小屋和优秀专责教师等方式，从整体上将各地建立的青爱基地、青爱工作站以及青爱小屋链接成青爱工程全国网络，即青爱工程以在全国各层级搭建平台、落实项目的方式开展和推广“爱”的教育。

青爱工程正式启动之前，它便开始进行相对严格的需求调研和干预方式的尝试。例如，2004 年开展了对大学生自杀行为干预的研究调查；2005 年举办“源安堂杯”中国首届艾滋病网络有奖知识竞赛。青爱工程以其前瞻性和预见性受到了项目省（自治区、直辖市）的重视。事实证明，青爱工程依托青爱小屋，对儿童和青少年开展性健康、艾滋病防治、心理健康和爱心慈善教育十分紧迫、必要。截至 2015 年 7 月 31 日，青爱工程已在全国 20 个省、自治区、直辖市的 46 个地区的大中小学、幼儿园援建青爱小屋 377 所，建立 7 家青爱工程基地（四川省、大庆市、抚顺市、牡丹江市、重庆市、江阴市、林州市），6 家工作站（四川省成都市青羊区、金牛区和龙泉驿区、自贡市沿滩区，云南省德宏州盈江县，江苏省南通市崇川区），并于 2010 年资助成都大学开设了性教育辅修专业；援建心联小屋 177 所（灾区版青爱小屋），建立 1 家心联行动基地（四川省），3 家工作站（青海省西宁市和玉树州、甘肃省舟曲县），其中四川省绵竹市和都江堰市实现中小学心联小屋全覆盖。

2011 年 12 月 1 日，河仁慈善基金会向中华儿慈会青爱工程专项基金定向资助 1000 万元善款，启动“青爱工程·河仁计划”。项目拟定在三年内，完成“启动 100 所青爱小屋、提升 200 所青爱小屋（含原有小屋和新建小屋）、建立 10 所标杆小屋”的目标。项目如期开展，截至 2015 年 7 月 31 日，“青爱工程·河仁计划”共在北京、辽宁、黑龙江、内蒙古、河北、陕西、山东、江苏、四川、重庆、江西、云南、广东、海南 14 个省、自治区、直辖市的 18 个地区，援建“河仁慈善基金会号”青爱小屋 186 所，建立基地 2 家、工作站 4 家；确定盈江县盏西镇中心小学、成都市龙泉驿区第七中学、江阴市云亭中学、重庆医药高等专科学校等 15 所学校青爱小屋（含心联小屋）为候选标杆小屋。

青爱小屋是青爱工程的核心公益产品。该产品类型在中国尚属超前，再加上青爱小屋主要在学校建立，而学校以应试教育为主，以素质教育为辅，它作为素质教育的补充如何使学生等重要利益相关者受益是核心问题之一。“青爱工程·河仁计划”自启动以来，不仅在多省市建立起青爱小屋，在此过程中也在不断摸索项目的实施模式，如实施过程中与各个利益相关方，特别是各资源方的合作机制，项目开展过程中的专业性保障，管理、激励和监督机制等，以及如何有效地保证项目效果的达成。事实证明，“青爱工程·河仁计划”已取得一定的成效。然而，青爱工程办公室实施“青爱工程·河仁计划”以来，针对上述各方面并没有进行严谨的评价与分析。也就是说，“青爱工程·河仁计划”的实施，到底回应了什么样的社会需求或社会问题？项目到底建立了什么样的实施模式？这样的模式是否具有现实性和合理性，存在哪些问题？实施过程中各个利益相关方扮演了何种角色？所建立的专业性如何？项目的持续性如何？项目到底产生了哪些社会效益？北京青爱教育基金会，即青爱工程项目执行方委托中国人民大学非营利组织研究所、公域合力管理咨询（北京）有限责任公司作为第三方，对“青爱工程·河仁计划”项目进行评估，回答上述问题，展示青爱工程的公信力、责任和担当，给所有支持青爱工程的各个利益相关方一个明确的交代，并树立他们对青爱工程的信心，以更大程度地支持青爱工程。

二　评估方法

本项评估主要从需求评估、逻辑评估、过程评估和效益评估四个方面开展，这四个方面与一个项目自身的萌芽、设计、诞生、执行、产出、影响遵循同样的时间和发展逻辑，前后贯通、环环相扣、首尾呼应，构成完整、系统的逻辑链条，详见图1。本报告的篇章结构也是按照这一逻辑展开。

（一）需求评估

从项目运行的角度来看，公益机构自身的存在就伴随着有自己独特的需求（机构宗旨、使命），与此同时，特定的历史时期、特定地域不同的目标群体有着各种各样的社会需求或社会问题需要解决。公益机构在设计项目时一般从这两个角度出发，彼此兼顾，推出一定的项目或项目组合来回应这些需求或问题。

从评估的角度来看，评估通常是在项目实施一段时间后进行的，也就是说，在评估的时间点上，项目回应的需求是既定的。不能将需求评估误解是在项目还未开展时对社会需求做分析和界定。

需求评估的主要目的是要评价项目回应的那些需求是否具有重要性、长期性和紧迫性，并且项目是不是优先、及时地回应了那些需求，同时，所回应的这些需求是不是符合机构的宗旨，与其他组织相比，机构在做这些项目时是不是有比较优势。

（二）逻辑评估

从项目运行的角度来看，当项目锁定了所要回应的社会需求之后，就要通过设计一系列的干预手段、投入一定的资源来回应和满足这些需求。为了使项目能够良好地运转、解决项目所要解决的现实问题，必须要有稳定的组织架构和运行机制。

从评估的角度来看，逻辑评估就是对这一整套既定设计中的要点进行评价。最重要的目的是要得出以下三个层次的评判结论。

其一，项目所采取的一系列手段是否与项目锁定的需求之间有直接的因果对应关系。比如青少年的需求是性健康，那么进行性健康教育与该需求之间是否有直接或最直接的关联。

其二，如果项目采取的一系列手段与满足需求之间建立了牢固的对应因果关系，就需要一套组织保障来保证项目能够有效启动运转起来。因此，评估时需要梳理和描述项目的组织保障，并评判其合理性在哪里，是否为相对优化的设置，可能的风险在哪里。

其三，如果项目的干预手段直接回应了需求，而且项目建立了合理优化的组织架构，那么剩下的环节就要设计一套标准的推进和运行机制来实际执行项目，评估时首先要考虑的是该机制能否将干预措施高效地送达目标群体，是否有可持续性。

（三）过程评估

从项目运行的角度来看，项目的设计已经完成，接下来自然而然地就是项目的实际执行层面，即项目“落地”的过程。

从评估的角度来看，逻辑评估所面对的是“纸面”上的设计，它解决的问题是评判项目设计与需求之间是否有直接因果关系，以及项目设计能否从理论上保证项目有效地运转。而过程评估所要解决的问题是，由于现实逻辑不一定与理论逻辑一致，而现实是衡量理论的依据，因此必须回答项目设计中的方方面面在现实中落实得如何、存在什么样的问题。其操作方法是，对照逻辑评估中的要点，在现实中通过资料查阅、访谈、问卷调查等方式收集到正反面的证据，对这些要点在现实中的实际情况做出描述和评价。

（四）效益评估

从项目运行的角度来看，执行、落实项目是为了项目的成功“落地”，有效回应当初锁定的目标群体的需求，并且产生一定预期的结果。

从评估的角度来看，效益评估要解决的问题是，评估项目是否达到了预期的目标，在这里，再次回到项目最初锁定的那些需求是否得到了满足。主要从以下几个方面得出结论。

其一，项目产出评估。这强调看得见、摸得着的产出，通常表现为具体的支出金额落实的情况、受益者的数量。与此同时，还必须对支出的空间分布、项目结构及比例等特征进行分析，评价其是否满足了回应需求的优先性要求。

其二，对受益者的影响评估。这强调对受益者本身所带来的直接影响，对受益者来说究竟意味着什么，能够对他们产生什么样的作用和影响。

其三，对社会的影响评估。这强调项目的运行造成了什么样的社会观感，对人们的意识等变化有何作用。

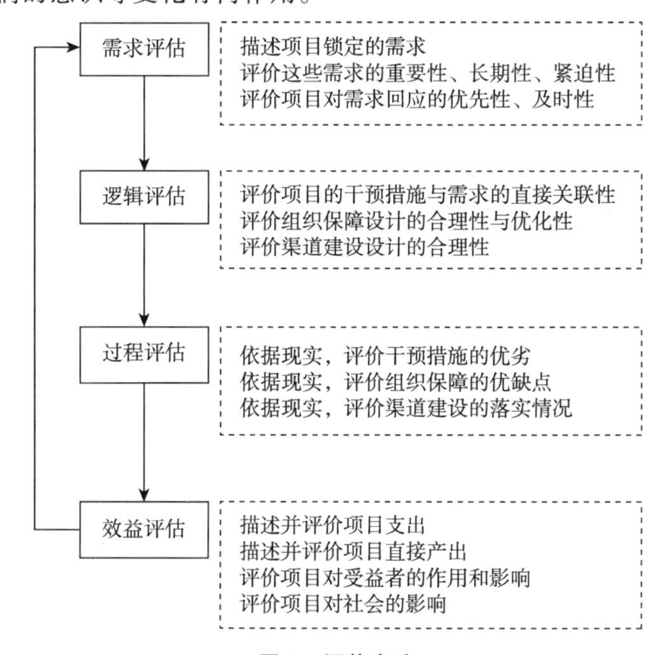

图 1　评估方法

三 获取资料的方法

本项评估所需信息包括定性信息和定量信息，通过以下四种方式获得。

（一）文献研究

评估团队主要对“青爱工程”及“青爱工程·河仁计划”项目内部资料以及外部资料进行收集、整理和分析。包括：项目设计资料，项目操作及管理环节中的资料，项目阶段性及项目总结报告，项目传播资料，项目开展的各类活动报告和媒体报道等。

（二）问卷调查

本项评估对“青爱工程·河仁计划”主要的受益者及其他关键利益相关者实施问卷调查。

（1）专责老师问卷调查。评估团队对“青爱工程·河仁计划”覆盖的青爱小屋专责老师进行全覆盖问卷调查，主要通过电话、邮件方式联系到专责老师，共回收有效问卷 78 份。

（2）老师志愿者问卷调查。评估团队对“青爱工程·河仁计划”的老师志愿者进行全覆盖问卷调查，主要通过电话、邮件方式联系到老师志愿者，共回收有效问卷 31 份。

（3）青爱小屋受益学生问卷调查。评估团队向实地调查的青爱小屋开展的各类活动所覆盖的小学生、中学生、职高生、大学生进行了抽样问卷调查，共获得 1530 份有效问卷。其中，小学生有效问卷 263 份，初中生有效问卷 452 份，高中生有效问卷 138 份，职高生有效问卷 91 份，大学生有效问卷 586 份。

需要说明的是，由于时间及资金限制，本次评估未能进行严格的对照组实验以获得评估结果，而且“青爱工程·河仁计划”项目启动时未进行基线调查，因此，本项评估未进行基线与终末评估结果对比。

（三）深度访谈

评估团队对“青爱工程·河仁计划”的各个利益相关者进行了深度访谈，并召开了座谈会。选择访谈对象时，以其具有代表性并且了解项目信息为标准。

访谈对象包括：北京青爱教育基金会理事会成员 4 人，青爱工程顾问 2 人，青爱工程公办室工作人员 4 人，主办单位负责人 1 人，政府部门及其他合作机构负责人 4 人，青爱基地负责人 2 人，青爱工作站 4 人，青爱小屋所在学校校长、副校长 7 人，专责老师 8 人，老师志愿者 16 人，学生志愿者 19 人，学生代表 21 人及学生家长 11 人。

（四）焦点会议

评估团队与青爱工程办公室召开了两次焦点会议，与实地调查的青爱基地、青爱工作站、青爱小屋召开了两次焦点会议。

四　评估流程

本项评估包括六个步骤。

（一）熟悉和了解“青爱工程·河仁计划”

评估团队通过文献收集与研究，与青爱工程办公室工作人员进行讨论，以实地调查的方式，熟悉和了解与本项评估相关的信息，包括受益者需求识别阶段、项目设计阶段、项目执行阶段的全部内容。共进行了两次项目讨论会，工作地点在北京。

（二）设计评估方案

评估团队成员前往云南盈江进行评估前期调查，并基于上述获取的信息，以及进一步与青爱工程办公室工作人员讨论，形成便于开展评估工作的评估方案，包括评估内容、调查方法、任务分工等。

（三）设计调查问卷、深度访谈提纲及焦点会议提纲，确定调研对象

评估团队根据细化的评估内容和评估方案，设计了“青爱工程·河仁计划”专责老师调查问卷、“青爱工程·河仁计划”老师志愿者调查问卷、“青爱工程·河仁计划”学生调查问卷、青爱基地访谈提纲、“青爱工程·河仁计划”青爱工作站访谈提纲、“青爱工程·河仁计划”青爱小屋校领导访谈提纲、“青爱工程·河仁计划”青爱小屋专责老师访谈提纲、“青爱工

程·河仁计划”青爱小屋老师志愿者访谈提纲、“青爱工程·河仁计划”青爱小屋学生志愿者访谈提纲、“青爱工程·河仁计划”家长/学生座谈提纲、“青爱工程·河仁计划”专家/顾问访谈提纲、“青爱工程·河仁计划”项目工作人员访谈提纲，并确定了具体调查对象。

（四）实施试调查，正式进行问卷调查、实地深度访谈，召开焦点会议

1. 试调查

由青爱工程办公室协助，评估团队通过电话和邮件对所设计的调查问卷以及访谈/座谈提纲进行了“测试”。依据测试过程中的反馈意见，调整评估方案，修改调查问卷、访谈/座谈提纲。

2. 正式调查

评估团队对“青爱工程·河仁计划”所建小屋的专责老师、老师志愿者进行了全覆盖问卷调查。

评估团队在青爱工程办公室的协助下，前往云南盈江、四川成都、重庆项目地进行调查，收集第一手资料。此后，评估团队对青爱工程领导小组成员、青爱工程办公室工作人员进行了深度访谈。

（1）云南盈江实地调查

2014 年 9 月 16 日，评估团队成员抵达云南盈江，参与由云南盈江政府组织的“让爱的教育进责任清单——青爱工程德宏盈江座谈会”，实地访问青爱小屋，了解云南盈江“青爱工程”实施情况，并对青爱工作站负责人杨春艳及青爱小屋负责人进行了访谈。

（2）四川成都实地调查

2014 年 11 月 11 ~ 14 日，评估团队在成都市进行评估调查，全面进行实地观察、分析，了解整个项目流程，包括各主要利益相关者角色、项目实施流程、运行机制、项目效果等。

2014 年 11 月 11 日，评估团队前往四川青爱基地，对四川青爱基地负责人胡珍教授进行访谈。随后前往龙泉驿区第七中学，与校长罗登远，专责老师陈俐君，老师志愿者刘杨、杨继洪及两位学生志愿者进行座谈。

2014 年 11 月 12 日上午，评估团队一组成员前往金牛区工作站，对工作站负责人陈玉曦等两人进行访谈。

2014 年 11 月 12 日上午，评估团队另一组成员前往十六幼儿园，对园

长余琳，专责老师赵三苏，老师志愿者刘静、樊静雨、肖东青、付国庆进行访谈。

2014 年 11 月 12 日下午，评估团队前往成都市财贸职业高级中学，对校长王铮、专责老师黄杰进行访谈，与该校部分学生志愿者、学生代表及家长进行座谈。抽取该校两个班级进行调查问卷，并回收问卷。

2014 年 11 月 13 日上午，评估团队一组成员前往成飞小学，分别与金波校长，专责老师张梅、杨敏等 4 位老师志愿者进行座谈，与方忆宁等 6 位学生家长进行座谈，与余新瑶等 4 位学生志愿者进行座谈。抽取该校 3 个班级进行调查问卷，并回收问卷。

2014 年 11 月 13 日上午，评估团队另一组成员前往青羊区工作站，对工作站负责人梁坚进行访谈。

2014 年 11 月 14 日上午，评估团队前往成都市第十一中学，与校长王延玲、副校长张涛、专责老师王雪娇及 4 位老师志愿者进行座谈，并与两位学生志愿者进行访谈，与部分学生代表及学生家长进行座谈。抽取该校两个班级进行调查问卷，并回收问卷。

2014 年 11 月 14 日下午，评估团队前往成都市大弯中学，对专责老师何世东进行访谈，并与部分学生及学生家长进行座谈。

（3）重庆实地调查

2014 年 11 月 16 日至 17 日，评估团队前往重庆进行评估调查，调查内容同上。

2014 年 11 月 16 日上午，评估团队一组成员前往重庆青爱基地，对重庆基地负责人刘嘉进行访谈，并访问了重庆市红楼医院青春门诊。

2014 年 11 月 16 日上午，评估团队另一组成员前往重庆医药高等专科学校，与校长唐全、学生处处长须建、专责老师聂仁秀、老师志愿者陈艳丽和封晟及 3 位学生志愿者进行座谈。

2014 年 11 月 16 日上午，评估团队第三组成员前往西南大学，与西南大学小屋负责人潘玉锋及 6 位学生志愿者进行座谈。

2014 年 11 月 16 日下午，评估团队与重庆市政协原副主席陈万志、重庆市计生委机关领导、重庆基地负责人刘嘉及青爱工程工作人员召开焦点会议。

2014 年 11 月 17 日，评估团队访问了重庆医药高等专科学校、重庆科技学院和四川美术学院等学校的青爱小屋，并参加了青爱工程在西南大学举行的座谈会。

（五）信息、数据分析及补充调研

评估团队对所获取的第一手资料及第二手资料进行了分析。其中，用SPSS 19.0软件对调查问卷进行统计和分析。在数据分析过程中，评估团队进行了补充调研，以保证信息的完整性和准确性。

（六）撰写评估报告

在所有问卷调查、深度访谈、焦点会议/座谈会、实地调查结束后，评估团队搭建评估报告撰写框架，并撰写评估报告。

五　评估报告的结构

本报告包括六个部分。

第一部分是引言。该部分内容主要陈述“青爱工程·河仁计划”项目评估的背景，以及评估目的、评估内容、获取资料的方法、评估流程、评估报告结构。

第二部分是需求评估。该部分内容主要评价说明“青爱工程·河仁计划”项目具体满足了哪些群体的哪些需求，回应的是什么样的社会需求或社会问题，评价这些需求是否为重大、长期、紧迫的，以及项目回应这些需求是否及时、优先。

第三部分是逻辑评估。该部分内容主要是评价项目的逻辑设计与回应需求之间是否有因果联系，项目所设计的干预措施、推进模式、组织结构在理论上是否能够保证项目持续运转。

第四部分是过程评估。该部分内容主要判断“青爱工程·河仁计划”项目实际实施过程中是否按照项目设计的初衷开展项目，干预措施在现实中是否能够保证，推进措施是否符合标准，项目的运行是否符合规范流程。

第五部分是效益评估。该部分内容主要评价“青爱工程·河仁计划”项目的实施对受益者以及其他关键的利益相关者产生的影响，包括项目的直接产出、成果及影响力如何。

第六部分是未来发展建议。该部分内容主要是呈现评估团队基于评估过程中各个层面的发现，对该项目未来的实施给予的仅供参考的意见和建议。

第二部分　需求评估

一　“青爱工程·河仁计划”回应的社会需求

“青爱工程”的项目目标是：促进青少年“爱”的教育，创建负责任的社会组织，以良好的社会影响回馈所有的赞助人和支持者，使爱和善人人可及。

“爱”的教育是终身教育，而儿童和青少年是“爱”的教育的重点和关键。本项目的直接服务对象是在校生，包括幼儿园小朋友、小学生、初中生、职高生、高中生、大学生及部分成年人。间接服务对象为学生家长、老师、政府部门官员及社会大众。

青爱工程启动初期，项目主要针对的需求是青少年艾滋病防治教育、性健康教育需求和公益慈善理念培育需求，同时对艾滋孤儿、孤老进行多种形式的救助。随着项目的开展，青爱工程依据项目实施地的需求引入心理健康教育。2014 年，项目引入传统文化理念培育。

围绕青爱工程项目目标和回应的社会需求，“青爱工程·河仁计划”在其立项报告中列出以下六项行动，包括小屋建设，组建专家团队，出版青爱工程系列读物，通过“诸葛亮会”进行社会动员，进行青爱小屋的资源储备、技术升级，进行全国性总结交流六个方面。

1. 小屋建设

其一，“青爱工程·河仁计划”启动未来三年里，计划在云南、河南、贵州、四川、安徽及中国首善之都北京等地遴选一批学校（100 所左右），新建青爱小屋；

其二，在已建小屋中遴选 200 所前期工作扎实、十项基本功能每一项或者几项较完善或突出的，列为提升类小屋，继续投入资金援助，用于提升该小屋工作能力；

其三，在已开展青爱工程项目各基地、工作站以及小屋中，遴选 10 家左右在当地或者全国具有较大影响力的单位，列为标杆单位，投入资金，提升其专业性及规范性，总结其先进经验，作为青爱工程先进模式在全国范围内宣传推广。

其中，青爱小屋“十个一功能”具体内容为：

• 牌：成立由学校校长或德育校长担任组长的青爱小屋工作领导小组，指导、监督小屋工作；小屋建设、活动开展纳入学校整体工作计划。

• 房：青爱小屋拥有日常办公和活动开展场所；青爱小屋配备有办公桌椅、电脑、书架、必要器材等。

• 师：青爱小屋配备有专责教师，负责日常工作及活动开展。积极参与由青爱办或青爱基地、青爱工作站组织的相关专业培训。每月更新青爱工程官网小屋页面、博客或微博，并主动通知青爱办。制作小屋活动简报，每月一期，主动通知青爱办。打造与青爱教育相关的教学示范课，总结形成教学教案集。学校将专责教师工作纳入考核范畴，计工作量。形成青爱小屋“师”字功能操作手册。

• 书：青爱小屋配套有青爱教育相关的图书。开展读书沙龙活动，形成活动记录和学生读书笔记。形成青爱小屋“书”字功能操作手册。

• 课：将青爱教育纳入日常教学工作，安排教学课时。结合学校实际，积极开发与青爱教育相关的校本课程。形成青爱小屋“课”字功能操作手册。

• 社：成立青爱小屋学生社团，参与青爱小屋活动筹备、宣传等工作。定期开展社团活动，活动形式、内容不限。形成青爱小屋“社”字功能操作手册。

• 影：开展电影课教学活动，形成活动记录和学生观影笔记。形成青爱小屋“影”字功能操作手册。

• 讲：开展面向全校或全院师生的青爱教育专题讲座活动。形成青爱小屋“讲”字功能操作手册。

• 家：邀请家长参与青爱小屋活动。开展面向学生家长的青爱教育讲座活动。形成青爱小屋“家”字功能操作手册。

• 功：设立功德簿，记录接受爱心捐赠信息。建立志愿者团队，开展社会实践活动，宣传青爱工程理念。开展针对青爱小屋的社会募款活动。开展针对受艾滋病影响儿童、青少年的爱心救助活动。形成青爱小屋“功”字功能操作手册。

2. 组建专家团队

邀请全国防艾、性健康、心理健康、公益慈善和传统文化等各方面教育专家，组建青爱工程专家团队，定期和不定期开展专家座谈、研讨、论坛，提高青爱工程的学术权威，更加专业地指导各方面工作的开展，并计划开展下述相关活动：

• 深入全国各地急需性教育专家资源的学校开展专家送课送书活动，将青春期教育专业知识及专业读物送到最需要的地方。

• 组织青爱工程专家组开办性健康教育专业培训班，为学校培养一批具有专业素质的专责教师。

• 培育一两家示范基地，既有政府层面的评价考核机制和保障机制，又有专家队伍培训督导的典型。

3. 出版青爱工程系列读物

• 教材及教辅。组织青爱工程专家组出版有关青春期教育、性健康教育以及心理健康教育等的教材及教辅类书籍。

• 教案集。收集青爱小屋教师教案，由专家组评审，挑选优秀教案汇编成集。

• 案例汇编。收集青爱小屋经典案例，汇编成册，作为教育教学案例资源。

4. 通过“诸葛亮会”进行社会动员

胡锦涛同志批示：“艾滋病防治是关系我中华民族素质和国家兴亡的大事，各级党政领导需提高认识，动员全社会，从教育入手，立足预防，坚决遏制其蔓延势头。”①

这种社会动员不应该只是每年 12 月 1 日世界艾滋病日的全国总动员，而要在每一所学校、每一座城市、每一个社区，找到让老百姓参与其中的方式。论坛和峰会太正式，用“诸葛亮会”来破局，逐渐移风易俗。

5. 进行青爱小屋的资源储备、技术升级

现在是网络时代。青爱小屋模式若要大面积推广，必须在前期试点的基础上进行技术升级，为后续工作做技术储备。

6. 进行全国性总结交流

以 12 月 1 日世界艾滋病日为契机，发挥白岩松、濮存昕等人的号召力，举办相关活动，深化社会动员，形成学校和社会的联动，将艾滋病的救济

---

① 引自国务院防治艾滋病工作委员会办公室主任、卫生部副部长王陇德《中国艾滋病预防与控制》，《卫生政务通报》第 25 期。

和预防工作有机结合进来，形成常规机制，并被广泛复制，沉淀出中国特色的防艾机制和慈善经验。

二 社会需求的重要性、长期性和紧迫性

（一）新时期的社会需求

当前，我国儿童和青少年“吃饱穿暖，上得起学”等基本需求已得到一定程度的满足，而发展性的需求成为新时期儿童和青少年紧迫的社会需求，尤其是生理和心理两方面的需求需引起关注。大量事实证明，性健康教育、艾滋病防治教育、心理健康教育显得尤为重要。

1. 性健康教育需求

性健康是指具有性欲的人在躯体、感情、知识、信念、行为和社会交往这些方面健康的总和。它表现为积极健全的人格，丰富和成熟的人际交往，坦诚与坚贞的爱情和夫妻关系。性健康包括性生理健康、性心理健康和性行为健康。性生理健康，指有正常发育的生殖器官和第二性征，生殖系统功能正常，有良好的卫生习惯并保持生殖系统健康。性心理健康，指性心理的形成是健康的，有健康的性别自认，用正常的心态对待各种性问题。性行为健康，指性行为符合社会规范，遵守性行为的道德要求，履行性行为的社会责任。

世界卫生组织认为，随着人类文化和生活水平的提高，人类的性问题对个人健康的影响将远比人们以前所认识的更为深入和重要，对性的无知或错误观念将极大地影响人们的生活质量。性健康的内容几乎涵盖了一个人一生的发展和社会适应。人生不同时期身心各有特点，社会要求也各不相同。依据人的生理变化特点以及这种变化对心理和社会适应的影响，大致可分为几个阶段，包括性幼稚期、性发育期、性成熟期、性衰变期（更年期）和性衰老期。不严格地说，这些时期可以分别对应于不同的年龄阶段以及受教育阶段：儿童（幼儿园学生和低年级小学生）、少年（高年级小学生和初、高中生）、青年人（大学生）、中年人、老年人。

性幼稚期（出生至9岁，儿童）：这时期性器官未发育，性激素水平还很低，性心理活动处于一生中唯一没有对异性有冲动感觉的时期。这是认识和接纳自己的生物属性，培养与自己生物属性相应的心理结构和行为表

现的时期，也是认识和了解社会性别期望的时期。

性发育期（10～19岁，少年）：此阶段完成性器官和第二性征的发育，性激素水平短时间内达到成人水平，随之而来的是一系列性生理和性心理变化。

性成熟期（20～50岁，青年）：这时期是性的生物属性完备，性心理和性社会属性内容多样化的时期，要完成良好社会适应、实现自我、组建家庭、生育后代、赡养老人等一系列任务。

性衰变期（50～60岁，中年）：通常称为更年期，这时期性激素水平开始下降，性器官功能出现衰退。身体的不适、社会地位的变化、孩子对自己的需要的减少，都会使其自信心降低，加之传统社会性别刻板观念的作用，难免引起家庭矛盾。

性衰老期（约60岁以后，老年）：由于男女两性衰老期有一个时间差，此阶段如何使男女在生理上保护好自己的性功能，在心理上调整适应退休后的新要求，在社会上接受并适应离开职场后的生活，应是这个阶段性教育的内容。[①]

在上述各时期，儿童及青少年阶段，即受教育阶段是性生理、心理及社会属性形成的关键时期，因而能为一生的性健康打下基础，尤其值得关注。

然而，性健康问题却成为新时期特别需要关注的问题，由此引发的社会公共卫生问题和社会其他类型问题频发，如艾滋病、未婚先孕、生殖系统疾病以及由此引起的心理障碍和人际冲突等问题越来越普遍。

从根本上讲，性健康问题的本质是性知识的缺失、性道德的“真空”，这凸显了性健康教育的重要意义。有效的性健康教育需要根据人类性发育的不同阶段，根据人类生理、心理发展特点和规律，适时、适度地向其提供符合其认识水平的、科学完整的、全面的性健康教育。

从20世纪30年代起，国际上便开始了从幼儿园到高中的系列性健康教育，内容包括亲密关系、性别悦纳、生理健康、性别魅力表达、性需求满足等方面的认识、学习以及技能和价值观的提升。如瑞典等北欧国家，其少女妊娠率、性传播疾病感染率全世界最低，青少年性行为发生时间也在推迟。究其原因，主要是这些国家较早地进行有效的性健康教育，学生在性权利、责任和义务等方面有了很好的把握。

---

① 张玫玫：《多元视野中的性健康教育》，《人口与发展 》2010年第4期。

20世纪60年代，在“性革命”浪潮影响下，美国教育者轻率地解除了在性行为方面的许多传统道德约束，不对学生的性行为作任何道德评价，结果导致大量的社会公共卫生问题爆发。当艾滋病、生殖系统疾病、未婚先孕以及由此引起的心理障碍和人际冲突等问题越来越普遍和突出时，美国社会开始重新审视学校性教育，开辟了一种与人格教育相结合的途径。目前美国从小学一年级就开始传授生育、两性、性道德等知识。初中阶段讲生育过程、性成熟、性约束等知识。几十年来统计数据表明，美国的性教育取得了显著成效：国家进行了一系列立法和政策支持；建立了全国通行的青少年性教育标准；设置了科学的性教育目标；开发了适合各个年龄段的教材；教学方法多样化、模式化；形成了家庭、学校、社会“三位一体”的性教育框架，受到美国国民的广泛认可和支持。①

然而，中国的性健康教育起步却很晚。与此同时，中国在性健康方面出现的问题却与国际上其他国家所经历的有较为一致的地方，当然，也有我国自身的特殊性。这主要因为，中国传统文化对性教育讳莫如深，即使在现代中国，对性教育也是遮遮掩掩。在我国大众意识中，“性”是非常敏感的话题，导致性健康教育工作较难开展。大众对于性教育的认识存在很多误区：一方面，担心性教育会导致性泛滥，虽然这一点已经被国内外的科学研究证伪；另一方面，认为性是人的本能，可以无师自通。正由于来自家庭、学校和社会对青少年的正确教育和引导比较薄弱，出现性知识、性道德“真空”，一些不健康或错误的相关知识才影响和干扰了青少年正常性观念的建立。在这种情况下，需要根据中国本土的情况，设计更适宜、更易于学生、家长接受的性健康教育。

> 现在的孩子很小就接触网络，在打游戏或浏览网页时随时会跳出一些不好的东西吸引孩子点击进去观看或浏览，使孩子对性产生不正确的理解。如果不通过正规的途径对孩子加以正确的引导，会对孩子造成极其不好的影响。②

---

① 葛阳阳、范洪涛：《美国性健康教育模式及其对我国高校的启示》，《思想政治教育研究》2012年第4期。

② 引自评估团队对成都市成飞小学某家长的访谈。

（1）性知识匮乏

儿童需要对自己的生物性征指认后，经历接受、学习和表现的过程，形成心理性别。儿童早期所接受的有关性问题的准则和观念，是成年后的性心理基础。儿童开始注意到男女生殖器官的区别，会发现性刺激的快感，性心理发展具有自发性、好奇性的特点。适时、适度的性教育能优化其“性别化”过程，不但有助于完成其现阶段的性发展任务，更是为将来一生的高质量生活垒筑基础。儿童从2岁开始会对“性”产生较多的好奇，如孩子经常会问“为什么男孩子要站着小便，女孩要蹲着?”“女孩为什么可以穿裙子?”“爸爸为什么长胡子?”等问题，此时如不做相应正确恰当的回答，很容易让孩子产生更多的疑问和好奇，反而会增强其兴趣，可能会出现一些不正常的“性行为”影响其性心理健康，如偷看异性同伴上厕所、相互检查性器官等。评估团队实地访问幼儿园老师时，一些老师指出在幼儿园里已有男孩对女孩说“喜欢你”、男孩子摸女孩子臀部等现象。

同时，儿童需要懂得基本的性知识，学会拒绝、保护自己，防止儿童性侵事件的发生。世界卫生组织的统计数字显示，2002年全球有1.5亿女孩和7300万男孩（均18岁以下）经历了强迫性行为和其他形式的性暴力。近年来，我国女童受侵害案件频发，已引起社会广泛关注。2012年广东省《女童遭受性侵害报告》显示，女童受侵害刑事案中75.34%是性侵，2009～2011年不满18岁女性遭性侵数量2506人，其中14岁以下女童占49.28%。

2013年以来，性侵儿童的恶性案件在全国各地呈持续高发状态，2013年被媒体曝光的案件就高达125起，平均2.92天曝光一起，且受害人群呈低龄化，公开曝光的性侵儿童案件中，8～14岁的小学生占到受侵害人群总量的81.15%，儿童安全状况堪忧。①

小学五、六年级阶段的孩子，青春期萌发但性知识极度匮乏。四川性教育师资发展研究中心主任、成都大学师范学院教授胡珍对成都市人北实验小学、温江区通平小学等800多名小学五、六年级学生进行性教育的问卷调查，结果显示，在810名学生中，有182名学生不知道女孩来月经或男孩遗精究竟是病还是正常的生理现象；有0.74%的学生认为是病，羞于启齿；

① http://zqb.cyol.com/html/2014-07/22/nw.D110000zgqnb_20140722_1-10.htm.

有30.11%的学生不知道女性产生卵子的器官是什么；有1.71%的学生认为孕育卵子的器官是“肚子”。评估团队在成都市调查期间，成飞小学一位六年级学生的家长反映，这个阶段的孩子已经有开始出现同性恋的现象了，她朋友家的孩子就已经公开“出柜”了。

瑞典从孩子7岁时就对其进行互动、启发性的教育。而据调查我国68%的儿童9～13岁才接触性知识。

无论在家庭教育还是学校教育中，对女童的性知识、性安全和自我保护的教育基本都是空白，社会整体对于性方面的观念仍然保守。大部分受害女童缺乏对性侵害的最基本的分辨能力和防范意识，有部分女童在遭到侵害后仍不能辨识事情的性质和后果，甚至不懂如何向家长表达。对于此类安全问题，最好的干预方法之一就是预防，因此对性知识的普及以及宣传教育显得尤为重要。

（2）性知识不完整

青春期是性生理、性心理发育的高峰期，是性别身份和性取向的展示期，也是性价值观形成的关键期。在青春期没有接受合理、完善的性教育，性问题将会积压，甚至选择不恰当的方式去解决。当前，青少年对青春期发育、避孕、性病和艾滋病及其他生殖健康知识均有所了解，但相关知识大多支离破碎，不系统、不全面，有的甚至是错误的。缺乏必要的性卫生知识，使许多青少年不能正确认识和对待正常的生理现象，如对遗精、月经、手淫、第二性征出现等青春期的生理现象存在神秘感、恐惧感甚至罪恶感，进而导致一些错误的行为和不应有的心理压力。青少年由于好奇心强，愿意接受并尝试各种想法、观念和行动，加之缺乏必要的防治知识，特别容易受到艾滋病的侵袭。

不同特征的青少年对性知识的认识在深度和广度上存在差异。齐玉玲等对12～18岁青少年学生调查发现，学生对青春期生理知识一知半解，有51.77%的学生知道女孩子12～13岁开始有月经，54.02%的学生知道第二性征，对自我保健知识知道较少。在列出的六种性传播疾病中，认识淋病、梅毒、艾滋病三种性传播疾病的只占39.23%。49%的学生知道至少一种避孕方法，还有学生错误地认为人工流产也是一种避孕方法，认识不到人工流产的危害。对北京市大学生的调查发现，90%以上学生都听说过艾滋病、淋病和梅毒三种性传播疾病，但对其传播途径的了解平均得分仅为15分（总分42分）。据全国妇联研究所1995年和2000年青春期教育需求评估调查，70%的青春期少女非常希望了解生理发育知识；即使在闭塞的山村中学，也有51%的学生认为从学校得到的性知识太少或太晚。①

重庆市2009年2月发布了重庆市部分中学生生殖健康知识调查数据：在764名受调查学生中，近六成男生有过自慰经历，近两成职高生在10~18岁发生过性行为，四成以上职高生竟认为蚊虫叮咬会传播艾滋病。重庆市10~24岁的青少年有600多万人。缺乏性知识、婚前性行为、初次性行为低龄化、意外妊娠、性病和艾滋病毒感染率等现象呈上升趋势。调查显示，仅16%的学生知道女性最容易怀孕的时间，四成职高学生竟认为蚊虫叮咬也可传播艾滋病。②

本项评估结果也显示，受访学校建立青爱小屋之前，老师和学生对预防青春期性行为、少女早孕、少女人流、性侵问题的了解程度有限。

例如，青爱小屋受访专责老师及老师志愿者回答建立青爱小屋之前，对预防这些情况的了解程度为“高”的比例均不足三成，甚至个别受访者对其了解程度为“零”，详见图2、图3。青爱小屋所在学校的小学生、初中生、高中生、职高生、大学生回答建立青爱小屋之前，对预防“性侵”情况的了解程度为“高”的比例分别不足两成、三成、四成、五成、两成，大学生受访者的回答结果值得关注，详见图4。

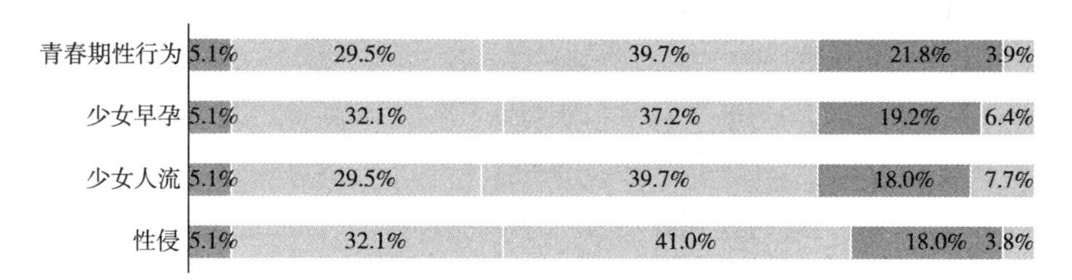

图2　在建立青爱小屋前，受访专责老师对预防以上情况的了解程度

注：① %为持此观点的受访者比例。

② 从左到右受访者选项依次为“零”、“低”、“中”、“高”、“不清楚”的比例。

---

① 吴静、熊光练、石淑华：《青少年性健康教育现状及建议》，《医学与社会》2005年第10期。

② http://health.jiaodong.net/system/2009/02/27/010467890.shtml.

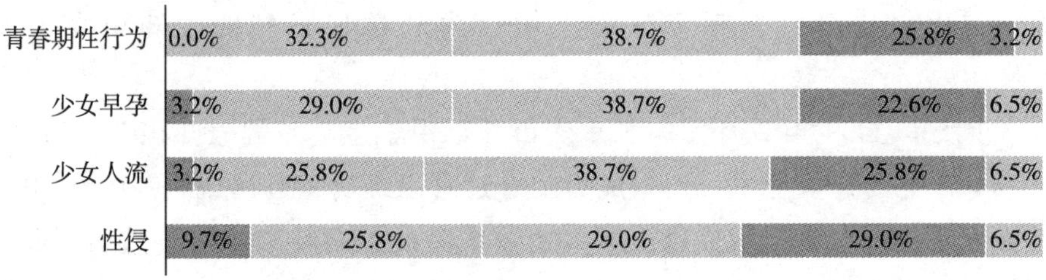

青春期性行为 0.0% 32.3% 38.7% 25.8% 3.2%

少女早孕 3.2% 29.0% 38.7% 22.6% 6.5%

少女人流 3.2% 25.8% 38.7% 25.8% 6.5%

性侵 9.7% 25.8% 29.0% 29.0% 6.5%

图3 在建立青爱小屋前，受访老师志愿者对预防以上情况的了解程度

注：① % 为持此观点的受访者比例。

② 从左到右受访者选项依次为“零”、“低”、“中”、“高”、“不清楚”的比例。

青春期性行为

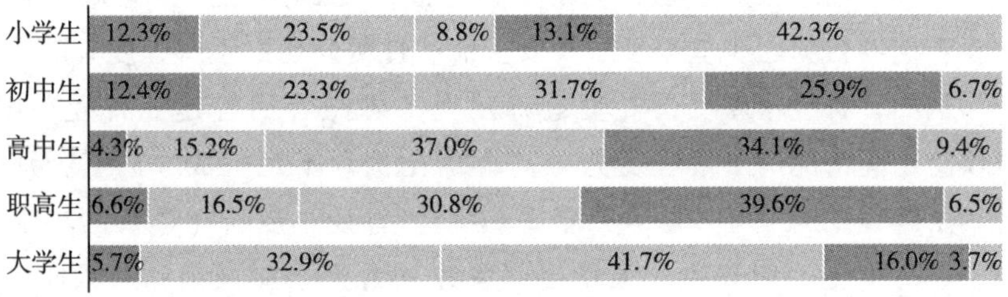

小学生 12.3% 23.5% 8.8% 13.1% 42.3%

初中生 12.4% 23.3% 31.7% 25.9% 6.7%

高中生 4.3% 15.2% 37.0% 34.1% 9.4%

职高生 6.6% 16.5% 30.8% 39.6% 6.5%

大学生 5.7% 32.9% 41.7% 16.0% 3.7%

少女早孕

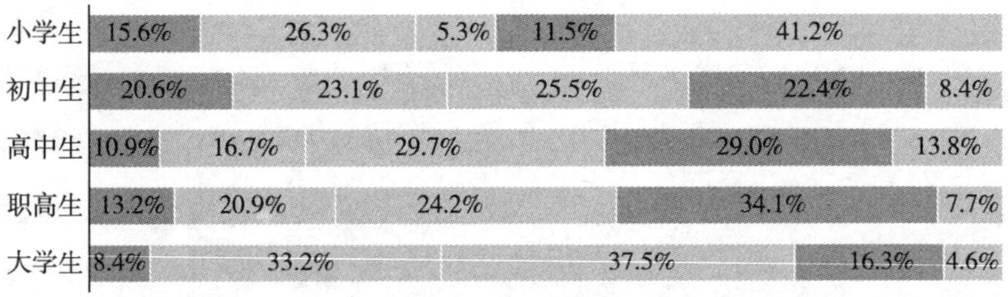

小学生 15.6% 26.3% 5.3% 11.5% 41.2%

初中生 20.6% 23.1% 25.5% 22.4% 8.4%

高中生 10.9% 16.7% 29.7% 29.0% 13.8%

职高生 13.2% 20.9% 24.2% 34.1% 7.7%

大学生 8.4% 33.2% 37.5% 16.3% 4.6%

少女人流

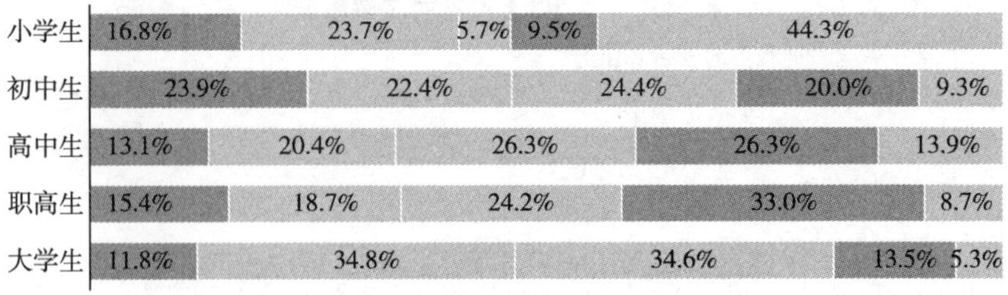

小学生 16.8% 23.7% 5.7% 9.5% 44.3%

初中生 23.9% 22.4% 24.4% 20.0% 9.3%

高中生 13.1% 20.4% 26.3% 26.3% 13.9%

职高生 15.4% 18.7% 24.2% 33.0% 8.7%

大学生 11.8% 34.8% 34.6% 13.5% 5.3%

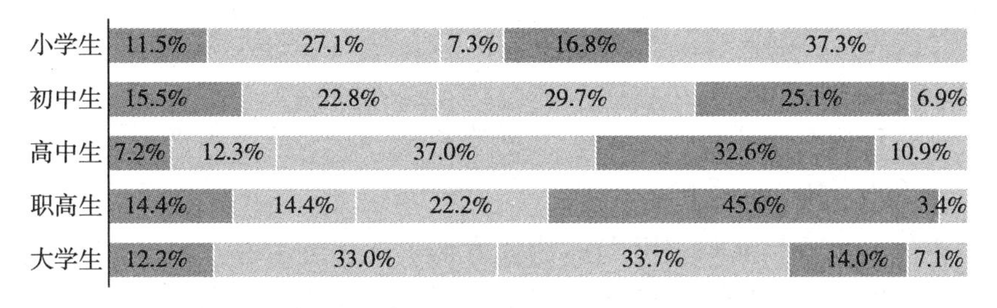

图 4　在建立青爱小屋前，受访学生对预防以上情况的了解程度

注：① % 为持此观点的受访者比例。

② 从左到右受访者选项依次为“零”、“低”、“中”、“高”、“不清楚”的比例。

（3）性观念、性行为开放

在青少年中，性观念、性行为开放呈现增长趋势。

青少年学生中，职高生是个特殊的群体，知识文化基础普遍相对较差，大部分只求毕业，把大部分精力用在交友上，“早恋”现象在职业高中明显高于普通高中。他们一般第三年就到企业实习或就业，心智的不成熟很容易让其模仿成年人的行为，尤其在实习期间，出现性困惑、性隐患的概率大一些。

而大学生性行为所呈现的开放性特点，以及性的价值取向不再单一的蔓延趋势令人担忧。大学生性道德水平不高、性责任感淡薄，直接影响着大学生的身心健康和学校的稳定。浙江工业大学曾对浙江省 10 余所大专院校学生恋爱观的调查发现，有 31.1% 的大学生对西方的“性解放”持认同态度，认为是现代文明的标志，是“人类爱情发展的必然结果”。[①] 部分同学认为珍视贞操是对人性的压抑，60.9% 的女生认为要不要贞操应“视情况而定”，贞操的有无不会影响自己与恋人的关系；为了追求物质享受，个别大学生甘愿与别人发生性关系。有 59.2% 的大学生对商业化性行为持肯定态度，认为“这也是一种生存方式”。[②] 而李淑兰 2009 年的统计数字显示，对于婚前性行为，表示“可以接受”的占 43.76%，表示“个人自由，双方愿意就行”的占 47.02%，只有 9.22% 的人认为“慎重为好”；大学生对“贞操观”的理解已发生了变化，认为“对男女双方都是至关重要”的

① 张莉：《青年性道德存在的问题与教育对策》，《辽宁教育研究》2008 年第 12 期。

② 吴扬：《高校性道德教育及拓展大学生性道德素质的实施途径》，《中国校医》2008 年第 4 期。

占55.8%，认为“只要有感情就不存在贞洁问题”的占22.8%，认为“对女人重要，对男人无所谓”的占6.1%，认为“是封建观念应该摒弃”的占3.8%。[①]

此外，外出打工的青年人的婚外性行为，以及性压抑、性释放等问题令人担忧。例如，有的外来务工者性伴侣有六七个，原因是“来到异乡缺乏亲情，非常寂寞，所以他们往往去找老乡、找朋友，以此来充实、活跃自己的生活”。这种行为使得性安全问题不容忽视。广州市2006年6月公布一项针对外来务工人员生殖健康情况的调查，由于外来务工人员性生活卫生条件及质量比较差，对性病及性传播疾病认识不足，婚前性行为增多，成为导致性病及艾滋病传播的重要危险因素。经统计，广州市未婚外来务工人群中，女性有过性行为的占11.60%，而男性则占43.22%。有三个及以上性伴侣的未婚男性高达11.84%，未婚女性占4.49%。调查结果还表明，31.89%的未婚女性外来务工人员从未听说过性病；1/4以上的外来务工人员不知道安全套能否预防性病；约1/3的外来务工人员不知道安全套能否预防艾滋病。[②]

2. 艾滋病防治教育需求

一项调查报告显示，少女怀孕的发生率以每年6.8%的速度递增，在全国每年100多万例的人工流产总数中，未成年人占到了其中的1/4。随之而来的是因性自由、性泛滥导致的各种性病、艾滋病日益增加。这些数据说明，部分未成年人性混乱与科学的性知识贫乏并存于当今中国。[③]

流行病学研究表明，由于25岁以下的青年人自控能力较差，好奇心强，心理状态不稳定，HIV（艾滋病病毒）感染者和艾滋病病人中25岁以下的青年人所占的比例最大。[④] 重庆市卫生局2012年12月1日公布的数据显示，截至2012年10月31日，全市累计报告艾滋病病毒感染者15298人，其中73.6%的感染者是经性接触传播。1～10月，全市新增艾滋病病毒感染者2478人，较2011年（1914人）同期增加了29.5%。在已报告的2478个病

---

① 李淑兰、朱宏、谢桂琴：《大学生性观念和性知识的调查分析与思考》，《中国性科学》2009年第6期。

② http://news.sohu.com/20061104/n246199107.shtml.

③ http://www.scgqt.org.cn/home/NewsShow.asp? ID=316.

④ 王丽、张孔来：《青年艾滋病和HIV感染的流行病学和预防》，《中国公共卫生》2000年第2期。

例中，经性接触传播所占比例达91.4%。截至2012年10月31日，全市累计报告艾滋病病毒感染者15298人，其中艾滋病病人4686人，累计死亡2601人。①

本项评估结果显示，在学校层面开展艾滋病防治教育极为必要。例如，在评估团队调查青爱小屋所在学校的专责老师、老师志愿者和小学生、初中生、高中生、职高生、大学生对预防艾滋病的了解程度时，受访者中回答了解程度为“高”的均不足五成，并且还有一定比例的受访者回答了解程度为“零”，详见图5。

专责老师	5.1%	19.2%	43.6%	26.9%	5.1%
老师志愿者	3.2%	22.6%	35.5%	35.5%	3.2%
小学生	9.9%	14.5%	28.2%	16.8%	30.6%
初中生	10.4%	19.9%	39.6%	25.7%	4.4%
高中生	4.3%	14.5%	37.7%	36.2%	7.3%
职高生	7.7%	15.4%	28.6%	45.1%	3.2%
大学生	7.5%	27.9%	47.3%	14.2%	3.1%

图5 在建立青爱小屋前，受访者对预防艾滋病的了解程度

注：① %为持此观点的受访者比例。

② 从左到右受访者选项依次为“零”、“低”、“中”、“高”、“不清楚”的比例。

3. 心理健康教育需求

以学生为主体的青少年心理健康问题已成为一个世界性问题，有的学生甚至因得不到及时疏导而轻生。近年来有关学生自杀的消息体现了学生自杀案例分布广泛，覆盖从小学到初中、高中乃至大学各个阶段。学生自杀的具体原因可能各不相同，但其共同原因是心理健康出了问题，学生的精神抗压能力薄弱。应试教育的体制缺乏心理健康教育和生命教育，导致青少年遇到问题无法面对进而轻生。据调查，中国18~34岁人群死亡案例中，自杀是其中最大的死因，超过了车祸、疾病等。②

> 同性恋学生面临两个问题：一个是身份认同，另一个是社会支持，就是来自家长、学校、朋友的支持。如果处理不好，可能会发生心理

① http://www.chinacqsb.com/Get/News/Chongqing/Yaowen/121210356532571.shtml.

② http://edu.sina.com.cn/zxx/2015-01-18/1426455045.shtml.

危机事件。[1]

2014年11月29日晚20时到30日中午，四川泸州一19岁少年发微博晒图，表达自己网恋失败，因无人关心而直播自杀，迅速引发全国网友关注。该少年粉丝从几十人迅速增加两万多人，网友纷纷展开劝说。与此同时，泸州警方也展开线下搜索。遗憾的是，最终未能挽回该少年的生命。[2]

近些年，青少年吸食毒品低龄化趋势也越来越严重，目前被媒体曝光的最小吸毒者仅12岁。成都强制隔离戒毒所副所长欧亚林在一次媒体采访中提到，目前所内接收的青少年吸毒者年龄在16~18岁。《国家药物滥用监测报告书（2003年）》显示，青少年吸毒人群中20岁以下的占19.9%；《国家药物滥用监测报告（2013年）》显示，药物滥用者年轻化趋势明显，35岁以下人群为合成毒品的滥用主体，50.7%的药物滥用者为35岁以下青少年，70.1%的合成毒品滥用者为35岁以下青少年。

青少年生理、心理还未完全成熟，缺乏正确的价值观和是非观，纵容自己的欲望是他们走上吸毒道路的主因。他们乐于探索新鲜事物，把吸毒看成“时尚”、“个性”，刻意地去追随和效仿，加上不了解吸毒的危害性，毒品便顺势从他们身上打开缺口。此外，青少年正处于心理和生理的发育期，学习压力大，面对失败、复杂的人际交往，很容易产生挫折感和烦恼，如果遇见毒品诱惑，很容易误入歧途。毒品对青少年的危害不只毁了身体、没了前程，还会对社会造成不安定的影响。近年来，四川省青少年毒品犯罪案件明显上升，未成年人往往“以贩养吸”，有时因为没钱买毒品，就会进行盗窃、抢劫等犯罪。青少年吸毒助长与刺激毒品犯罪，不断腐蚀其他无辜青少年，使他们陷入吸毒、贩毒和其他违法犯罪的泥潭。在毒品问题严重的地方，男性吸毒者80%兼有其他违法犯罪行为，女性吸毒者80%从事卖淫活动。

本项评估结果显示，在学校层面开展心理健康教育极为必要。例如，在评估团队问青爱小屋所在学校的专责老师、老师志愿者和小学生、初中生、高中生、职高生、大学生对预防吸毒、预防青少年自杀的了解程度时，

---

① 引自西南大学心理学部心理咨询师发言。

② 《微博直播自杀》，《华西日报》2014年12月1日第A05版。

受访者中回答了解程度“高”的，最多只有五成，并且还有一定比例的受访者回答了解程度为“零”，详见图6。

吸毒

专责老师 6.4% 25.6% 24.4% 35.9% 7.7%
老师志愿者 6.5% 19.4% 32.3% 38.7% 3.2%
小学生 9.2% 6.5% 26.1% 25.7% 32.5%
初中生 11.9% 19.0% 29.0% 35.4% 4.7%
高中生 5.1% 10.9% 29.7% 44.2% 10.1%
职高生 12.2% 14.4% 15.6% 55.6% 2.2%
大学生 11.7% 28.5% 34.8% 20.8% 4.2%

青少年自杀

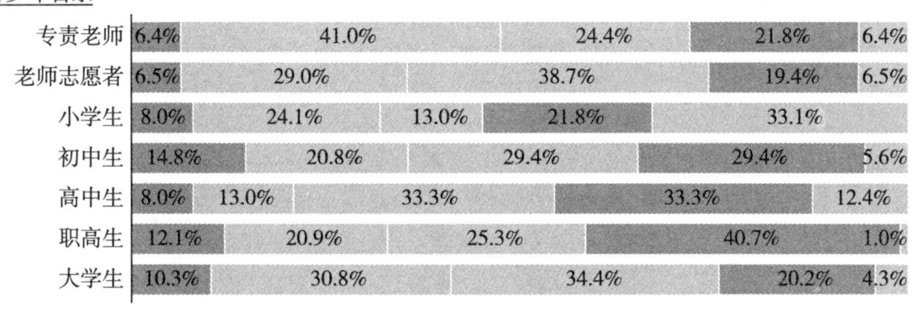

图6 在建立青爱小屋前，受访者对预防以上情况的了解程度

注：① % 为持此观点的受访者比例。

② 从左到右受访者选项依次为“零”、“低”、“中”、“高”、“不清楚”的比例。

4. 性健康教育、艾滋病防治教育和心理健康教育供给

各类主体对性教育、艾滋病防治教育和心理健康教育的供给不足。尤其是我国的性教育存在两个极端。一个极端是性禁锢、封闭，谈性色变，学校和家长等在性教育方面讳莫如深，青少年缺少获得正确性知识的渠道和途径。另一个极端是性开放，青少年获取性知识多数靠“自学”，缺乏系统引导，容易误入歧途。

(1) 政府供给不足

政府供给不足，可举两个方面的例子。

其一，政府将主要力量投入艾滋病防治而非教育。迄今，我国的艾滋病防治工作，重点放在了筛查和关注艾滋病感染者上，对于3亿多青少年的性健康教育及防艾教育重视不够。实际上，系统全面的性教育，是给予青少年性知识、性价值观、性文明和性安全的深刻教导，绝不是只教他们安

全性行为。当然，目前就连安全性行为的教育也没有讲明白，以致性伤害、少女堕胎以及患性病、艾滋病事件层出不穷。

其二，政府举办的性健康教育多为活动式宣传，缺乏系统性。在艾滋病防治方面，政府更重视治疗，投入防御方面的力度不大，特别是没有系统的解决方案，大多只是活动式的宣传。2013 年 12 月 1 日，四川卫计委发布了首本《艾滋病就在你我身边　大学生防艾手册》，手册选用了大量漫画和流行语，信息传播方式有利于理解和接受。

> 政府有很多措施，且每年 12 月 1 日世界艾滋病日都讲这个事，都很重视，但是重视在哪？它（政府）不是重视在这种预防上、教育上，而是医疗口比较多，好像治疗时国家免费治疗要多一些，但是教育比较缺乏，实际上在“防患于未然”方面国家比较弱一些。①

> 教育部出《纲要》时，网络还不发达，孩子接触到的信息也有限。现在是网络、电视、手机信息轰炸的年代，很多没有被筛选过的信息，会出现在孩子面前。当时的《纲要》没有考虑到社会的更新，已不适合现代的孩子。现在的课件、标准都是十年前的。②

评估团队对青爱小屋所在学校的老师及学生进行的问卷调查结果显示，受访专责老师、老师志愿者、小学生、初中生、高中生、职高生、大学生，认为政府对解决艾滋病、青春期性行为、少女早孕、少女人流、性侵、吸毒、青少年自杀问题的帮助程度有限，详见图 7。

（2）教育系统供给不足

教育系统供给不足，可举三个方面的例子。

其一，教育部门对学校开展性教育、心理健康教育在正规教育体制中形同虚设，有的不合时宜。近 20 年来，国家关于青春期性教育的政策日益完善，2008 年教育部出台《中小学健康教育指导纲要》，指出今后中小学每学期都将安排 6 ~7 课时的健康教育课。但是，在应试教育体制下，升学率至上，青春期性教育至今未被列入课程大纲，性教育在正规教育体制中形同虚设。

---

① 引自评估团队对中华少年儿童慈善救助基金会副秘书长何培忠的访谈记录。

② 引自对青爱工程办公室项目部武江的访谈记录。

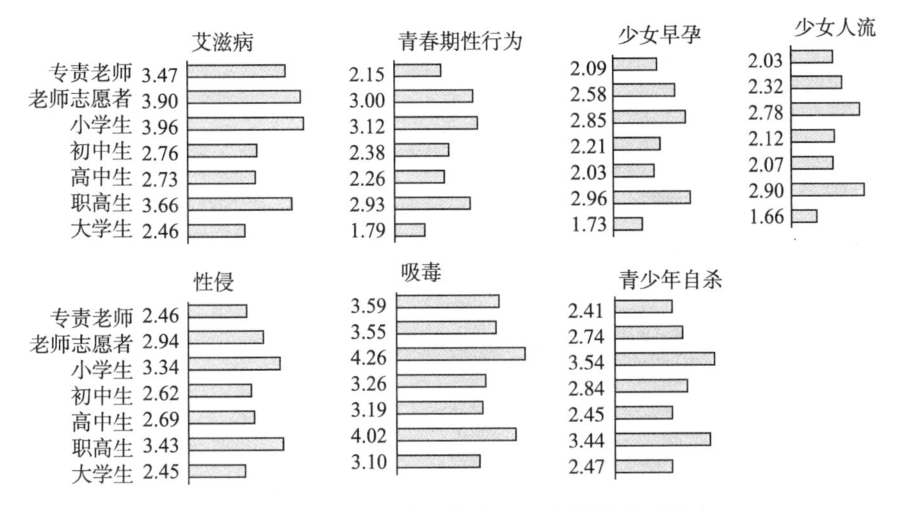

图7　受访者评价政府对解决以上问题的帮助程度

注：评价分值为0～5分，0分为没帮助，1～5分表示帮助程度由低到高。

其二，学校对性教育遮遮掩掩。我国绝大多数幼儿园都没有开展性教育，幼教工作者也未接受过性教育师资方面的培训。尽管2006年3月1日起实施的《艾滋病防治条例》对防控宣教进行了详细规定，并要求高校、中学等将艾滋病防治知识纳入有关课程，但在多数学校中实施并不理想，即便是大多数高校，也没有一堂像样的性教育课。中小学面对应试教育的压力，性教育只能作为学校的“副业”。再者，教育部门也怕引起恐慌而不愿意承认学校存在艾滋病的事实，对性教育“谨小慎微”。即使对性教育走进学校、走进课堂有所接受，也不做硬性要求。

其三，缺乏专业师资和教材。由于性健康教育中的有些内容带有个性化和隐私性，难以像数理化课程那样在学校进行“标准化”教学，老师在教授过程中遇“性”也常“绕道”，在性教育面前表现得力不从心。许多学校缺少训练有素的性健康课的师资，也缺少适合不同年龄发展特点的性健康教育教材。由于缺乏相应的教材教案作指导，老师不知道该如何开口对学生进行性教育，不知道怎么样把握程度，因此即使老师觉得有必要对学生进行性健康教育也不知道如何进行，这导致性健康教育在学校无法很好地开展。

我国中小学、大学等学校对学生的心理健康教育比较关注，国家要求每个学校要配有1～2名心理健康老师，并开设心理健康教育课程，但性教育和防艾教育一直是学校不敢碰的。[①]

评估团队对青爱小屋所在学校的老师及学生进行的问卷调查结果显示，受访专责老师、老师志愿者、小学生、初中生、高中生、职高生、大学生，认为学校对解决艾滋病、青春期性行为、少女早孕、少女人流、性侵、吸毒、青少年自杀问题的帮助程度有限，详见图8。

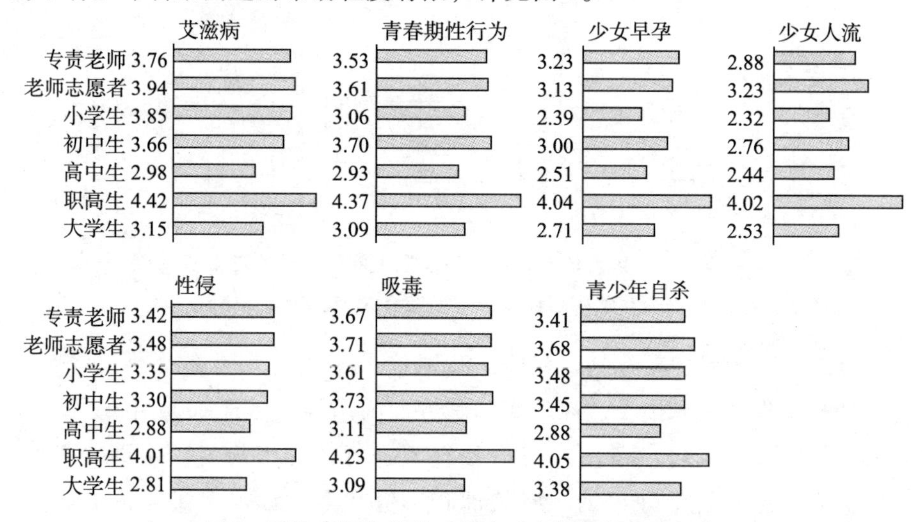

图8　受访者评价学校对解决以上问题的帮助程度

注：评价分值为0～5分，0分为没帮助，1～5分表示帮助程度由低到高。

（3）家长供给不足

来自家长的供给也显示出明显的不足，可举三个方面的例子。

其一，家长对家庭性健康教育责任认识不足，对“性”的观念极为保守。评估发现，受访家长普遍对孩子羞于谈性，没有对孩子进行性教育的意识，认为孩子长大自然就懂了，甚至觉得同孩子谈性会教坏孩子。有的家长认为孩子会无师自通，有的则担心讲了会“教唆”孩子，也有的家长认为孩子交给学校了，就是学校的任务了。

其二，家长自身在性健康方面的知识有限。中国的家长普遍没有接受过正式、系统的性健康教育，家长本身在青春期不曾受到过相关教育，当他们的孩子进入青春期时，他们也不知道怎样向孩子讲解与性有关的问题。

其三，部分高中生、大学生与家长交流机会少。部分高中生、大学生

---

① 引自对青爱工程办公室项目部申堃的访谈记录。

由于住校学习，与家长的交流机会较少，加之大学生随着年龄增长思想更加独立，家长对孩子的教育也比中学时期更少些。

评估团队对青爱小屋所在学校的老师及学生进行的问卷调查结果显示，受访专责老师、老师志愿者、小学生、初中生、高中生、职高生、大学生，认为家庭对解决艾滋病、青春期性行为、少女早孕、少女人流、性侵、吸毒、青少年自杀问题的帮助程度有限，详见图9。

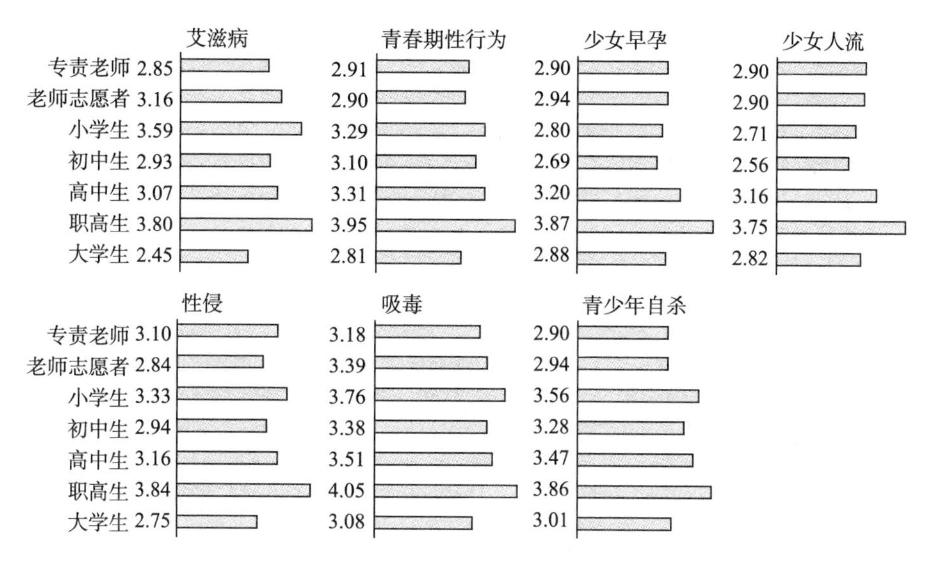

图9　受访者评价家庭对解决以上问题的帮助程度

注：评价分值为0~5分，0分为没帮助，1~5分表示帮助程度由低到高。

（4）民间组织供给不足

来自民间组织或慈善组织的供给显示出明显的不足，可举两个方面的例子。

其一，民间组织扎堆“治”，鲜少触及“防”。在艾滋病防治方面，大多数民间组织只做艾滋病筛查。“如某些项目干预的是艾滋病治疗，原因在于，艾滋病筛查和治疗很容易出成果，且成果是可量化的，直接说筛查出了多少人，给了多少人救助即可，而且目前国家重视，给钱，民间组织好要钱，因此大家都愿意做。然而性教育和防艾教育是长期的事业，短期内看不到成果，且成果不容易被量化说明。”①

其二，民间组织之间围绕性健康教育方面的经验交流不足，而且在性健康教育领域，民间组织之间的观点有些未形成共识。

① 引自评估团队对青爱工程共同发起人、北京青爱教育基金会理事长张银俊的访谈记录。

评估团队对青爱小屋所在学校的老师及学生进行的问卷调查结果显示，受访专责老师、老师志愿者、小学生、初中生、高中生、职高生、大学生认为，慈善组织对解决艾滋病、青春期性行为、少女早孕、少女人流、性侵、吸毒和青少年自杀问题的帮助程度一般。相对而言，受访者认为慈善组织对解决这些问题的帮助程度更低，详见图10。

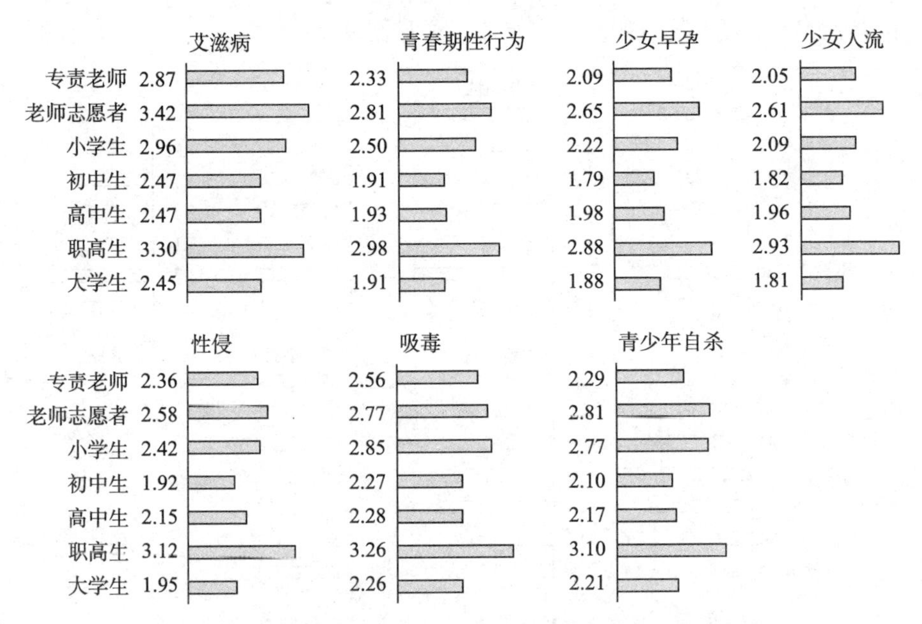

图10　受访者评价慈善组织对解决以上问题的帮助程度

注：评价分值为0～5分，0分为没帮助，1～5分表示帮助程度由低到高。

(5) 社会供给不足

来自社会的供给也显示出明显的不足，可举五个方面的例子。

其一，媒体虽是社会公器，但在现实中媒体有时会优先吸引眼球，获得自身利益，而忽略扮演社会公器的角色。媒体会倾向于追踪社会热点，甚至个别媒体仍视性学为色情。媒体对艾滋病防治的报道很多，但局限于对热点新闻事件的报道，而非正确普及艾滋病防治知识。

其二，在中国，公开讨论性及性教育的社会环境还未形成，性仍是多数人难以启齿的字眼，性学亦被视为一门尴尬的学问，全职做性学研究的人不多，绝大部分是从事临床、心理、教育、婚姻家庭治疗等与性学有关的学科专业人员。性学专家往往无法获得理解，被辱骂、曲解甚至成为一种常态。在中国当前社会推行性健康教育困难重重。

> 改革开放之后，外来比较开放的文化对现有的社会架构和文化观念形成非常大的冲击。这些新的文化进来之后，年轻人有好奇心，要尝试新的东西，都在迅速接受，尤其是传统文化中对性的禁锢被冲破之后，它的冲击性是非常大的，特别是对青少年冲击是非常大的。由于在政策上跟不上，很多措施没有，就面临很多问题。①

其三，大众对相关问题的理解趋于表面，甚至产生恐慌。2014 年 12 月 17 日，人民网报道四川省西充县某村 203 位村民签署联名信驱离 8 岁艾滋男童坤坤。联名信的内容是："坤坤，经南充市人民医院和县防疫站化验，因母婴传播患有艾滋病，对当地群众及儿童造成恐惧感，通过召开群众会，大家一致要求有关部门对坤坤进行隔离防治，离开这个村庄，保障全村群众及儿童的健康。"坤坤没有父母，一直由身体欠佳的爷爷奶奶抚养，村民们表示写联名信"绝无驱逐之意，只是希望小孩得到更好的治疗和教育"。无知和恐惧会给艾滋病病毒感染者带来更多灾难性的后果，对艾滋病防治造成阻碍。

其四，网络不良信息泛滥。进入 21 世纪后，随着互联网的发展，社会文化环境日益开放，成人对青少年的信息控制越来越弱。面对各种渠道汹涌而来的性信息，许多青少年"不由自主地参与他们尚未准备妥当的活动"。例如，个别节目似乎有意无意地传播扭曲的性观念，在影视作品中，未婚男女的性爱已大大超过已婚男女的性爱，而在传递性爱信息时，却不提及避孕措施。这会给青少年正确性观念的形成带来很大的负面影响。《新京报》相关报道指出，学生发生初次性行为平均年龄为 15 岁，初次性行为时未采取避孕措施的约有 40%，中国每年人工流产者达 1300 万人次，未婚青少年占 50% 以上。青少年作为一个特殊群体，虽未步入社会，性心理也并未完全成熟，但性生理已经发育成熟，对自己性心理的变化易产生一些困惑，若处理不当，极易导致身心损害，甚至出现严重后果。由于巨大的社会经济变革，西方文化的渗透，家庭结构和生活方式的改变，尤其是人们在性观念、性态度方面的变化等主、客观因素，我国青少年危险性行为发生率显著增加，其严重性也愈来愈受到关注。

其五，各类商业宣传误导青少年。大学生同居，发生婚前性行为的情

---

① 引自评估团队对中华少年儿童慈善救助基金会副秘书长何培忠的访谈记录。

况为数不少，少数学生对待同居的态度有的到了互相攀比的地步。商业医疗宣传的无痛人流、轻松人流使青少年看不到人流对他们的伤害。国家计生委发布的一组数据显示，中国每年人工流产多达1300万人次，位居世界第一。其中25岁以下女性占一半以上，大学生成为人流“主力军”。重庆市青少年性健康教育研究会2012年针对重庆市12所大专院校4300名在校大学生进行的一项调查结果显示，被调查的在校大学生中，有过婚前性行为的比例高达42.3%，这一数据远超2006年约14%的数据。2012年，中国社科院一项调查报告已经表明：我国未成年少女做人流手术的低龄化趋势越发明显，广西南宁曾发现9岁女孩堕胎的案例。

> 社会倒是在做，无处不在地做，但是社会做的有其很明确的目的，是为了市场的收益，无论是网站、医院、报纸杂志都是为了迎合大家，也不成系统、不成体系，没有规则。①

评估团队对青爱小屋所在学校的老师及学生进行的问卷调查结果显示，受访专责老师、老师志愿者、小学生、初中生、高中生、职高生、大学生认为，包括社区（村/乡镇）、朋友与同学、公共场所（的宣传）、媒体在内，社会对解决艾滋病、青春期性行为、少女早孕、少女人流、性侵、吸毒和青少年自杀问题的帮助程度有限，详见图11。

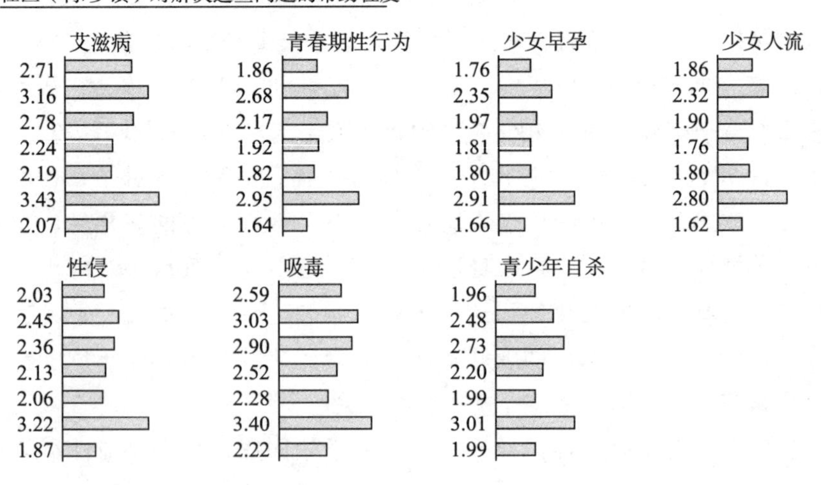

① 引自评估团队对青爱工程共同发起人、北京青爱教育基金会副理事长兼秘书长李扁的访谈记录。

朋友和同学对解决这些问题的帮助程度

艾滋病	青春期性行为	少女早孕	少女人流	性侵	吸毒	青少年自杀
2.32	2.31	2.28	2.21	2.32	2.45	2.26
2.97	2.84	2.55	2.58	2.35	2.68	2.52
1.77	1.45	1.24	1.29	1.69	1.92	2.01
2.02	2.35	1.98	1.90	2.12	2.43	2.35
2.23	2.37	2.28	2.30	2.50	2.46	2.51
3.22	3.35	3.21	3.22	3.27	3.36	3.53
2.24	2.50	2.47	2.35	2.41	2.40	2.69

媒体对解决这些问题的帮助程度

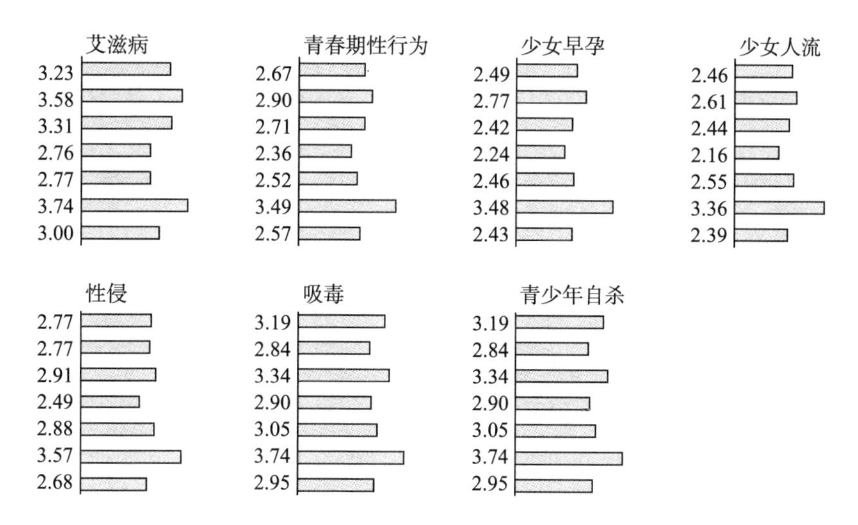

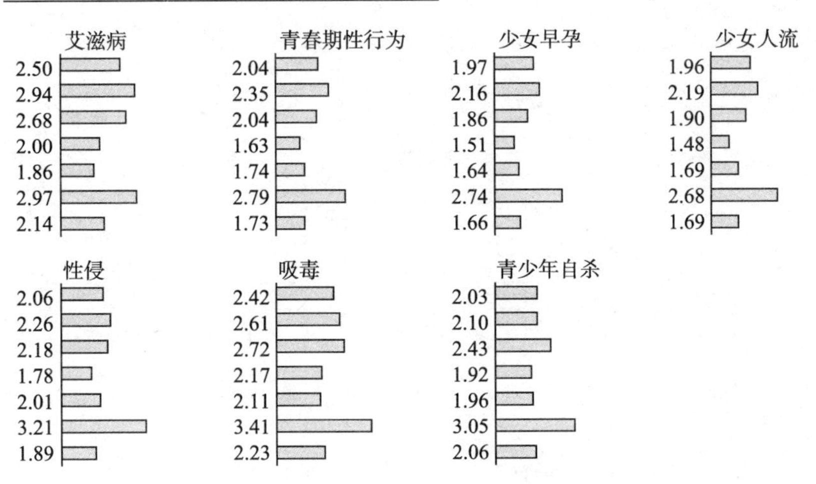

图 11　受访者评价以上类别对解决以上问题的帮助程度

注：① 评价分值为 0～5 分，0 分为没帮助，1～5 分表示帮助程度由低到高。

② 每项评价由上到下依次为“专责老师”、“老师志愿者”、“小学生”、“初中生”、“高中生”、“职高生”、“大学生”。

（二）持久的社会需求

青爱工程既回应新时期特殊的社会需求，也希望从教育入手将传统文化和公益慈善理念的培育纳入行动中，以回应更全局性的、更为持久的社会需求。

可以说，传统文化和公益慈善理念的培育，这方面的需求具有长期性、全局性，青爱工程予以回应具有其长远的战略眼光。

文化实力是一个国家、一个民族的软实力。十七大报告中将建构中国文化软实力提升到重要地位，“当今时代，文化越来越成为民族凝聚力和创造力的重要源泉，越来越成为综合国力竞争的重要因素”。然而，与我国的“硬实力”——经济、国防、科技——相比，无论从规模还是影响力上，我国的文化软实力都有较大的差距。未来，发展文化事业是一项急迫而艰巨的任务。中国传统文化是覆盖面、影响面巨大的文化，也是独树一帜并拥有巨大的影响与声誉的东方文化，它具有很强的包容性，能够与世界主流文化相互交流、对话，能够与时俱进，它为社会提供一种独具特点的世界观与哲学观，有助于推动社会秩序的建立和改善国民的人生观和价值观。

积极倡导继承和弘扬优秀传统文化成为中国发展进程中的重要内容。

与此同时，慈善事业的发展有助于和谐社会的建立。中国的慈善事业发展仍处于起步阶段，由于种种原因，社会缺乏现代慈善理念，国民的公共意识与社会责任意识薄弱，培育现代慈善理念越来越重要。

正如青爱工程官网上发表的题为《两个三十年、三个三十年》的文章中所写：

> 2009年，是新中国成立六十周年。第一个三十年，我称之为政治的三十年。这是第一部门的三十年。解决的主要问题，是建立一个完备的政权体系，提供了一个维系社会运转的基本秩序。当年有口号，“以阶级斗争为纲”。在哲学上，突出两分法，“一分为二，是事物的本来面目”。不承认“合二而一，也是事物的本来面目”。在第一个三十年当中，中国成为一个政治大国。第二个三十年，是经济的三十年。这是第二部门的三十年，是市场和企业充分发育的三十年。也有一个口号，“以经济建设为中心”。解决的主要问题，是由穷变富，企图建立一个自主运转的市场体系。“穷了几千年了，是时候了。”在哲学上，突出的是“合二而一”。“不管黑猫白猫，只要能抓到耗子就是好猫。”历史上“黑”和“白”的尖锐对立、截然分别，在“让一部分人先富起来”这一时代任务面前，合二而一了。在第二个三十年当中，中国人民创立了一个经济大国。
>
> 从2010年开始，之后的三十年，应是公民社会的三十年，第三部门的三十年。何谓第三部门？NGO，民间社会，基金会，协会。这个三十年，是公益慈善事业的春天。
>
> 第一、第二部门之后，不能没有第三部门；第三部门的发展，必须依托第一、第二部门。
>
> 1+2=3；道生一，一生二，二生三。
>
> 不能没有第三部门。前两个三十年，给我们留下很多作业没有完成。第一个三十年留下来的，是信仰、道德的断裂；第二个三十年留下来的，是两极分化、贫富不均、环境恶化。
>
> 第三个三十年，要弥合第一个三十年造成的信仰和道德的裂痕；填补第二个三十年造成的贫富悬殊的鸿沟，以及人和自然的对立。
>
> 所以，做慈善是历史的必然，是人心之所向。重点是做教育。慈

心作善。慈是心，善是行。这个教育，不是现在的学校教育、应试教育，而是恢复人的良知良能。[1]

三 回应社会需求的及时性、前瞻性和全局性

（一）及时性

青爱工程不是一成不变的，而是紧跟时代的步伐，与时俱进。在恰当的历史时期，青爱工程针对当时的突出问题及社会主流趋势及时回应，体现出回应社会需求的优先性和及时性。

性健康教育、艾滋病防治和心理健康教育是每个人共同的需求。相对而言，0～12岁的青少年处于生理和心理健康发育的关键时期，对该阶段进行干预，容易产生明显的效果。著名教育家、中国教育学会会长、青爱工程首任领导小组组长顾明远在接受评估团队访谈时说："成年人对这些情况（性健康、艾滋病）的了解渠道较多，而青少年处于一个相对封闭的环境，而且处于关键的转变时期，需要给予更多的关注。"

在项目发起之初，青爱工程针对艾滋病防治形势严峻且性健康教育的普及难以开展的现状，以青少年的需求为重点，以艾滋病防治为突破口，开始建立青爱小屋，进行艾滋病防治和性健康教育。在项目执行过程中，依据项目所在地的实际需求，青爱工程又将心理健康教育纳入项目范畴。

（二）前瞻性和全局性

青爱工程的使命不只是进行单纯的性健康教育，其背后有着深刻的理论内涵和深厚的人文关怀。从本质上讲，青爱工程是人的教育、"爱"的教育。其中，艾滋病防治教育解决人和艾滋病毒的关系问题，即两种生命之间的关系，性健康教育围绕"性别关系"，心理健康教育解决人的身心关系问题，公益慈善理念培育解决"人我关系"，传统文化理念培育解决"我和祖先的关系"问题。[2] 青爱工程将这五方面的关系进行了融合，在整个社会

---

① 《两个三十年、三个三十年》，青爱工程官网。

② 引自评估团队对青爱工程共同发起人、北京青爱教育基金会副理事长兼秘书长李扁的访谈记录。

亟须进行文化与伦理重建的今天，青爱工程探索一种较为有效的模式来推动五个方面的教育，具有前瞻性和全局性。

> 大家看到的艾滋病的问题是标不是本，“本”关乎性文明的复兴和重建。对青少年而言，他们要经历青春期，生理心理上最大的一个变化，是性的成熟。性成熟的过程，伴随心理的发育，所以心理健康教育必不可少。青爱工程五个内容中前三个内容的核心是“性的教育”，后两个教育的核心是“善的教育”。后者为前者提供动力，包括资金上的支持，群众基础、社会共识的建立；前者则为后者提供“意义”，就是大家捐了钱、组织起来了，到底要干什么。原全国政协副主席、民进中央常务副主席、青爱工程总顾问张怀西给江苏江阴青爱工程基地题词：“明心见性，慈心作善。”青爱工程正是围绕这两个主题做工作。这两个教育，如鸟之两翼，车之两轮，缺一而不可。有这两个方面，就自洽了。刚开始启动是步履维艰，但发展后劲会越来越大。[①]

评估团队对青爱工程共同发起人、北京青爱教育基金会副理事长兼秘书长李扁进行专访时，他对青爱工程背后的构想给予了独特的说明：一切社会转型都面临伦理重建问题，对社会而言是转型，对人就是伦常秩序的重建。伦理问题的核心是性，我们的社会转型有一个任务，就是中国性文明的复兴和重建。偌大一个中国，没有一个严肃的场合来认真地面对性文明的重建和复兴，导致整个民族每一个成员都在这个问题上出现困惑。所以这是一个真问题，一个重大的问题，关系到文明进程，关系到每一个人的情绪与情感。中国梦也好，小康社会的建设也好，如果不触及这个问题，是有重大缺陷的。青爱工程的初衷是面向这个问题探索解决之道，就是面向中国性文明的复兴和重建，切入点是教育。在终极意义上，在哲学意义上，青爱工程是要帮助青少年认识“我”与“天下”的关系，“天下兴亡，匹夫有责”。青爱工程的标志，是个“责”字；从方法上来讲，是做青爱小屋，“一屋不扫，何以扫天下”。青爱工程的愿景是“万间小屋，万方福田”，青爱工程相信，真要把这个教育做起来，必须提供一套机制，让老百

---

① 引自评估团队对青爱工程共同发起人、北京青爱教育基金会副理事长兼秘书长李扁的访谈记录。

姓能够充分参与。青爱工程注重“走群众路线”，注重“根据地建设”，希望给沉默的大多数，给家长、孩子、老师一个报国之门，一个表达爱心的路径、机会。青爱小屋，是一个爱的空间。比如，一个青爱小屋学校，它可以联络当地的100个家长，或者企业，或者校友，订一个长期的慈善捐助协议，连续五年、十年，支持本小屋的建设。这样让一群人共同参与，参与的不再是遥远的地方的事，而是与大家息息相关的故土、家园的公益项目。除了捐款之外，青爱工程更看重捐赠人的智力、时间上的参与和投入。它更看重的是捐款的那些“人”，和他们的参与。青爱工程为捐赠人进行这样的“设计”，实际是在向他们提供价值，而不是单纯让他们“付出”。

青爱工程五个方面的教育通过青爱小屋“十个一功能”去实现。“十个一功能”是十个字：牌房师书课，社影讲家功。其中“牌、房、师”是天、地、人。“天”不只是青爱小屋的牌匾，还包括基地、工作站、学校的领导小组，为小屋建设提供组织保障。“地”是办公场所，让五个教育能够落地，以物理空间的方式强化青爱教育的存在，并随时间推移，累积场效应。“人”是青爱小屋专责老师、青爱教研组。书提供专业性。课堂是主阵地，不光有课堂，也有课题。社是人的本质，结社自由，要求学生得到训练，懂得如何打交道。影是一个方式，电影课教学，有时比老师讲课更直观、更生动。讲是人文讲座，人文素养靠熏陶，青爱工程挑选、推荐一些精英或人生经历丰富的专家，组成讲师团，弥补应试教育不足。家是家长课堂，性教育需要取得家长的共识，让家长知道这样的事情。青爱工程是阵地战，前期做青爱小屋就是为了拿到“地”，做的事情是与学校形成长效合作机制，发挥移风易俗的作用。“功”是功德，承载“福田”的功能，提供社会参与途径，一个小屋就是一个基金会，就是一个慈善工作站，就是一个志愿者组织。

与其他公益项目相比，青爱工程已超越相对具体的问题，站到了一个更高的层面去回应整个公益部门应该回应的问题，看到了慈善事业在中国当代社会所处的位置，以及将要承担的使命。难能可贵的是，青爱工程将这种理念落实到具体的项目中，不仅意识到这样的需求，还积极主动寻找解决办法，做出了长达十年的不懈努力。

青爱工程有一个完整的、成体系的理论框架，这与一般意义上的慈善组织和慈善项目有所不同，也与单纯进行理论表述的思想家、研究者不同。

与一般的性教育项目不同之处在于，青爱工程非常注重“性教育”

作为组织工作的属性，而不是只强调性教育的专业知识、专业技术。在青爱工程的视角当中，比性教育的专业知识、专业技术更加基本、更加关键的是“组织工作”，涉及国家层面、教育厅层面、教育局层面、学校层面、班级层面等整个“国家教育机器”的各个方面。青爱工程在上述各个层面铺陈“组织工作”，从程序、组织、机制等视角，与不同主体开展合作，立足于国情，立足于本土文化，试图建构一整套方法、路径以及树立典型，把中国学校性教育的故事“讲圆”。

在实践中，青爱工程看到，对许多学校而言，钱并不是限制因素，专业技术也可以学习，学生以及家长的需求也很强烈，但这些仍然不足以促成该学校从无到有实现性教育状态的变迁。虽然近些年互联网、智能手机等技术进步很快，但是中国学校性教育的状态一直很稳定，其决定因素就在于，性教育的本质是组织工作。而组织工作是一件非常传统和古老的工作，必须按照组织工作的原则和节奏一步一步推进。有人认为青爱工程应该加强新媒体的运用，担心青爱工程的工作模式很快会过时。青爱工程不这样看。青爱工程认为，你到那些边远地区的一师一校点去看看，心就平静下来了，不会担心地球转得太快，把自己甩到了时代的后面。①

可以说，青爱工程体现了一个公益项目的理论自信、道路自信，当然，它从立项之初，就有超前的制度设计，所以它更具备制度自信。

四　小结

“爱”的需求是人类最根本、最重要的需求。“爱”的需求既是新时期的需求，也是持久的需求。

全社会，尤其是儿童和青少年迫切需要接受针对性的、乐于参与的教育，即系统、规范、科学、本土、与时俱进的“爱”的教育。帮助他们树立正确的价值观、人生观，形成健康的行为方式和生活方式，这对他们的青春期发育乃至一生的健康和幸福都至关重要。

总体而言，青爱工程对新时期“爱”的需求进行准确识别，针对性健

① 引自评估团队对青爱工程共同发起人、北京青爱教育基金会理事长张银俊的访谈记录。

康教育、艾滋病防治教育和心理健康教育这些新时期重要而紧迫的社会需求进行回应。与此同时，青爱工程对持久的社会需求——传统文化和公益慈善理念培育进行回应。

青爱工程对“爱”的需求的综合回应体现了青爱工程回应社会需求的优先性和及时性，也体现了其前瞻性和全局性。“爱”的教育是一项社会软性基础设施建设，耗时长、投入多、见效慢，青爱工程以民间立场推动发挥社会正能量，敢为人先，认识到普及儿童和青少年性健康教育的重要性，身体力行，填补了系统性性教育和艾滋病防治教育的空白，它是一项利国利民的工程，“功在当代，利在千秋，福民富国”。[①]

① 引自对全国人大常委会委员、全国人大教科文卫委员会副主任委员、民进中央副主席、青爱工程首席顾问王佐书的访问记录。

第三部分　逻辑评估

一　项目模式

由于“青爱工程·河仁计划”采用的项目模式与青爱工程一致，评估团队主要对青爱工程的设计进行评估。

针对项目需求，青爱工程开发、建立了比较完整的项目模式以实现项目目标，满足项目需求。这包括干预措施、组织结构、渠道建设三个部分。这三个部分相辅相成，成为青爱工程项目模式中的有机组成部分，详见图12。

其一，干预措施。所谓干预措施又可称为“公益产品”。就青爱工程而言，青爱工程建立了两条产品线，一条是服务线，一条是倡导线。当然，在具体推行项目内容时，服务线和倡导线彼此并不割裂，有时并行。在服务线上，青爱工程主要是通过青爱小屋为直接受益者（如各个年龄段的学生）提供性健康教育等服务，通过全国性网络和地域性网络为间接受益者（如专责老师、老师志愿者、校长等）提供培训、交流等服务；在倡导线上，青爱工程通过青爱小屋和全国网络面向政府进行政策倡导、面向公众进行公众倡导。青爱工程通过服务线将公益产品/服务直接送达到目标人群，通过倡导线将公益价值、理念、伦理、知识、信息、方式方法等送达目标人群（如政府部门、公众），营造社区及社会氛围。青爱工程的服务线与倡导线相辅相成、互相加强。

其二，组织结构。青爱工程创办时由中华慈善总会和中国教育学会主办，中国民主促进会中央委员会作为支持单位，2011年青爱工程转为由中华儿慈会和中国教育学会主办，并于2011年11月1日设立“中华儿慈会青爱工程专项基金”。青爱工程项目的理事会即为青爱工程领导小组。同时，青爱工程领导小组特邀顾问、专家学者以及形象大使作为青爱工程的支持网络。顾问团包括总顾问、首席顾问和顾问。

青爱工程领导小组下设青爱工程办公室（简称青爱办），转入中华儿慈会以后，青爱办按照中华儿慈会的专项基金治理机制成立青爱工程专项基金管委会。2014 年，青爱工程办公室注册为北京青爱教育基金会（以下评估内容继续沿用“青爱办”名称）。青爱办相当于青爱工程的秘书处，负责青爱工程项目整体执行，发挥项目管理职能。

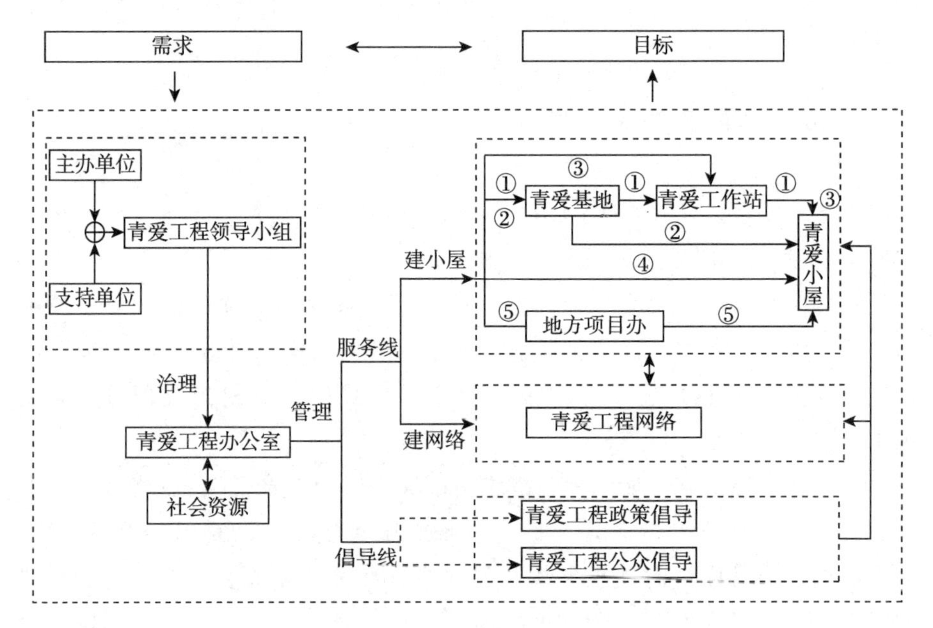

图 12　青爱工程项目模式

注：① 代表“青爱办—青爱基地—青爱工作站—青爱小屋”路径；
② 代表“青爱办—青爱基地—青爱小屋”路径；
③ 代表“青爱办—青爱工作站—青爱小屋”路径；
④ 代表“青爱办—青爱小屋”路径；
⑤ 代表“青爱办—地方项目办—青爱小屋”路径。

其三，渠道建设。青爱工程项目在全国范围内推行，渠道建立至关重要。渠道一旦建立起来，青爱工程的项目内容就可以通过所建立的渠道执行下去。青爱工程所建立的渠道分两类，一类是青爱小屋建设渠道，一类是青爱工程网络建设渠道。所谓青爱小屋建设渠道主要是指青爱办与地方教育局等政府部门及/或社会组织（协会）等组织合作设立基地、工作站或地方项目办，再经由基地、工作站或地方项目办在幼儿园、小学、初中、职高、高中、大学设立青爱小屋，针对在校生开展性健康教育、艾滋病防治教育、心理健康教育、公益慈善理念培育和传统文化理念培育，或通过

“空中联盟”直接在学校设立青爱小屋。青爱办、基地、工作站对青爱小屋进行管理、监督、激励和资源对接。青爱工程自创办以来，建立青爱小屋共探索出五种路径（详述见后）。所谓青爱工程网络是指青爱办与政府部门及/或社会组织（协会）等组织合作建设全国性网络和地域性网络，青爱工程通过此网络推进项目内容。

（一）服务与倡导相结合的干预措施

青爱工程为青少年爱的教育提供直接服务和间接服务。青爱工程通过青爱小屋为青少年提供直接服务，为不同阶段的在校生、幼儿园小朋友提供符合年龄特征的爱的教育，以帮助他们获得科学、系统、与时俱进、本土化的知识与信息。青爱工程为青爱小屋建立地域性和全国性的网络/平台，以提高青爱小屋提供的直接服务的质量。以下以性健康教育为例，说明“青爱工程·河仁计划”所提供的服务与倡导。

1. 服务

一般来说，性健康教育的方式可分为课堂教学、教育活动、咨询等。

课堂教学分为三个方面：一是专门的青春期性健康教育课程；二是有相关教育内容的学校设置课程；三是学科渗透。课堂教学作为知识传递有效快捷的方式，是目前学校性健康教育中最常用、最广泛的方法。课堂教学面向班级全体学生讲授性的内容，有利于创造严肃、认真的学习氛围，作为一种有组织、有系统的教学安排，便于学生全面系统地掌握知识。

教育活动包括队会、校会、专题讲座、知识竞赛、参观性健康教育展览等。例如，为学生开展专题讲座，通过知识竞赛拓展学生性健康知识。这些教育活动有助于突破课堂教学的时间、内容和形式限制，发挥专业人员的优势，性健康教育内容易于学生接受和内化。

此外，咨询也是一种较为有效的进行性健康教育的途径之一。咨询专家可根据学生出现的与性健康教育有关的突发问题、具有代表性的问题及时开展教育活动，如通过个案咨询对不同年级学生进行适合其年龄和心理特点的异性交往方法指导等。

（1）通过青爱小屋提供服务

青爱小屋建设所形成的环境对学生产生显性教育影响和隐性教育影响。在物质环境中定期布置一些与性健康教育有关的板报、壁报、宣传栏，提供咨询热线、少男少女信箱、咨询室，开发关于性健康教育的教学课件、教学图文资料、音像制品等教学资源，图书馆配置青春期性健康教育图书资料等，这些教育资源产生的影响是物质环境的显性教育影响。显性教育创造了一种文化氛围，有利于学生摆脱性神秘、性龌龊的不良认识，以科学和人文的态度对待性健康教育。学校教师之间的交往、师生关系是学校人际环境对学生的隐性教育，对学生产生潜移默化的影响。

针对青少年，青爱工程以“十个一”功能为导向进行干预。其中，“牌、房、师”功能确定了青爱教育的正式性、场所和人员；“书、课、社、影、讲”功能利用校园直接对学生进行影响；“家”功能则面对学生家长群体；“功”字功能面向社会，包括校园内的学生、教职工，校园外的政府、企业、社会组织、校友和地方贤达。此外，青爱小屋还发挥自己的能动性，开展其他多样化的活动。

评估团队总结青爱小屋采取的直接服务干预措施包括以下五大类。

A. 学科建设。青爱工程将性健康教育纳入教学，开设专业性健康教育学科。

B. 学科渗透。青爱工程将性健康教育纳入日常教学工作，即进行学科渗透。安排教学课时。结合学校实际情况，积极开发与青爱教育相关的校本课程。针对不同年龄段学生与不同的现有学科进行渗透。

- 针对幼儿。幼儿园根据幼儿生理、心理发展特点和规律，依托幼儿园的生命教育，教授幼儿进行正确的性别分辨，引导幼儿初步有正确的性别性格取向、初步有自我认同感及初步知道如何保护自己的身体。

- 针对小学生。小学在几何教学中渗透人体三维的概念；语文教学中渗透爱的教育；生物教学中渗透两性身体的特征。

- 针对中学生。中学开设心理健康课的学校利用心理健康课的课堂有选择地开设性健康教育专题课，没有开设心理健康课的学校在生物课中渗透性生理知识，在政治课中渗透性道德、性文明、性伦理知识。

- 针对大学生。将高校的心理健康教育课程与学校原有的心理辅导内容结合。

C. 培训。青爱工程开发了面向受益人群的培训教材，一类是学生，另一类是家长。

- 针对学生。青爱小屋开展面向学生的讲座或培训活动，由专家、教师针对学生进行防艾讲座、性健康教育讲座，对相关专题知识进行普及教育。

• 针对家长。青爱小屋开展面向学生家长的青爱教育讲座或培训活动。由学校邀请学生家长，听老师讲艾滋病防治教育和性健康教育课，给家长扫盲，使其配合学校教育工作。学校与家长互动，邀请他们参与到青爱小屋的公益慈善活动中来。

D. 活动。青爱工程面对不同目标对象，采用不同的性健康教育活动形式，包括知识宣讲、大赛、观影、主题课、情景剧、读书、办手抄报、办黑板报、主题辩论课。青爱小屋开展不同主题的团体心理辅导活动，通过角色扮演、游戏、情景模拟、自由讨论等形式的团体活动，在轻松、安全的环境中进行性教育。

E. 性健康咨询。青爱小屋开展一对一的心理辅导活动，通过保持学生辅导内容的私密性，在轻松、安全的环境中进行性教育。

（2）通过青爱工程网络提供服务

青爱工程通过建立地域性和全国性的网络，提高性健康教育服务质量。建立网络是高端和长远的设计。理想的网络通常可发挥如下功能：

• 作为行业代表，与公共权威部门互动。
• 保护、促进并加强性健康教育者的活动。
• 组织相关活动，以促进性健康领域的健康发展。
• 加强与其他国内或国际组织的合作，以带动本身、会员及整个行业的发展。
• 为青爱基地、工作站和小屋提供管理、技术、专业等方面的支持。
• 进行行业研究，从社会层面评估领域的发展情况。
• 分析所有与性健康教育行业相关的政策、法律法规等。
• 促进成员之间的相互帮助与支持，使成员间相互合作。
• 为成员提供常规性服务，包括培训、组织交流等。

2. 倡导

青爱工程通过政策倡导和公众倡导为儿童和青少年“爱”的教育提供有利的政策环境和社会环境。

（1）政策倡导

政策倡导有助于改变政策研究和咨询过程中普遍存在的自上而下的单一视角，而代之以自上而下和自下而上相结合的双重视角，扩大政策研究和咨询的领域。同时政策倡导有助于确保公共政策提升为公众服务的程度或使公众利益得到保障的程度。

A. 青爱工程政策倡导具体路径包括以下三种情况：

• 以机构身份对政府直接进行倡导。这种倡导包括机构正式、非正式地与政府接触。

• 机构人员对政府官员进行倡导。主要利用创始人张银俊的个人关系影响政府官员。

• 机构利用社会舆论影响政府。青爱工程设立了由传媒专业人员组成的传播委员会，专门负责传播。

B. 青爱工程政策倡导的干预措施包括以下四种。

其一，与政策制定者对话。

青爱工程通过公共或私人的渠道拜访或向政策制定者定期或不定期地汇报工作或反映现实问题，搭建青少年性教育与政策制定者对话的渠道，使政策制定者近距离了解青少年性教育的一线信息。

与此同时，青爱工程在推进服务功能的同时，通过配合基层政策的工作，影响基层政府的执政理念，强化基层政府部门对青少年性教育的重视和支持。

其二，提交政策建议。

青爱工程利用政府关系优势，向政府部门或“两会”提交政策提案或建议，通过在体制内影响政府决策的方式，形成与不同政府部门良性互动的关系。由于“两会”的议案、提案若涉及政府相关部门，该部门依法须在限定期限内对提案内容做出回复，因此，这种对话方式的建立，无形中会影响政府相关政策的制定。

其三，开展专题活动。

青爱工程开展与青少年性教育相关的专题活动，以活动的开展为契机，充分发挥青爱工程的主体作用，为政策制定者和专家学者提供交流和对话平台。

其四，组织研究与发布。

青爱工程通过对青少年性健康教育相关议题的研究与发布，提供中国青少年性健康教育的调查报告、青少年性健康教育形势分析报告，从学术的角度审视我国青少年性健康教育的机制和社会支持，为政策倡导提供学术基础和实用信息。

（2）公众倡导

公众倡导的目的是，使人们能为一个话题聚集起来发声、参与，它需要公共空间的营造，需要将人人都能看到的社会问题在公共空间中进行讨论，赋予解决问题以意义。

青爱工程在公众倡导方面尚未形成成熟的思路、设想和方案，目前主要通过官网、博客、微博、微信向公众传递与项目有关的信息。包括三类：

其一，专题活动。

青爱工程通过专题活动并散发读物，向公众传播相关知识，引导公众的正确认识。

其二，研究与发布。

青爱工程运用传统媒体和新媒体，与专家学者合作，向外界提供有力的基础数据和研究的调查结果，影响公众的认识，进行舆论引导，引起公众对相关问题的重视和认识。这有助于观念的改变、习俗的改变，时效性强，影响面广，影响力大，进而扩大受益面。

其三，事件回应。

青爱工程成立专家委员会，专门应对公众事件或热点事件，与媒体合作，对事件进行解读，为媒体解惑，并正确引导公众，从而进行公众倡导。

（二）组织保障

青爱工程重要的组织保障包括领导小组、青爱办、青爱基地、青爱工作站、青爱小屋、青爱工程网络，它们的定位、功能、日常管理等各个方面不尽相同。

1. 领导小组

理事会是非营利组织治理结构的核心，承担着界定组织使命、制订组织战略规划等职能，并对组织绩效负有最终责任。青爱工程的治理结构核心是领导小组，发挥类似理事会的决策、咨询和资源动员的功能。具体包括：确定基金发展和使用方向，进行决策；建立政府关系、社会关系；引入政治资源、社会资源；提供咨询意见和建议。

青爱工程的主办单位和支持单位共同组建了青爱工程领导小组。最初，青爱工程领导小组的构成是：①组长：范宝俊（中华慈善总会会长、全国政协常委），顾明远（中国教育学会会长、著名教育专家）；②常务副组长：邓铜山（中华慈善总会副会长）；③副组长赵闾先（中国教育学会秘书长）；④成员：张银俊（艾滋病与性教育电影课总课题组组长）、张昕（中华慈善总会财务部主任）、王燕（中国教育学会学术室主任）、邵家严（中华慈善总会宣传委员会办公室主任）。

其中，主办单位为青爱工程提供开展项目的专业资质，如儿慈会为青爱工程提供公募权，并对其进行监管，助其开拓资源及建立各种合作关系。支持单位是中国民主促进会中央委员会，帮助青爱工程建立政府关系，拓展社会资源。

除了青爱工程领导小组主要发挥“治理”的功能外，青爱工程的顾问委员会、专家委员会、形象大使对青爱工程分别起到了重要支持作用。

（1）顾问委员会。青爱工程总顾问有严隽琪（十二届全国人大常委会副委员长、民进中央主席）、许嘉璐（十届全国人大常委会副委员长、原民进中央主席）、张怀西（十届全国政协副主席、民进中央原常务副主席）；首席顾问有罗伯特·蒙代尔（1999年诺贝尔经济学奖获得者）夫妇、王佐书（十二届全国人大常委、民进中央副主席）。委员会帮助青爱工程建立政府关系和社会关系，引入政治资源和社会资源。

（2）专家委员会。专家委员会主要为青爱工程提供专业咨询和技术支持；网罗社会各界专家；提高青爱工程的学术权威。首席专家包括陈一筠（青少年情感教育专家）、曾毅（中国科学院院士、著名病毒学专家）、刘正奎（中国科学院心理研究所所长助理、教授、博士生导师）、刘文利（北京师范大学脑与认知科学研究院副研究员）、张玫玫（首都师范大学教育学院性教育研究中心主任、著名性教育专家）、胡珍（青爱工程四川省基地首席专家、成都大学教授）。

（3）形象大使。央视著名主持人白岩松担任青爱工程首任形象大使，帮助青爱工程树立项目形象，传播项目理念和项目品牌。

青爱工程的治理在两个方面体现其独特性，这也是青爱工程本身拥有的核心优势。

其一，具有政治背景的机构给予青爱工程以重要支持。

青爱工程的主办单位一直是有政府背景的大型公募基金会，如最初主办单位是中华慈善总会和中国教育学会，现在主办单位之一是中华儿慈会。即便青爱工程项目执行团队在中华儿慈会及其他各方的推动下，已经发展成为北京市的一个非公募基金会，但与中华儿慈会的合作仍然保持。中华儿慈会作为全国性公募平台，为青爱工程提供公募资质保障，为青爱工程赢得了良好的社会声誉，为青爱工程在地方推进提供了关键保障。并且，项目在地方推进时，通常有民进中央、中华儿慈会、中国教育学会的负责人同行，为项目落地“背书”，保证推进的顺利。

中国民主促进会作为参政党，与学校教育、青少年教育有着很深的渊源。作为青爱工程的支持单位，许嘉璐、严隽琪两任主席担任青爱工程总顾问，民进中央原常务副主席、全国政协副主席张怀西担任总顾问，专职副主席、全国人大常委王佐书担任首席顾问。

其二，领导小组成员具有决策、咨询和资源动员的能力。

青爱工程领导小组成员积极利用自身人脉关系、社会声誉等方面的优势支持青爱工程。

有的成员是全国政协常委，拥有政治资源及政府关系，有干预政策的视角和发声的能力及渠道，这对任何一家公益组织来说，都是“稀缺资源”，至关重要。另外，领导小组成员中也有具有教育或公益背景的人士，他们在全国性机构担任重要职务，有相关领域背景，有良好的外部资源，具有上达渠道及下传能力。从领导小组成员在其他机构担任的职务来看，他们具有很强的判断、决策和领导能力。这些都为青爱工程领导小组发挥良好的治理功能奠定了基础。作为青爱工程创始人之一的张银俊女士曾任中华慈善总会新闻办公室主任及河仁慈善基金会首任秘书长，拥有广泛的人脉资源，她将多年积累的资源运用于公益事业中。

> 他们（理事们）现在是这样的，第一，不谋利；第二，实事求是；第三，力所能及；第四，充分发挥自己的优势和积极性。你看他们是不图名不图利，还往里搭钱，人力、物力、精力，关键搭的是年华，要说这些广义的，搭的是前途，他们把前途放在这里了。[①]
>
> 会长和顾问对青爱工程是有求必应。[②]

2. 青爱办

(1) 青爱办的定位

在青爱工程项目的整个组织结构中，青爱办负责整个项目的开拓与执行。主要工作内容包括：筹资、设计项目、制定各项规章制度、制订工作计划、日常管理、监测、信息传播、开拓资源、各种合作关系管理等。青

---

① 引自评估团队对全国人大常委会委员、全国人大教科文卫委员会副主任委员、民进中央副主席、青爱工程首席顾问王佐书的访谈记录。

② 引自评估团队对青爱工程办公室项目部申堃的访谈记录。

爱工程官方网站上阐述了青爱办的功能及具体工作职责是日常行政、人事协调、后勤保障、团体会员的联络等事务，以及新闻宣传和信息工作、慈善理论和政策研究，并组织开展各种形式的慈善活动。具体事项包括：

- 负责青爱工程工作的综合协调，上情下达，下情上传，发挥参谋助手作用。
- 负责青爱工程综合性工作计划、总结报告、领导讲话稿等综合性材料的起草工作。
- 负责每周工作例会、办公会议，包括会议通知、材料、会场准备及会议纪要，并对会议决定事项的落实情况进行跟踪反馈。
- 负责起草以青爱工程名义印发的文件，审核其他部门代拟的以青爱工程名义印发的文稿。
- 负责其他单位和人士来青爱工程参观指导、访问及交流的接待工作。
- 负责日常组织、筹备慈善活动。
- 负责协调专家讲课，组织教师培训。
- 负责发布慈善项目、研究课题、拨付善款，并跟踪、督导项目执行、成果产出。
- 负责与各地申报小屋的教育局、卫计委、社科联、慈善协会等机构洽谈合作事宜，签署合作协议。
- 负责组织大型的专题活动。①
- 负责政策倡导及公众倡导，如协调“两会”代表提交提案、议案并组织媒体报道。
- 负责收集各项慈善活动的数据和资料，做好资料积累工作，并将有关活动数据和情况及时报送网站，确保网站及时发布信息。
- 负责公文的收发、登记、交办和归档工作，管理办公室印章，做好保密保卫等安全工作。
- 负责制订青爱工程工作人员、志愿者、基地及小屋教师的学习、培训计划及考勤工作，做好全日制招聘人员的人事工资档案管理。
- 负责办公设备、办公用品的购置和管理，车辆的调度和管理以及安排节假日值班等后勤保障工作。

---

① 如CCTV春暖2007年青艾工程大型公益活动和中国青少年艾滋病防治教育工作座谈会等高规格活动。

● 负责与基地及小屋的联系工作。

（2）青爱办的管理职能

青爱办的管理职能包括：为各地青爱基地、青爱工作站、青爱小屋的建立与运行制定标准；了解其日常运行状况；发现问题并总结经验。

例如，青爱办规定，凡建立了青爱小屋的学校，需每年制订具体可操作实施的工作计划，内容包括活动内容、具体形式、执行地点、受益人群和预期目标等，并将实际工作以月报、季报、年报的形式汇报给青爱办。青爱办将根据实际情况，为小屋提供资源支持，如专家培训、课堂实操资料、防艾和性健康教育音像资料等。青爱工程有专门的申请表格，小屋在申请活动资金时填写上交，在获得批准后开展活动。

例如，青爱办规定，各地建立的青爱基地须定期向青爱办呈报小屋工作成果。包括：项目实施及管理办法、半年及全年活动计划、年度工作总结、工作简报、工作报告；学术研究报告、编撰教材、小屋个案精选、优秀博文汇编；基地和青爱小屋相关活动简报、博客、网站；基地工作人员和专责教师培训学习总结。

目前，青爱办对青爱基地、青爱小屋日常开展活动有汇报要求，但未制定系统的管理规则和定期监测、评估办法。

（3）青爱办的监督职能

青爱办对资金使用状况有监督职能。例如，对拨至各地青爱基地的善款使用情况，青爱办有监督责任。青爱办规定，青爱基地需向青爱办提交善款使用方案，得到审定后方可执行，善款须按审批用途及方式使用；青爱基地需设立专门账户或财务专栏项目用于接受项目拨款，做到专款专用，并每半年向青爱办递交账目清单和款项使用说明；每半年向青爱办提交一份关于青爱小屋建设经费使用情况的详细财务报告，提交全部发票、单据。

（4）青爱办的激励职能

青爱办通过设立“提升小屋”和“标杆小屋”对已建立的青爱小屋进行激励。该项激励主要是鼓励青爱小屋“十个一功能”逐一提升，采取自愿申请的方式。

例如，2013 年，第一阶段进行了“书”、“影”字功能提升。青爱办向每所申报参加“书”字功能提升计划并获通过的青爱小屋、心联小屋提供 10 套《爱在青春期》（每套 5 册）、2 套《中小学性教育教案集》（每套 2 册）、《青爱小屋十个一功能之“书”字功能操作手册》（电子版）；向每所申报参加“影”字功能提升计划并获通过的青爱小屋、心联小屋提供1套《青春期教育及艾滋病防治教育电影课光盘》（每套12盒，共48张）、《青爱小屋十个一功能之“影”字功能操作手册》电子版1套。

2014年，青爱办同各基地、工作站，根据青爱小屋开展的各项活动情况，进行审查、评分，从最终评分结果中遴选10家标杆单位，投入资金，提升其专业性及规范性，总结其先进经验，并作为青爱工程先进模式在全国范围内宣传推广。

（5）青爱办的资源保障职能

青爱办的资源保障职能体现在五个方面。

其一，青爱办设立了专家、讲师资源库。专家、讲师可围绕性健康教育、艾滋病防治、心理健康教育、公益慈善理念、传统文化、青爱小屋运行专业技术方法指导等方面面向青爱项目实施地关键利益相关者开展讲座。例如，青爱办规定，各基地邀请青爱工程专家、讲师时，原则上需提前30天与青爱办进行沟通，由青爱工程办公室进行预约。目前，该资源库的专家、讲师有：陈一筠、林燕卿、刘正奎、刘文利、张玫玫、彭鑫、胡珍、苟萍、李红、王进鑫、程静、杨才清、白云阁、郭辉勤、朱卫嘉、屈莲华、刘嘉、叶海燕、周晖、陈敏、廖桂芳、郭子贤、吴明霞、李昌林、杨春艳等。

其二，青爱办提供“青爱工程”品牌支撑。这一品牌为在各地顺利开展工作提供了保障。

其三，青爱办建立了信息交流与互动的全国性网络平台。青爱办提供专家平台、项目平台，建立全国网络及技术支持平台，召开全国交流会，进行理念宣传，实现全国联动。

其四，各地建立青爱小屋时，青爱办给予挂牌和资金支持。青爱办规定，青爱小屋一旦建立，需由国家级专家团队对青爱小屋专责老师进行培训和督导，授予全国统一编号的青爱工程基地及小屋牌匾。同时，依据各地实际情况，青爱办为每间小屋提供一笔启动资金。

其五，青爱办对青爱基地、工作站及小屋提供后续资源支持。这些支持主要是软件支持，如专家培训、实操技巧等。通常，待青爱小屋挂牌后，青爱办将会为小屋提供后续的资源支持，如专家培训、课堂实操资料、防艾和性健康教育音像资料等。青爱办通过定期开展培训班或组织专家讲座的形式，对青爱小屋专责教师进行关于青春期性健康教育、防艾教育、心理健康教育、公益慈善理念培育乃至传统文化理念培育的专业技术培训。通过不定期地组织教师赛课、评比等活动，激励专责教师积极开展工作。

3. 青爱基地

（1）青爱基地的定位

青爱基地是青爱工程与各地政府部门或能够影响政府部门为青爱工程在当地发展提供政策支持的事业单位、社会组织合作，为协调、促进和实施青爱小屋项目而设置的枢纽，一般设在省、市，是青爱工程在各地发展并支持青爱小屋建设的政策提供者、整体规划者、实际执行者。青爱基地充分利用当地资源，吸引外部资源为青爱办提供外部支持，同时利用青爱基地自身的主导角色、资源或专业优势，为当地青爱小屋提供政策上、资源上、专业上和管理上的指导支持，促进小屋建设。

青爱基地依托所合作的当地机构开展日常工作。例如，重庆青爱基地依托重庆市青少年性健康教育研究会开展活动，重庆青爱基地的机构设置与人员配置和研究会相同，分部门工作，各司其职。

• 办公室：负责日常行政、财务管理、资产管理、文件档案管理、会员组织工作、后勤保障工作和上级行政主管部门的联系。

• 学术部：学术交流与专业培训；对拟建“青爱小屋”进行标准化评估及业务指导；联系重庆市性健康教育师资培训中心。

• 国际合作部：负责国内外相关领域信息的收集整理，联系相关国际、国内组织，开展科学研究与社会公益活动。联系青爱工程办公室、中国计生协、中华少年儿童慈善救助基金会、福特基金会及国际青春健康项目办。

• 对外宣传部：负责本地区对外事务工作，新闻发布及社会公益事业推广，协调本地区各项公共关系；联系专家组，对接在渝重要新闻媒体等。

• 科学普及与青年志愿工作部：负责青年志愿者及青年学生志愿者联盟的培训及管理，针对广大人群的性健康科学普及教育，重庆市青少年性健康教育科普网的建设及维护；联系重庆市青少年性健康教育研究中心、重庆市青爱志愿者联合会和各已建“青爱小屋”工作。

2015 年，青爱工程明确规定了青爱基地的职责。

• 全面贯彻执行青爱工程办公室的工作任务；

• 制订本基地（工作站）年度工作计划，并上报青爱办；

• 建立健全本基地（工作站）和辖区小屋的各种规章制度，并确保落实；

• 指导辖区小屋项目实施和管理运营，向小屋传达上级青爱办的文件、通知；

• 定期组织专责教师培训；

• 主持召开基地工作会议，形成会议纪要，上报青爱办；

• 定期巡视、指导辖区小屋，进行检查和评价；

• 督促各小屋及时将活动上传青爱工程官网；

• 每月编写工作简报，报送青爱办；

• 每季度（季度末 25～30 日）向青爱办提交财务报告；

• 每年 6 月、12 月分别向青爱办提交一次工作总结；

• 每年 12 月 15 日前向青爱办提交下一年度项目计划及预算；

• 对中国青爱办布置的课题进行研究，提交研究报告；

• 进行自主课题研发，要有完整的研发报告和结项报告；

• 接待、安排其他基地（工作站）和小屋的参观学习，促进交流共享；

• 接待、安排青爱办组织的对青爱小屋项目的考察、参观、指导活动；

• 承担青爱工程在本地的宣传、募款及志愿者管理任务；

• 建立奖励机制，表彰工作成绩突出的学校和个人。

（2）青爱基地申请者基本条件

青爱办规定，建立青爱基地的申请单位需具备以下基本条件：

• 申请青爱基地需由本单位领导牵头，有基地团队及项目负责人；

• 提供基地的基本办公场所；

• 申请单位需在本地区有政府资源及企业资源支持；

• 申请单位需有相关配套资金；

• 申请单位需做出青爱基地长期规划，每年需提交全年活动计划、活动实施计划，并在青爱基地公共主页上体现；

• 申请单位在青爱基地挂牌后应围绕“动员全社会，从教育入手，立足预防”的精神，开展相关工作；

• 申请单位热心公益事业，不怕困难，甘于奉献。

2015 年，青爱工程完善了青爱基地申请者基本条件：

• 认同青爱理念，热爱青爱事业；

• 省、市级基地应能协调成立以该级别多部门领导为成员的领导小组；

• 能够协同宣传主管部门，进行青爱理念传播，达成社会共识；

• 能够协调教育行政部门出台具体政策，有效促进青爱小屋项目落地；

• 具备法人主体资格，有独立账号和财务人员；

• 配备 1 ~3 名全职工作人员，志愿者若干；

• 配备办公场所及基本办公设备；

• 能够针对每所学校青爱小屋，每年配套 1 万元项目经费（财政购买，或社会募捐）；

• 可由当地民间组织、公益机构承担基地（工作站）工作小组职责。

2015 年，青爱工程明确了青爱基地领导小组的人员构成和职责。

• 领导小组人员构成：组长，由省、市党委常委或主管领导担任；副组长，由各职能部门主官担任；成员，由人大、政协、宣传、教育、卫生、民政、公安、科协、工青妇、关工委、社工委、专业技术部门、高校、社会组织等相关部门的负责人组成。

• 职责：协调多部门成立青爱工程基地（工作站）；制定中长期规划，督导规划落实；出台支持性政策（推动教育改革，补齐教育短板，如将青爱小屋归口教育局德育处，纳入校长、老师考核指标）；落实政府购买服务；宣传青爱理念，进行社会动员；建立激励机制等。

4. 青爱工作站

青爱工作站的功能与基地相同。一般设立在省、市（包括地级市和县级市）的称为基地，设立在区县的称为工作站。目前青爱工程对于工作站没有严格和完整的筛选标准和功能职责的要求，实施过程中参照基地的标准执行。

> 青爱工作站应该发挥三个功能，一是协调区域内的小屋，组织小屋开展活动；二是能邀请专家对区域内小屋进行专业性培训和经验交流；三是整合资源。[①]
>
> 未来青爱小屋的数量发展到位了，工作站与基地的分工就体现出来了：工作站更加接地气，而基地的功能则会更加体现出枢纽性或专业性。一个基地可能下辖多家工作站，发挥专业性的功能，如四川成都大学的性教育已经成体系，可以在专业技术方面发挥独特优势。[②]

---

① 引自评估团队对青爱工程办公室项目部申堃的访谈记录。

② 引自评估团队对青爱工程共同发起人、北京青爱教育基金会理事长张银俊的访谈记录。

5. 青爱小屋

青爱小屋包括普通青爱小屋、提升小屋和标杆小屋三类，从功能上讲，它们的基本定位是一致的。在经过申报审批程序以后，普通青爱小屋可被授予小屋编号和铭牌。提升小屋是在青爱小屋的五个方面教育、十项基本功能方面有计划、有步骤进行能力建设的青爱小屋。标杆小屋，是综合全国以及各地实际情况，树立的典型青爱小屋，持续引领其他青爱小屋进行提升。通过提升小屋建设活动及标杆小屋建设活动，可以累积青爱工程的社会效应，打造青爱工程的品牌形象，让青爱小屋模式被社会广泛认知。

（1）青爱小屋的定位

青爱小屋是青爱工程发挥功能的基本单位，是青爱工程在学校层面推动爱的教育的关键载体，小屋的设立具有标志性的意义。青爱工程通过与学校共建青爱小屋，向学校赋能。

青爱小屋既具有教育功能，也具有提供平台支撑和进行社会动员的功能。

其一，有关青爱小屋的教育功能。青爱小屋以艾滋病防治为使命，以青春期教育为核心，以人格健全为目标，以小屋能力建设为导向，以培育青少年爱的素养、爱的能力，推进学校的艾滋病防治教育、性健康教育、心理健康教育、公益慈善理念培育和传统文化理念培育。

其二，有关青爱小屋的平台和社会动员功能。青爱小屋不仅仅是单纯意义上的房间，更多的是搭建平台，对接计生委、疾控、妇联、关工委、文明办、共青团、教育局等政府资源，消除现实当中真实存在的各个行政部门各自为战、条块分割的局限性。小屋是资源集中的终端，学生和家长的疑惑，可以在小屋得到解决；学校、老师成立青爱教研组，推动形成性教育的氛围。爱心人士也可以到小屋献爱心。

通常，青爱小屋的建设包括硬件建设和软件建设两方面。

硬件建设是指小屋的实体、资金、牌子等，如小屋的“牌”、“房”“功”这三个功能。软件建设包括四个方面：第一，小屋的建立需要一定的渠道，青爱小屋借助和利用当地已有的资源，如政府、NGO 等建立渠道。第二，小屋需要强有力的人力资源，如专家、小屋老师、志愿者，其中小屋老师有的既是老师又是专家。第三，不断更新、与时俱进的知识库。第四，维持渠道、人力、知识运转的系统，如相关的管理、激励、退出机制等。

（2）青爱小屋的建立流程

如前所述，青爱小屋分三类，普通青爱小屋、提升小屋、标杆小屋。这三类在专业管理、平台作用发挥方面逐渐递进，有着不断“晋级”的内涵，从青爱小屋授牌，到小屋能力提升，再到成为标杆小屋。

A. 青爱小屋的建立标准和流程

青爱小屋的建立通常经历申请—审核—答复三个过程。

青爱小屋一般以学校为单位进行申请，申请时须填写小屋申请表。小屋申请表中需要申请者填写学校名称、学校地址、小屋面积、办公设施、专责教师人数、配套资金金额、领导小组、政策支持、工作计划等信息。

除了上述基本信息外，青爱办鼓励申请者当地政府或教育主管部门支持学校艾滋病防治教育和性健康教育的开展，并有意向出台相关文件、奖励措施等；学校在开展艾滋病防治教育和性健康教育方面已具备一定的工作基础，对参与工作的老师有奖励机制；学校需善于调动社会资源，有自募善款的能力，推广青爱教育。这些要素，对推进青爱小屋的工作至关重要。

学校可以通过青爱工程网站在线申请青爱小屋，学校按照网站上提供的申请表填写相应的信息，填写、提交完成后，会在网站后台生成相应的表格，青爱办将根据填写内容进行审核。审核过程视实际情况，分为初审和二审，每次审核周期为 15 个工作日。审核期满后，青爱工程办公室将以在线或邮件的答复方式，通知申请学校是否通过审批。

2015 年，青爱办制订了《青爱基地（工作站）建立流程（2015 年第一版)》，规定了青爱小屋的建立流程。第一步，由各学校填写申请表、编写五年执行计划书，提交给基地领导小组。第二步，领导小组/工作组筛选第一批合格小屋，上报青爱办审批备案。第三步，青爱办为合格小屋编号、备案，教育局制作统一样式的小屋牌匾。第四步，领导小组组织授牌仪式。

B. 提升小屋的建立标准和流程

提升小屋是指进一步完善青爱小屋“十个一功能”的小屋，它们通常是基于其前期扎实的工作、十项基本功能每一项或者几项较完善或突出，从已建立的小屋中遴选产生的小屋。青爱工程将继续投入资金援助，用于提升该小屋的工作能力。青爱办对提升小屋的申请标准和申请流程进行了明确规定。

申请标准：参与提升的小屋需在本年度计划周期内，自行开展或参与青爱工程办公室或基地、工作站组织的活动 5 次以上。

申请流程：提升小屋的选拔秉承自愿申请的原则，是由现有青爱小屋以“十个一功能”课题申请的形式，向青爱办申请经批准而成立的。

C. 标杆小屋的建立标准和流程

标杆小屋是为了更好地推广“青爱工程”而遴选出的在当地或者全国具有较强影响力的小屋。青爱工程将继续投入资金援助，用于提升其专业性及规范性，总结其先进经验，作为青爱工程先进模式在全国范围内宣传推广。

《青爱工程 2014 年度工作计划实施概要》中对参与青爱工程标杆小屋建设的学校条件有明确规定：

- 学校领导支持小屋工作，认同青爱教育（艾滋病防治教育、性健康教育、心理健康教育、公益慈善理念培育）的重要性；
- 有健全的小屋工作团队和较好的执行能力；
- 有小屋工作人员、办公及活动场所；
- 有开展青爱教育的基础和经验。

此外，还规定：凡申请参与标杆小屋、特色小屋建设的小屋，需结合自身实际，制订“十个一功能”活动计划，并在 2014 年 1 月 15 日前以邮件方式报送至青爱工程办公室。青爱工程办公室将于 2014 年 1 月 31 日前对报送的活动计划进行商讨、核准，并依据最终一致达成的活动计划分阶段给予不同方面的支持。凡参与标杆小屋、特色小屋建设的小屋应在 2014 年 9 月 30 日前完成全部的既定活动，并阶段性沟通、汇总。逾期报送活动计划的，将不作为标杆小屋、特色小屋候选小屋。

最终，成为标杆小屋须符合以下三项标准：

标准一：具备“牌房师书课，社影讲家功”十项功能，所占分值为 65 分，标杆小屋需具备全部十项功能；

标准二：认同青爱工程理念，积极开展青爱理念的宣传活动，参与青爱工程办公室、基地或工作站组织的各项活动，所占分值为 15 分；

标准三：发挥小屋优势，积极将经验成果在青爱大家庭中共享，帮助其他小屋进行能力建设和活动开展；发挥辐射作用，能够带动周边学校、社区开展青爱教育，所占分值为 20 分。

（3）青爱小屋的管理

青爱小屋的管理涉及多个方面，比较重要的有三个方面。

A. 组织结构

首先，建立领导小组。凡申请青爱小屋的学校，需建立领导小组，负责小屋的日常管理和活动开展工作。领导小组组长可由学校校长担任，副组长由分管德育的副校长或主任担任，小组成员包括各学科教师、心理健康教师、青爱小屋负责人、学生家长委员会成员等。领导小组组长负责引导、推进学校青爱教育实施工作，制订青爱小屋专责教师奖励制度；副组长具体负责小屋的日常管理工作，制订青爱教育实施计划，募集本间小屋善款，完善“功”字功能；青爱小屋负责人和其他小组成员通过组织学生社团、家长课堂、专家讲座、课题研究等形式，定期开展艾滋病防治和性健康教育活动。

每个青爱小屋需配备至少一名专责教师。青爱小屋专责教师可以由学校专门的性健康教育教师担任，也可由心理健康教师或其他学科老师担任，可专职，也可兼任。专责教师可以是一名，也可以是一个团队。

青爱小屋同时需要志愿者的投入。他们主要来自本校，称为学生志愿者和老师志愿者，为小屋日常工作的开展提供帮助。

B. 工作计划及考核

凡建立了青爱小屋的学校，需每年制订具体可操作实施的工作计划。内容包括活动内容、具体形式、执行地点、受益人群和预期目标等等，并将实际工作，以月报、季报、年报的形式汇报给青爱工程办公室。青爱工程办公室将根据实际情况，为小屋提供资源支持，如专家培训、课堂实操资料、防艾和性健康教育音像资料等。青爱工程有专门的申请表格，小屋在申请活动资金时填写上交，在获得批准后开展活动。目前青爱小屋尚没有全国范围内的管理办法、规则、评价指标、监测、评估的办法，主要鼓励基地、工作站结合其实施机构自身的权限制定相应的评级、评优、监测、验收办法。

C. 资金使用与管理

每间青爱小屋所募集到的善款，必须统一汇入中华少年儿童慈善救助基金会捐款账户（标注：青爱工程）。收到捐款后，中华少年儿童慈善救助基金会将会给捐款人开具捐款发票和捐款证书。随后，青爱工程办公室根据该间小屋申请需要，下拨善款，并向社会公众公布善款使用情况。

小屋有年度工作计划，计划中包括工作安排、活动及资金安排。如需向青爱工程办公室申请资金的，则需提交资金申请表。

有关青爱小屋的经费管理，《“十个一功能项目”立项通知书》中有具体规定：

• 项目负责人所在学校一旦接受项目经费，其申请书即成为有约束力的协议，项目负责人所在单位须承担保证责任。

• 项目经费视总额度或分期或一次性划拨，并不再追加。一经接受，课题组不能以资助金额不足为由，擅自变更最终成果形式和要求。

• 项目负责人所在单位不得提取项目管理费。

• 项目完成后，项目负责人须填写《中国青少年艾滋病防治教育工程项目鉴定结项审批书》，与项目最终成果一道报青爱办或所在省“青爱工程”基地，办理鉴定结项手续。

D. 监督机制

目前，青爱工程针对青爱小屋尚未建立严格的、统一的监督机制。

青爱工程规定在双方合作期间，已建立青爱小屋的学校可申请解除与青爱工程办公室的合作约定，并退出青爱小屋项目，但校方须全部退回项目善款善物，包括在合作期间以青爱小屋名义募集的善款善物。其善款善物可由青爱工程办公室结合捐款人意愿调配使用，同时在青爱工程网站或指定的媒体，公示与该校解除合作项目。

上述规定适合于建立青爱小屋的学校单方面提出退出运营青爱小屋的申请时的解决方案。对于不积极参与活动或有违规行为的青爱小屋，青爱办没有劝退或中止合作的机制，这样难免会出现各地青爱小屋运营参差不齐的现象，影响青爱小屋整体质量，影响项目效果。同时，青爱工程对基地、工作站也未建立明确的退出机制。目前，只有四川省基地建立了小屋退出机制。

2015 年，青爱办制订了《青爱基地（工作站）建立流程（2015 年第一版）》，其中对青爱小屋的监督做了如下规定：①青爱小屋登记表需每两年登记一次，便于青爱办及时掌握基地（工作站）和小屋动态。如遇人员变更，需及时填写，上报基地和青爱办。②学校需将小屋活动及时上传至青爱官网，并制作简报（每月一期，可用电子版），报送上级基地，由基地汇总，形成本基地简报（每月一期，电子版 + 纸质版）报送青爱办。各小屋需向上级基地提交每学期工作计划及学期工作总结，基地审核后上报青爱办。③运营一年后，省（市）教育局会同领导小组筹备座谈会，邀请各界专家代表，对小屋项目进行总结、汇报成果并听取意见。

（4）青爱小屋的资源动员

青爱小屋的资源动员对象主要是学校，以及学校周边的社区。青爱工程的设计理念强调，一所学校的青爱小屋要逐渐成为一方的“福田”。青爱工程要面向幼儿及青少年推行性教育，必须依赖学校这条直接面向受益群体的有效渠道，因此所有的青爱小屋都要求建立在学校中，学校成为青爱工程开展工作依托的主要载体，为青爱小屋的建立和运营提供办公场地、师资配备、基础设施、图书资源、配套资金及其他各种资源。

6. 青爱工程网络

“青爱工程·河仁计划”目标之一是开展全国性总结交流，这一目标是青爱办发起建立地域性和全国性网络的原因之一。地域性网络主要强调本地域内的信息交流、专业咨询等，而全国性网络则强调跨地域间的信息交流、专业咨询。它们的共同点是，认同青爱工程的使命与价值观，增加主要参与者的共识并增强凝聚力。

（三）渠道建设

1. NGO—政府合作推进青爱小屋建设

青爱工程是一个在全国范围内铺展的大型项目，如果没有统一管理，没有统一规制，难以开展，更难持续。另外，在全国范围内建立和运行一个庞大的全国性非政府组织体系，需要大量的人力、财力资源，仅靠社会捐赠生存的非营利组织不具备这样的实力，从成本上考虑也没有现实可能性。但是，教育系统（学校）的动员力量让这一切成为可能。而且，青爱工程针对的对象是儿童和青少年，几乎都是在校生。对青少年进行系统、全面的性健康教育等极为紧迫而必需的教育，最终需由学校执行。仅靠政府部门下发文件、纲要、通知，仅靠家长、媒体呼吁，难以形成有效的干预措施。青爱工程进入学校直接面对学生，相对于在街道上面对大众宣传更具针对性。更重要的是，学校作为学生受教育的地方，可获得学生的信任，通过在学校建立青爱小屋进行青爱教育，学生比较容易接受；并且与学校日常运行规律结合起来，青爱工程工作的开展也更有序、有效。

青爱工程建立之初尝试利用民间自身力量进入学校推进青爱小屋开展，希望单纯依靠教师的专业热情，撬动一所学校，却屡屡受挫。此外，青爱工程曾经尝试通过课题申报、经费资助、社会宣传、政府“站台”等方式，在学校内部培育专业教师，在学校外部形成舆论压力，引导教育局和学校对性健康教育认识的转变，但仍十分艰难。

此后，青爱办认识到教育系统（学校）是一个准政府体系，学校是政府管理的重要阵地，青爱工程要想深入政府的主要阵地，首先要与政府搞好关系才能获得“通行证”。之后青爱工程开始探索利用政府关系优势，建立面向在校生的服务推进模式。

青爱工程通过与政府合作推进青爱小屋建设，有三个方面的特点。

A. 青爱工程建立了五条推进青爱小屋建设的路径

截至2015年7月31日，青爱工程先后开拓了五种建立小屋的路径，这五种路径都绕不开政府。

路径一：“青爱办—青爱基地—青爱工作站—青爱小屋”建立路径。在该路径下，青爱办通过基地，再通过工作站对青爱小屋进行管理。青爱基地对“基地—工作站—小屋”进行统筹决策；对接同级政府及社会关系和资源；协调与青爱办的工作和关系。工作站对“工作站—小屋”进行决策；制订工作计划；开展各项工作；进行日常管理、监测、信息传播；对接同级政府及社会关系和资源；协调与青爱办、青爱基地的工作和关系。基地和工作站共同成立领导小组，负责确定基地方向，进行决策；对接同级政府及社会关系和资源。工作站和小屋共同成立领导小组，负责确定工作站方向，进行决策；对接同级政府及社会关系和资源。基地和工作站承担的责任几乎一致。在“青爱办—青爱基地—青爱工作站—青爱小屋”建立路径下，共辖小屋194所，所占比例为35.02%。

路径二：“青爱办—青爱基地—青爱小屋”建立路径。在该路径下，青爱办通过基地对小屋进行管理，如青爱工程大庆基地、空中联盟抚顺基地、青爱工程江阴基地、青爱工程重庆基地。基地对“基地—小屋”进行决策；对接同级政府及社会关系和资源；协调与青爱办的工作和关系。基地和小屋分别成立领导小组，负责确定方向，进行决策；对接同级政府及社会关系和资源。在“青爱办—青爱基地—青爱小屋”建立路径下，共辖小屋207所，所占比例为37.36%。

路径三：“青爱办—青爱工作站—青爱小屋”建立路径。在该路径下，青爱办通过工作站对小屋进行管理，如青爱工程盈江工作站、青爱工程南通市崇川区工作站、“1+1”心联行动西宁工作站和玉树工作站、“1+1”心联行动舟曲工作站。工作站对“工作站—小屋”进行决策；对接同级政府及社会关系和资源；协调与青爱办的工作和关系。工作站与小屋分别成立领导小组，负责确定方向，进行决策；对接同级政府及社会关系和资源。在该路径下，共辖小屋114所，所占比例为20.58%。

路径四：“青爱办—青爱小屋”建立路径。在该路径下，青爱小屋无基地管辖，通过“空中联盟”由青爱办统一管理，如邢台市第三中学青爱小屋、北京市朝阳星河双语学校青爱小屋等。在该路径下，共建小屋28所，所占比例为5.05%。

路径五：“青爱办—青爱地方项目办—青爱小屋”模式。青爱办在项目所在地直接设立分部，如青爱工程昭觉项目办。由于昭觉相对落后，也没有对接工作的部门，必须有专人在那里蹲点才能推进工作，青爱办为开展工作在昭觉直接设立“分部”，即昭觉项目办。在该路径下，共辖小屋11所，其中1所为美姑县索玛花爱心学校，由项目办代为管理，所占比例为1.99%。

B. 与政府进行开放合作

青爱工程寻找与政府合作点时，基本不局限在教育领域，只要某政府部门对合作感兴趣、有热情就商讨合作。在中央层面，青爱工程先后与中华慈善总会、中国教育学会、民进中央、中华少年儿童慈善救助基金会、国务院防治艾滋病工作委员会办公室等建立合作关系；在地方层面，青爱工程与地方省市县委、政协、文明办、社科联、宣传部等各类政府机构合作，只要能够找到切入点，保障青爱小屋进入学校即可。

C. 过度依赖政府存在一定的风险

青爱工程采取的这种与政府合作的模式，其优势是“借力发力”，借政府之力，发社会组织之力。但与此同时，这种模式对政府的依赖度高，同时会存在一些不确定性，给项目开展带来风险。例如：

• 政府在不同工作阶段有不同的工作任务和工作资源，如果青爱工程所合作的政府部门相应的工作阶段结束了，青爱工程在该地区项目点的存续会面临危险，需要另外寻找意愿、资源、工作重点匹配度高的政府部门进行合作。

• 政府人事变动影响项目合作。一旦新任合作单位领导对青爱工程不感兴趣，青爱小屋在当地的发展就会受严重影响。

> 怎样与政府共舞，而又保持项目初衷，不迷失，固然是一个需要高度技巧和坚强意志的事。青爱工程对此始终信心满满，毫无动摇。[①]

---

① 引自评估团队对青爱工程共同发起人、北京青爱教育基金会理事长张银俊的访谈记录。

2. 民间合作推进青爱工程网络建设

青爱工程所面对的社会需求不仅需要依靠青爱小屋建设这条路径实现，还需要通过民间组织合作建立地域性和全国性网络来实现全国范围内铺展，以及进行成员之间的互动、交流等，促进青爱工程目标的实现。青爱工程采用民间合作形式推进青爱工程网络的建设。

其一，以青爱基地为中心建立地域性网络。地域性网络的定位是服务青爱基地管辖下的青爱小屋专责老师，利用各成员之间形成的网络进行经验交流、互动，输送资源，传递信息，整合专家资源，提升青爱小屋专责老师的专业能力、积极性和执行力，建立地区性青爱小屋建设的标杆。

其二，以青爱办为中心建立全国性网络。青爱办通过线上和线下结合的方式建立全国性网络。在线上，青爱工程利用官网、QQ 群、（青爱基地、青爱工作站、青爱小屋、小屋专责老师等）博客构建了全国性的线上网络，促进信息分享和交流。

在线下，青爱工程邀请全国防艾教育、性健康教育、心理健康教育和公益慈善理念培育等各方面教育专家定期和不定期开展专家座谈、研讨、论坛，为青爱小屋专责老师和老师志愿者提供培训和经验交流机会。

未来，青爱工程期待将全国性网络搭建起来，面向全国学校放开申请渠道，建立青爱小屋申请标准，发布成功案例，从而扩大项目规模和影响力。

二　项目模式对目标的贡献

评估团队对青爱工程建立的项目模式各层面的设计对项目目标的贡献总结如表 1 所述。“服务与倡导相结合的干预措施”、“组织保障”、“渠道建设”这三个方面对实现“青爱工程·河仁计划”目标有较为明显的直接贡献，同时，也有间接贡献。从项目设计上看，这三个方面基本上构成了在中国国情下，民间组织推动一项全民公益事业的本土化、低成本、高收益的项目模式。如果青爱工程能够按部就班地依据此项目模式推动青爱工程，将对青爱工程总目标的实现产生深远的影响。当然，该模式不是一成不变，需与时俱进，及时进行更新、升级，以进一步提高效益和影响力。

表 1 青爱工程项目模式各层面设计对项目目标的贡献

		青爱工程总目标	“青爱工程·河仁计划”目标					
		促进青少年爱的教育	1	2	3	4	5	6
服务与倡导相结合的干预措施	通过青爱小屋提供服务	√	√	–	–	–	–	–
	通过青爱工程网络提供服务	–	–	√	–	–	–	√
	政策倡导	–	–		–	–	–	–
	公众倡导	–	–	√	√	√	–	–
组织保障	领导小组	–	–	√	–	√	–	√
	青爱办	–	√	√	√	√	√	√
	青爱基地	–	–	–	√	–	√	–
	青爱工作站	–	–	–	–	–	√	–
	青爱小屋	√	√	–	–	–	√	–
	青爱工程网络	–	–	√	√	√	√	√
渠道建设	NGO—政府合作模式推进青爱小屋建设	√	√	–	–	–	√	–
	民间合作推进青爱工程网络建设	–	–	√	√	√	√	√

注：① 项目设计对目标有直接贡献标为“√”，项目设计对目标有间接贡献标为“–”。

②“青爱工程·河仁计划”的目标分别为：1. 小屋建设；2. 组建专家团队；3. 出版青爱工程系列读物；4. 通过“诸葛亮会”进行社会动员；5. 进行青爱小屋的资源储备、技术升级；6. 进行全国性总结交流。

三 小结

青爱工程开发、设计了一套包括干预措施、组织保障和渠道建设在内的能够有效回应青少年爱的需求的项目模式，它因相对标准化、本土化、低成本、高效且具有一定的创新空间可使青爱工程在全国范围内大规模有序推进。

其一，青爱工程的干预措施可以使性健康教育在全社会系统地、规范地、科学地、本土化地、与时俱进地普及，进而实现全社会的性健康。青爱工程通过建立青爱小屋提供站得住脚的服务和倡导，同时有一个低成本、低风险、高效率的模式去实现。

其二，走“上层路线”，进行政策倡导。虽然青爱工程建立了面向政府和大众的倡导模式，但目前以影响政府部门为主，这为民间组织进行政策倡导开辟了一套可借鉴的模式。

其三，青爱工程站在民间的角度，配合政府，协同各方力量，建立开展学校性健康教育的社会共识和群众基础，以学校和老师为赋能对象，长期陪伴，共同成长，基本探索出了一条符合中国国情、与当前中国教育体制相适应的学校性健康教育、公益慈善理念培育的途径。

其四，青爱工程在与政府合作过程中，与政府优势互补，“只帮忙，不添乱”，符合中国国情，符合 NGO 运行原则。青爱工程项目的核心是“进学校”。学校本是政府“严防死守”的地方，是进行意识形态教育的主阵地，青爱工程项目将落脚地定在学校，是比较敏感也很难进入的地方。通过与政府部门合作，因势利导，实现双赢。

其五，青爱办在各地方层面上建立了青爱办—青爱基地—青爱工作站—青爱小屋的层级关系，功能定位明确，便于管理，亦易于调动各方资源，发挥各自优势。同时，在当地建立基地、工作站，利于协调当地外部资源，对青爱小屋直接提供指导，加强师资能力建设。在学校层面，青爱工程利用了学校的空间、老师等资源，既考虑了服务和倡导直接达及目标群体的可能性，也考虑了项目执行者（青爱办、青爱基地/小屋）的能力。不但化解了开展项目的潜在阻力，还有效利用了政府和学校提供的免费的基础设施、师资和管理经验，节省大量项目运作成本。青爱工程对青爱基地、青爱工作站、青爱小屋的支持，硬件投入并不很多，更多的是软件方面的支持。青爱工程对小屋不是简单的资金投入，所建立的小屋也不是一般意义上的空间概念，它没有把小屋当作一颗果实来对待，而是将其作为一粒种子，通过引入知识和资源，使小屋自我成长，并以最终达到自我可持续发展为目的。同时，青爱工程在捐赠款的使用方式上不是一次性的直接资金投入，而是循序渐进的持续支持。这种长期陪伴的方式，不是一般机构所能接受的，但却是较为有效的方式。

其六，青爱工程利用青爱小屋的平台作用，可以对接计生、疾控、妇联等政府资源，规避条块分割的局限性；也给了家长、媒体以切入口，社会可以从旁观者、批评者的角色变成参与者，是机制的创新。

综合而言，目前，青爱工程的项目模式已具备主构架，但操作细节的设计有待细化、标准化。例如，青爱小屋的申请、建立、运营、升级或退出的一整套机制需要更细致的操作方案；青爱工程整个专业体系的建立需要更细致的设想和操作方案；等等。

需要说明的是，该项目模式不可能在实践中一下子完全理想化地落地。比如，它需要青爱办具备良好的管理能力，因为随着项目的推进，各地将出现多个青爱基地、青爱工作站，以及青爱小屋，大量管理、协调工作本身会耗费人力、物力。此外，还有其他现实操作中容易遇到的问题。

未来，随着项目的推进，如果围绕青少年爱的教育，青爱工程被教育系统从机制、制度上所吸纳，建立青爱小屋的投入将转向更为软性的支持。但无论如何，所建立的这套项目模式仍然是低成本、高效益的项目模式。

第四部分　过程评估

一　服务

（一）通过青爱小屋提供标准化服务

“青爱工程·河仁计划”通过青爱小屋开展各种各样的工作。其中一些工作是建立青爱小屋时申请者拟定需完成的规定工作，还有一部分工作则取决于所在学校对青爱工程的认识和投入。通常，我们将前者称为“规定动作”，将后者称为“自选动作”。

评估团队发现，青爱小屋提供标准化服务除了需要青爱办有相对明确的管理规则等一系列说明外，所在学校领导及专责老师及其他老师如果认为青爱工程能够为其带来成就感、荣誉感、培训和交流机会以及工作业绩的，则较为主动、积极地投入，他们除了完成“规定动作”外，还依据本校情况自主开发适合本校学生的“自选动作”，青爱小屋也更受学生的喜欢。

评估团队对青爱小屋的直接受益者——学生进行了问卷调查。调查结果显示，大部分受访小学生对青爱小屋的活动内容、活动类型、活动频率、活动场所喜欢程度为“高”，近半数受访小学生对青爱小屋的活动时间喜欢程度为“高”；少部分受访初中生、受访职高生、受访大学生对青爱小屋的活动内容、活动类型、活动频率、活动场所和活动时间喜欢程度为“高”；极少部分受访高中生对青爱小屋的活动内容、活动类型、活动频率、活动场所和活动时间喜欢程度为“高”，详见图 13。

此外，专责老师和老师志愿者对青爱小屋的日常运作有着不可替代的作用，他们基于青爱小屋会形成一个小团队，而团队的共识、凝聚力、能力等等，对青爱小屋的运作影响很大。评估团队对青爱小屋的专责老师和老师志愿者进行了问卷调查，请他们评价对青爱小屋多个方面的满意程度。

评估结果显示，一半受访专责老师对青爱小屋的活动内容的满意程度为“高”；少部分受访专责老师对青爱小屋的活动类型、活动频率、活动场所和活动时间的满意程度为“高”；大部分受访老师志愿者对活动内容、活动类型、活动频率、活动场所和活动时间满意程度为“高”，详见图14。

活动内容

小学生 2.3% 3.5% 26.3% 61.0% 6.9%
初中生 3.8% 9.7% 27.4% 37.6% 21.5%
高中生 10.9% 14.6% 21.9% 12.4% 40.2%
职高生 2.2% 4.4% 28.6% 48.4% 16.4%
大学生 1.9% 9.5% 43.6% 31.8% 13.2%

活动类型

小学生 2.3% 3.5% 30.0% 58.1% 6.1%
初中生 4.0% 11.3% 25.7% 38.1% 20.9%
高中生 13.1% 10.2% 24.1% 13.1% 39.5%
职高生 2.2% 5.5% 27.5% 48.4% 16.4%
大学生 2.1% 11.3% 41.8% 31.7% 13.1%

活动频率

小学生 2.3% 3.1% 35.0% 50.4% 9.2%
初中生 6.4% 12.8% 26.8% 31.9% 22.1%
高中生 11.7% 10.9% 20.4% 13.1% 43.9%
职高生 3.3% 8.8% 20.9% 49.5% 17.5%
大学生 3.0% 15.4% 41.7% 25.3% 14.6%

活动场所

小学生 1.9% 4.7% 35.8% 50.2% 7.4%
初中生 4.0% 11.7% 28.5% 34.1% 21.7%
高中生 11.7% 11.7% 21.2% 13.9% 41.5%
职高生 2.2% 4.4% 27.5% 48.4% 17.5%
大学生 2.4% 13.0% 40.7% 29.9% 14.0%

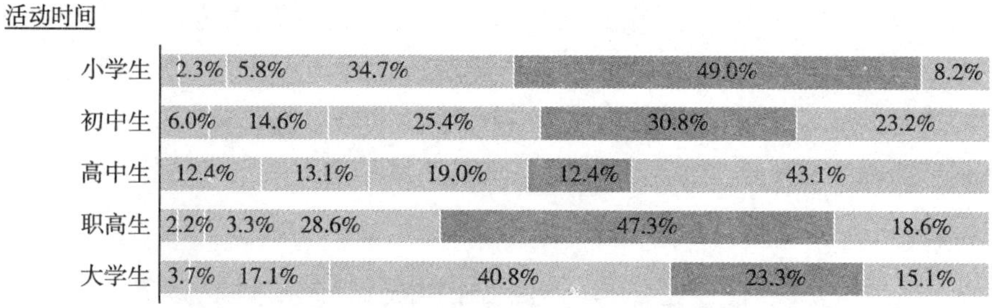

活动时间

小学生 2.3% 5.8% 34.7% 49.0% 8.2%

初中生 6.0% 14.6% 25.4% 30.8% 23.2%

高中生 12.4% 13.1% 19.0% 12.4% 43.1%

职高生 2.2% 3.3% 28.6% 47.3% 18.6%

大学生 3.7% 17.1% 40.8% 23.3% 15.1%

图 13 受访学生评价对青爱小屋以上方面的喜欢程度

注：① %为持此观点的受访者比例。

② 从左到右受访者选项依次为“零”、“低”、“中”、“高”、“不清楚”的比例。

活动内容

专责老师 0.0% 2.6% 46.2% 50.0% 1.2%

老师志愿者 0.0% 3.2% 32.3% 64.5% 0.0%

活动类型

专责老师 0.0% 7.7% 44.9% 46.2% 1.2%

老师志愿者 3.2% 0.0% 35.5% 61.3% 0.0%

活动频率

专责老师 0.0% 12.8% 43.6% 42.3% 1.3%

老师志愿者 3.2% 3.2% 35.5% 58.1% 0.0%

活动场所

专责老师 1.3% 15.4% 43.6% 38.5% 1.2%

老师志愿者 0.0% 0.0% 35.5% 64.5% 0.0%

活动时间

专责老师 0.0% 11.5% 53.9% 33.3% 1.3%

老师志愿者 0.0% 3.2% 38.7% 58.1% 0.0%

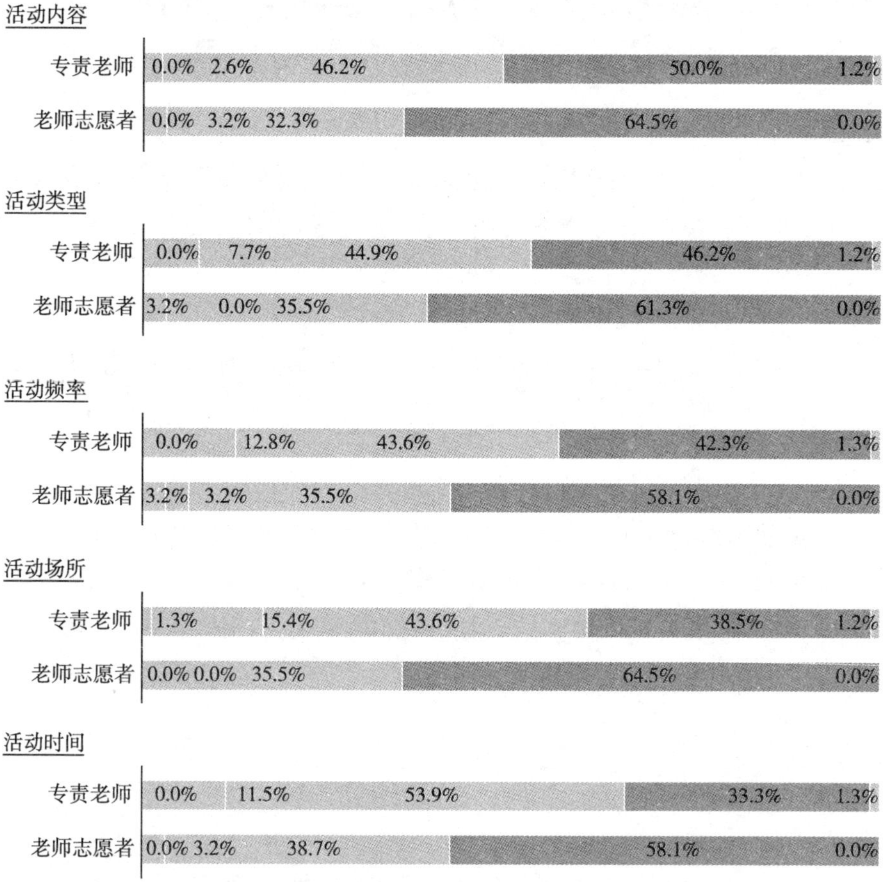

图 14 受访专责老师和老师志愿者评价对青爱小屋以上方面的满意程度

注：① %为持此观点的受访者比例。

② 从左到右受访者选项依次为“零”、“低”、“中”、“高”、“不清楚”的比例。

1. 青爱小屋提供服务的有效性

评估团队对青爱小屋开展的各类活动（统称提供的服务）其有效性进行了问卷调查。评估结果显示，大部分受访专责老师、受访小学生、受访职高生对青爱小屋的有效性评价为“高”；近一半的受访老师志愿者对青爱小屋的有效性评价为“高”；少部分受访初中生、受访大学生对青爱小屋的有效性评价为“高”；极少部分受访高中生对青爱小屋的有效性评价为“高”，详见图15。

专责老师 0.0% 7.7% 35.9% 53.9% 2.5%
老师志愿者 0.0% 0.0% 51.6% 48.4% 0.0%
小学生 0.8% 0.4% 20.3% 70.5% 8.0%
初中生 2.7% 8.4% 32.5% 39.8% 16.6%
高中生 11.6% 12.3% 24.6% 15.9% 35.6%
职高生 0.0% 8.8% 29.7% 50.5% 11.0%
大学生 2.1% 8.8% 47.4% 30.3% 11.4%

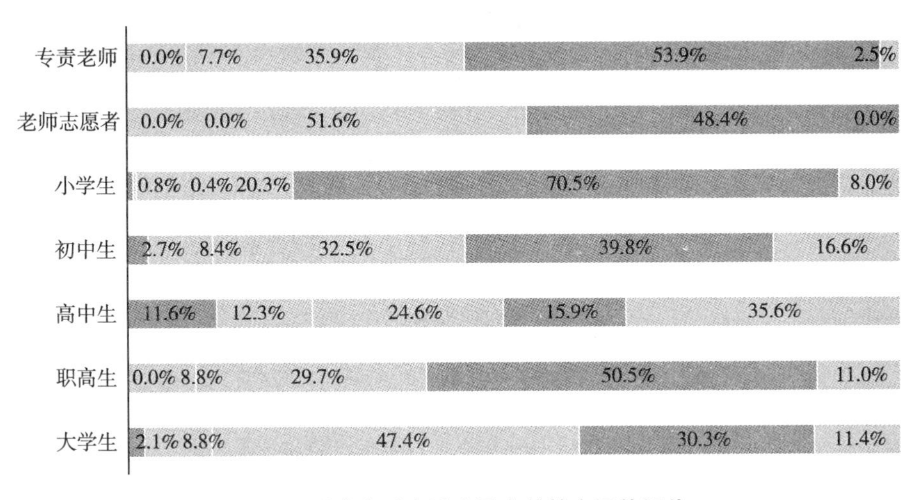

图15　受访者对青爱小屋有效性方面的评价

注：① % 为持此观点的受访者比例。

② 从左到右受访者选项依次为“零”、“低”、“中”、“高”、“不清楚”的比例。

2. 青爱小屋提供服务的适用性

评估结果显示，大部分的受访专责老师、受访老师志愿者、受访小学生和受访职高生对青爱小屋的适用性评价为“高”；少部分受访初中生和受访大学生对青爱小屋的适用性评价为“高”；极少部分受访高中生对青爱小屋的适用性评价为“高”，详见图16。

评估结果显示，极少部分受访专责老师、受访老师志愿者、受访小学生、受访初中生和受访大学生，以及少部分受访职高生、受访高中生认为青爱小屋存在与本地实际情况不符的问题；所有受访老师志愿者认为青爱小屋不存在所授内容实用性不强的问题，极少部分受访小学生、受访初中生和受访专责老师，以及少部分受访职高生、受访高中生和受访大学生认为青爱小屋存在所授内容实用性不强的问题，详见图17。

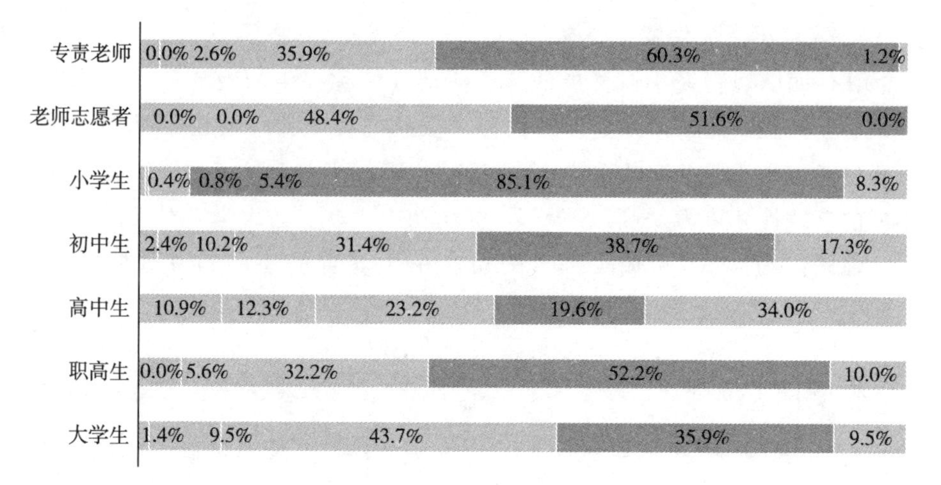

图 16　受访者对青爱小屋适用性方面的评价

注：① % 为持此观点的受访者比例。

② 从左到右受访者选项依次为“零”、“低”、“中”、“高”、“不清楚”的比例。

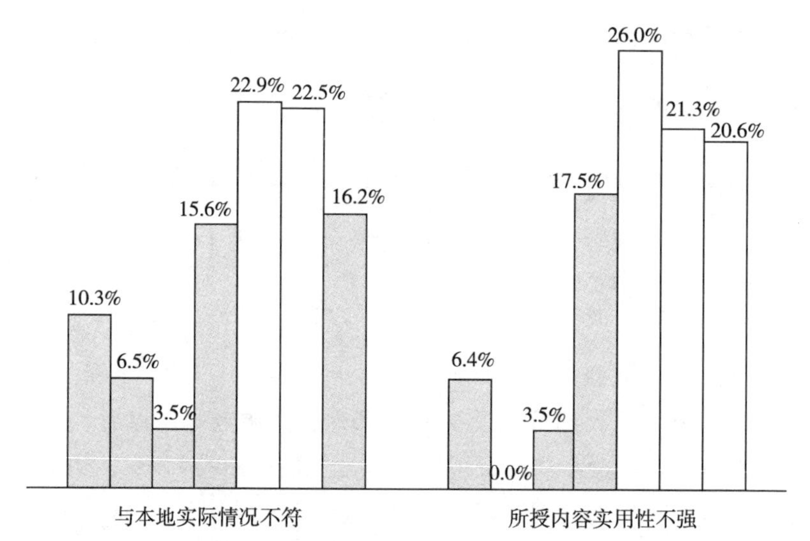

图 17　受访者认为青爱小屋目前存在“与本地实际情况不符”及“所授内容实用性不强”问题的情况

注：① % 为持此观点的受访者比例。

② 从左到右受访者选项依次为“专责老师”、“老师志愿者”、“小学生”、“初中生”、“高中生”、“职高生”、“大学生”的比例。

3. 青爱小屋提供服务的多样性

评估结果显示，大部分受访专责老师、受访小学生、受访职高生对青爱小屋的多样性评价为“高”；少部分受访老师志愿者、受访初中生和受访大学生对青爱小屋的多样性评价为“高”；极少部分受访高中生对青爱小屋的多样性评价为“高”，详见图18。

专责老师
0.0%
7.7%
37.2%
53.9%
1.2%
老师志愿者
0.0%
0.0%
51.6%
48.4%
0.0%
小学生
0.8%
0.8%
18.8%
70.4%
9.2%
初中生
3.5%
8.0%
27.9%
44.2%
16.4%
高中生
10.1%
13.0%
23.9%
18.1%
34.9%
职高生
0.0%
7.7%
26.4%
54.9%
11.0%
大学生
1.6%
11.1%
41.2%
35.5%
10.6%

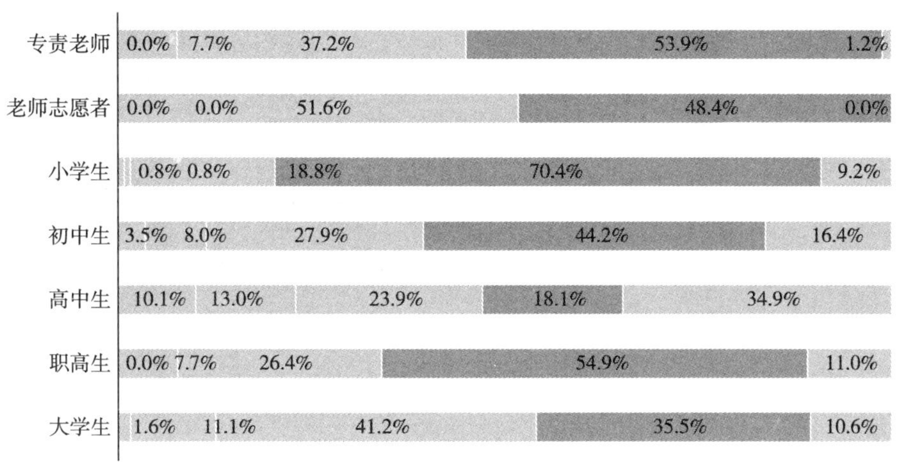

图18　受访者对青爱小屋多样性方面的评价

注：① % 为持此观点的受访者比例。

② 从左到右受访者选项依次为“零”、“低”、“中”、“高”、“不清楚”的比例。

4. 青爱小屋提供服务的丰富性

评估结果显示，大部分的受访专责老师、受访老师志愿者、受访小学生、受访职高生，少部分受访初中生、受访大学生，以及极少部分受访高中生对青爱小屋的丰富性评价为“高”，详见图19。

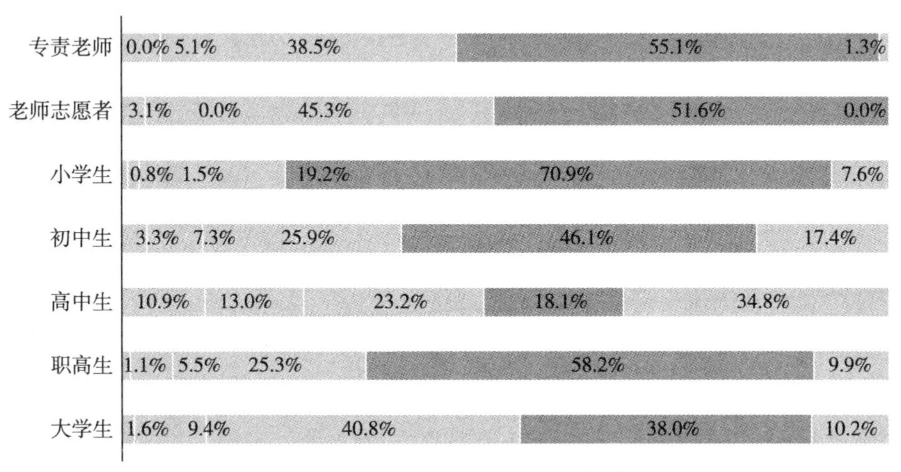

图19　受访者对青爱小屋丰富性方面的评价

注：① % 为持此观点的受访者比例。

② 从左到右受访者选项依次为“零”、“低”、“中”、“高”、“不清楚”的比例。

极少部分受访老师志愿者、受访小学生，以及少部分受访专责老师、受访初中生、受访职高生、受访高中生和受访大学生认为青爱小屋存在活动类型单调的问题；极少部分受访专责老师、受访老师志愿者和受访小学生，以及少部分受访初中生、受访高中生、受访职高生和受访大学生认为青爱小屋存在活动内容枯燥的问题；极少部分受访老师志愿者和受访小学生，以及少部分受访专责老师、受访初中生、受访职高生、受访高中生和受访大学生认为青爱小屋存在活动形式缺乏吸引力的问题，详见图 20。

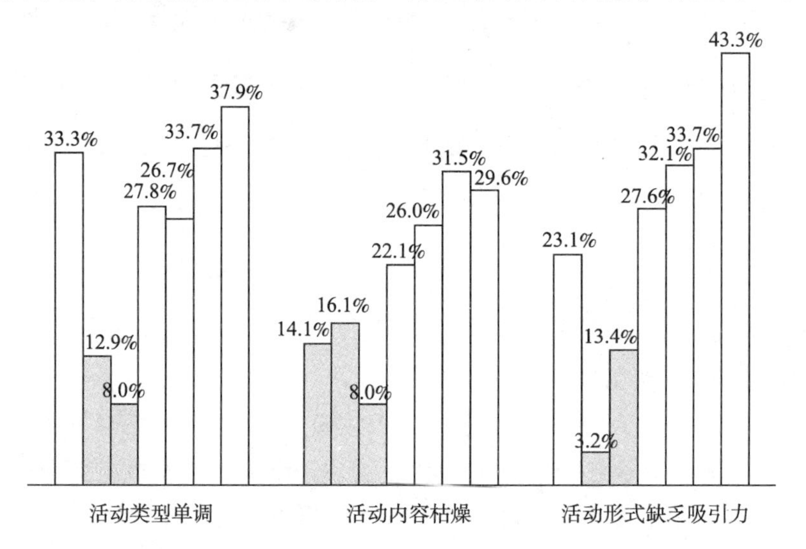

图 20　受访者认为青爱小屋目前存在以上问题的情况

注：① % 为持此观点的受访者比例。

② 从左到右受访者选项依次为“专责老师”、“老师志愿者”、“小学生”、“初中生”、“高中生”、“职高生”、“大学生” 的比例。

5. 青爱小屋提供服务的灵活性

评估结果显示，大部分受访专责老师、受访老师志愿者、受访小学生，少部分受访初中生、受访职高生和受访大学生，以及极少部分受访高中生对青爱小屋的灵活性评价为“高”，详见图 21。

6. 青爱小屋提供服务的创新性

评估结果显示，大部分受访老师志愿者、受访小学生、受访职高生，少部分受访专责老师、受访初中生和受访大学生，以及极少部分受访高中生对青爱小屋的创新性评价为“高”，详见图 22。

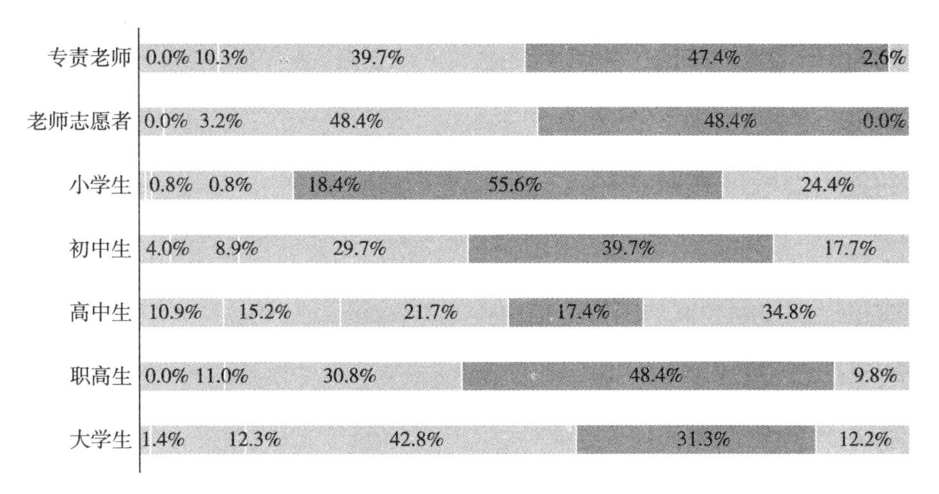

图 21　受访者对青爱小屋灵活性方面的评价

注：① % 为持此观点的受访者比例。

② 从左到右受访者选项依次为“零”、“低”、“中”、“高”、“不清楚”的比例。

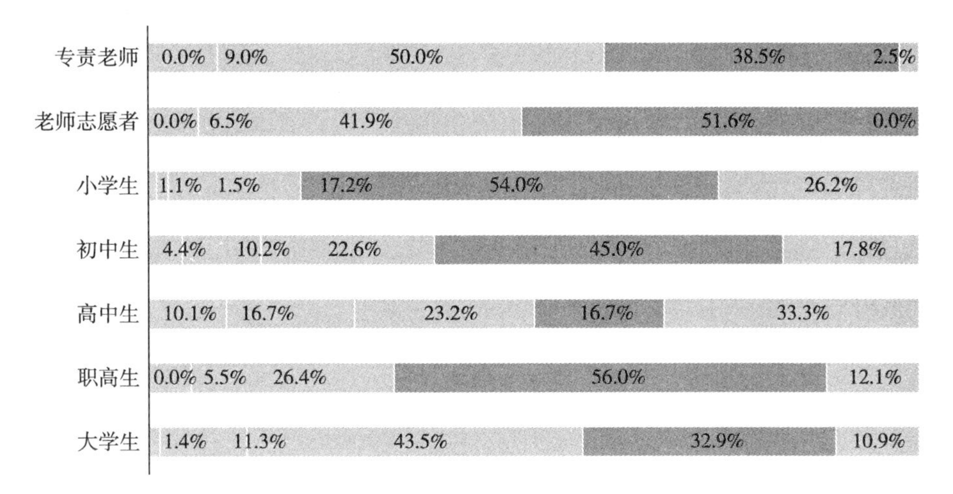

图 22　受访者对青爱小屋创新性方面的评价

注：① % 为持此观点的受访者比例。

② 从左到右受访者选项依次为“零”、“低”、“中”、“高”、“不清楚”的比例。

7. 青爱小屋提供服务的趣味性

评估结果显示，大部分受访小学生和受访职高生，少部分受访专责老师、受访老师志愿者、初中生和受访大学生，以及极少部分的受访高中生对青爱小屋的趣味性评价为“高”，详见图 23。

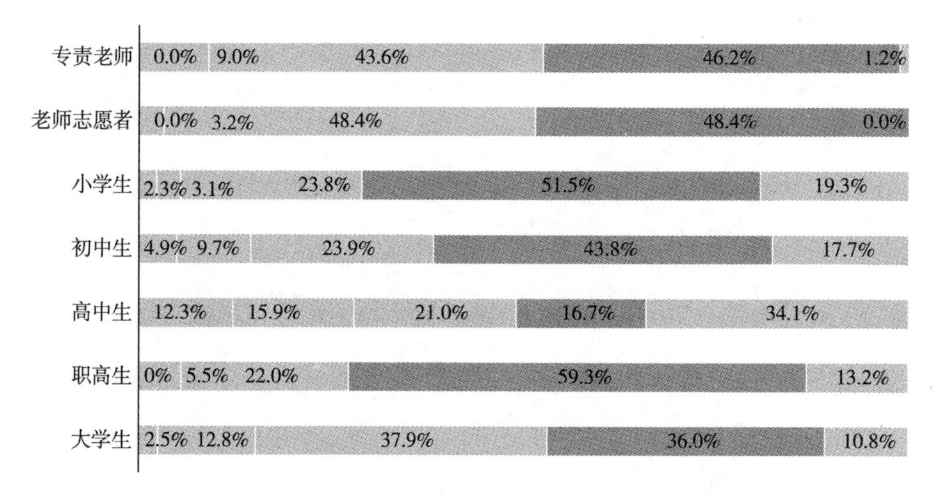

图 23 受访者对青爱小屋趣味性方面的评价

注：① % 为持此观点的受访者比例。

② 从左到右受访者选项依次为“零”、“低”、“中”、“高”、“不清楚”的比例。

8. 青爱小屋提供服务的方式

(1) 学科建设

“青爱工程·河仁计划”在各地幼儿园、小学、初中、普高、职高、大学建立青爱小屋时，即开始进行学科建设。具体而言，青爱工程将性健康教育等爱的教育纳入教育体系，以相对独立的科目在学校内予以开展；在该领域内生成专门的知识；培养具有从事该领域工作的专门的人员队伍并加强设施建设。

除此之外，“青爱工程·河仁计划”进行学科建设设置了三个重要环节：①成立完善的领导体系；②制订年度计划，明确阶段任务和目标；③责任到人，阶段性考核。

各地青爱小屋以上这些内容各有特色。例如在成都大学、重庆医药专科高等学校、西南大学等学校开设性教育或心理教育专门课程。

• 成都大学（青爱工程四川基地）开设性教育辅修专业。同时，成都市的青爱小屋成为成都大学性教育辅修专业的学生实习基地。

• 重庆医药高等专科学校开设专门的心理健康教育课程，每月举办心理班会，每月对每位学生的心理情况进行调查汇总并上报、辅导。

• 西南大学借教育部及重庆教育厅按照“大学生心理健康教育”有关的要求，充分发挥课堂教育的主渠道作用，面向全校本科学生开设了“大学生性健康教育”、“大学生生理与健康”、“大学生恋爱、性、婚姻”、“大学生心理健康教育”等一系列通识选修课，面向全日制免费师范生开设“师范生青春健康”通选课，创建“青春健康教育”网上论坛，并定期邀请专家、青春期性健康专家和大学生在线讨论。

> 公选课“大学生性健康教育”的学分是1～2分，同学（们）是想学，不是冲学分去的。同学这方面需求很大，选课时很多同学都想选，但是有时满了，就选不上了。
>
> 我选修了“心理卫生知识”，自己愿意选，又有老师辅导。学校性健康教育、心理健康教育选修课学生都非常踊跃地参加。①

（2）学科渗透

“青爱工程·河仁计划”在各地幼儿园、小学、初中、普高、职高、大学建立青爱小屋时即考虑到如何将爱的教育内容渗透到各门学科之中，渗透到学生校园生活中，通过各门学科课程化整为零地实施教育。

评估团队对小学生、初中生、高中生、职高生、大学生参加青爱小屋“学科渗透”的比例进行了调查。评估结果显示，绝大部分受访小学生参加过青爱小屋组织的“学科渗透”；少部分受访初中生、受访职高生和受访大学生，以及极少部分的受访高中生参加过青爱小屋组织的“学科渗透”，详见图24。

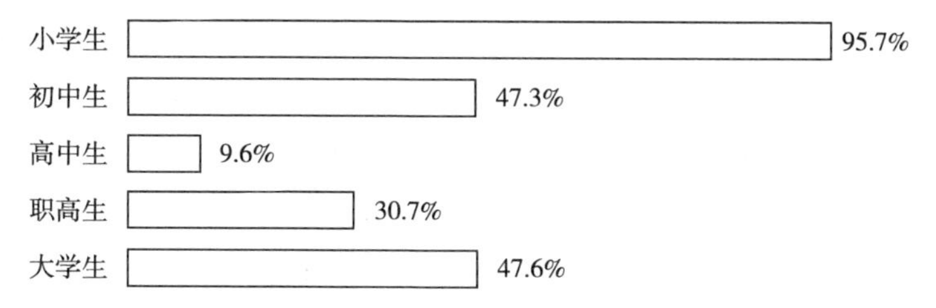

图24　受访学生参加青爱小屋提供服务——“学科渗透”的比例

注：%为持此观点的受访者比例。

评估团队就青爱小屋开展“学科渗透”活动的组织次数，学生、家长和老师参加的人次分别对青爱小屋的专责老师和老师志愿者进行了问卷调

① 引自西南大学学生座谈会记录。

查。调查结果显示，青爱小屋自创办以来，受访者回答在本校组织的“学科渗透”活动次数一般在15～38次，学生参加人次在3000～6000人次，家长参加人次在150～1200人次，老师参加人次在110～280人次。[①]

此外，评估结果显示，青爱小屋所推动的“学科渗透”有两点比较突出，这为未来青爱工程在各地推广、精细化、升级奠定了基础。

其一，个别青爱小屋在“学科渗透”方面有突破。

一些青爱小屋成功实施“学科渗透”。有的学校已经将之纳入日常教学课程设计中，形成了完整、系统的性健康教育课程。例如：

- 成都石笋街小学在几何教学中渗透人体三维的概念，在语文教学中渗透爱的教育，在生物教学中渗透两性身体的特征，等等。
- 成都龙泉驿区第七中学建立了学科渗透式课程体系，学校生物、政治、心理健康老师经过多年的研究、实施、总结，形成了开展性健康教育渗透式学科课程“导学案”，此后又对课程进行了整体的规划，分8个单元20个主题，将教育部《中小学公共安全教育指导纲要》、《中小学健康教育指导纲要》内容全部设计在课时里，在不增加课时、师资的情况下，课程及课时均得到了有效的保证。

其二，个别青爱小屋所在学校已将“学科渗透”常态化。

评估团队实地调查发现，一些青爱小屋所在学校已经有将性教育、心理健康教育等纳入课堂的成功范例，有的学校甚至形成了完整、系统的性健康教育课程。

又如，成都市龙泉驿区第七中学进行性健康教育学科渗透，包括生物课、心理健康课、政治课、主题班会等。学校已将性教育纳入日常教学课程设计中，规定到具体年级和具体课表中。因此，在该学校，青爱小屋的工作纳入学校日常教学工作中，成为学校常态化工作内容，也不会额外增加教师的负担。学校、教导处和德育办会将课程渗透计入老师的工作量，但不纳入教育局职称评定的考核范围。

有一个学校的德育校长说他们之前管理学生有困难，每年都有要

① 问卷调查时由于专责老师和老师志愿者日常一般不进行相关数据的统计，此处使用的是他们提供的最大值和最小值数据。

命的事情发生，在青爱小屋建立后，这样的事情就少多了。[①]

（3）培训

评估团队对小学生、初中生、高中生、职高生、大学生是否参加过青爱小屋的培训进行了问卷调查。调查结果显示，绝大部分受访小学生参加过青爱小屋组织的“青爱知识宣讲”、“师生家长培训或讲座”，大部分受访小学生参加过青爱小屋组织的“专题课”、“全校教师培训”；大部分受访初中生参加过青爱小屋组织的“青爱知识宣讲”、“师生家长培训或讲座”，少部分受访初中生参加过青爱小屋组织的“专题课”、“全校教师培训”；极少部分高中生参加过青爱小屋组织的“青爱知识宣讲”、“专题课”、“师生家长培训或讲座”、“全校教师培训”；大部分受访职高生参加过青爱小屋组织的“青爱知识宣讲”、“专题课”、“全校教师培训”，少部分受访职高生参加过青爱小屋组织的“师生家长培训或讲座”；半数受访大学生参加过青爱小屋组织的“全校教师培训”，少部分受访大学生参加过“青爱知识宣讲”、“专题课”、“师生家长培训或讲座”，详见图25。

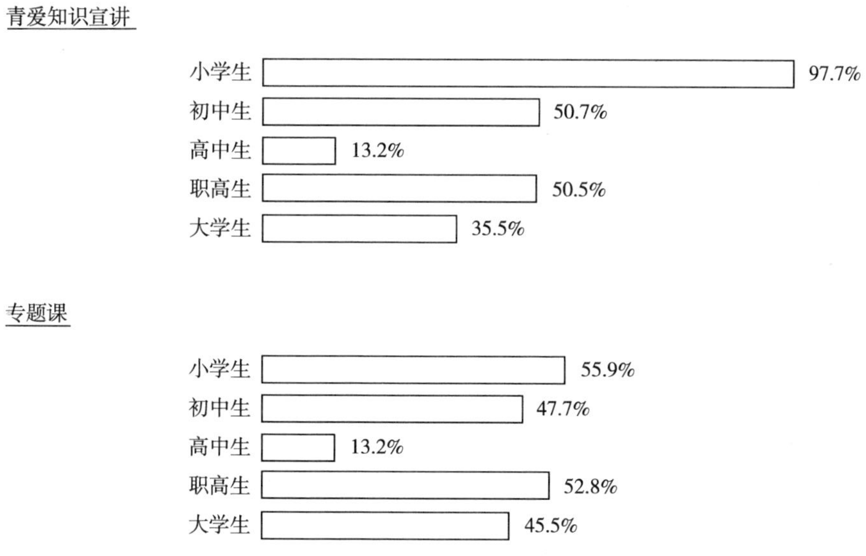

青爱知识宣讲

小学生 97.7%
初中生 50.7%
高中生 13.2%
职高生 50.5%
大学生 35.5%

专题课

小学生 55.9%
初中生 47.7%
高中生 13.2%
职高生 52.8%
大学生 45.5%

① 引自评估团队对北京青爱教育基金会理事周政的访谈记录。

师生家长培训或讲座

小学生 96.5%
初中生 53.8%
高中生 8.8%
职高生 43.3%
大学生 47.8%

全校教师培训

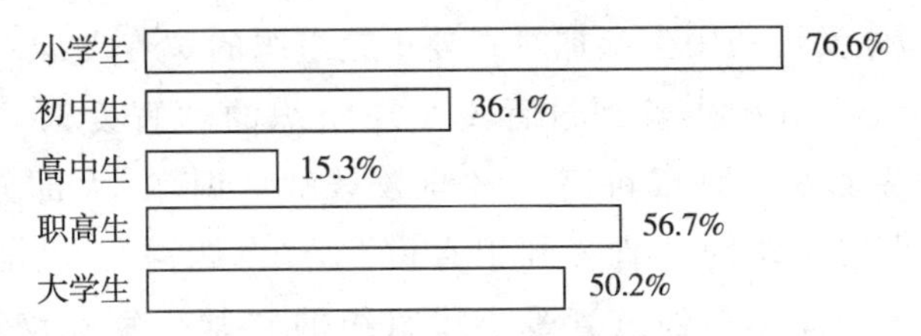

图 25 受访学生参加青爱小屋提供服务——“培训”的比例

注:% 为持此观点的受访者比例。

评估团队就青爱小屋开展“青爱知识宣讲”、“师生家长培训或讲座”、“专题课”、“全校教师培训”活动的次数，学生、家长和老师参加人次分别对青爱小屋的专责老师和老师志愿者进行了问卷调查。调查结果详见表 2。

表 2 受访者所在青爱小屋自创办以来开展以下活动各参与者的参与情况

	组织次数	学生参加人次	家长参加人次	老师参加人次
青爱知识宣讲	16 ~ 20	3000 ~ 3800	1000 ~ 1500	350 ~ 420
专题课	16 ~ 27	2800 ~ 9300	420 ~ 3200	62 ~ 270
师生家长培训或讲座	5 ~ 19	980 ~ 1400	1300 ~ 1630	150 ~ 254
全校教师培训	6 ~ 18	175 ~ 600	56 ~ 140	520 ~ 980

注：由于专责老师和老师志愿者日常一般不进行相关数据的统计，此处使用的是他们提供的最大值和最小值数据。

此外，评估结果显示，青爱小屋组织的培训在三个方面比较突出。

其一，已形成基础培训教材。

青爱工程与专家、研究机构合作编写、出版发行的书籍、读本已供青爱小屋培训学生使用。

• 2012 年，由河仁慈善基金会资助，青爱工程办公室联合中国管理科学研究院基础教育研究所、中国关心下一代教育研究院、北京青苹果时代教育科技中心，由中国社科院研究员、著名青少年性教育专家陈一筠教授，青爱工程办公室主任李扁和中国管理科学研究院基础教育研究所所长刘正荣共同编著了《中国青爱工程读本》系列丛书。

• 2013 年 1 月，由河仁慈善基金会资助的中国第一本将社会性别主流意识纳入青春期教育的中小学性教育教师理论与实践指导用书《向青春迈进——社会性别与小学性教育》和《与青春同行——社会性别与中学性教育》正式由科学出版社出版。2014 年，由光明日报出版社出版发行《心悦起航——中小学生心理健康》。

• 青爱工程对各基地、小屋工作开展的优秀经验进行收集、整理，形成成果材料，供各个小屋共享。青爱工程编辑了《青爱小屋十个一功能操作指南》、《青爱小屋十个一功能建设的探索》、《青爱小屋教师教学实录》、《青爱小屋电影课功能指南》和《青春期教育及艾滋病防治教育电影课》、《江阴市中小学"青爱杯"心理健康教育会课比赛优秀教案集》等一批内容丰富的文字、视频成果资料。

其二，部分青爱小屋自主编写了富有特色的教材。

例如，成都市龙泉驿区第七中学"青爱志愿者"教师团队共编写了 30 余本关于学科渗透性健康教育的校本教材——《导学案》，为学生提供了内容丰富、形式多样、适度适当的校本教材；编写了道德教育、性健康教育、责任教育与爱的教育紧密联系的主题班会序；在青爱工程四川基地的指导下，编撰了关于"青爱小屋"十个一功能课题的 4 本集子《历程集》、《教案集》、《论文集》、《教学活动设计》。龙泉驿区第七中学举办的面对家长的青春期教育讲座很受家长欢迎，平均每学期要开展 7 次这样的培训。

其三，目前使用的基础培训教材缺乏系统性、针对性。

青爱工程编写的教材大多是针对青少年性健康教育的基础教材，但其内容缺乏系统性、层级性，如针对幼儿园的专业资料较少。

（4）活动

各地青爱小屋活动类型非常丰富，有主题辩论课、手抄报、展板文化、黑板报、室外活动课、社团活动、读书活动、观影课、主题班会、情景剧、知识竞赛、社会征文、发放宣传资料、播放宣传片等等。评估团队对青爱小屋所在学校的学生进行问卷调查，了解其参加活动的情况。评估结果显示，绝大部分受访小学生参加过青爱小屋组织的“展板文化”、“黑板报”、“室外活动课”、“社团活动”、“读书活动”、“观影课”、“主题班会”、“发放宣传资料”、“播放宣传片”；半数受访初中生参加过青爱小屋组织的“观影课”、“主题班会”；大多数受访职高生参加过“黑板报”、“室外活动课”、“观影课”、“主题班会”、“发放宣传资料”；大多数受访大学生参加过“手抄报”、“展板文化”、“室外活动课”、“社团活动”、“读书活动”、“贫困生走访”、“社会征文”，详见图26。

主题辩论课

小学生	7.6%
初中生	44.5%
高中生	6.6%
职高生	41.6%
大学生	46.8%

手抄报

小学生	75.6%
初中生	48.4%
高中生	14.7%
职高生	45.6%
大学生	51.6%

展板文化

小学生	92.9%
初中生	43.8%
高中生	11.1%
职高生	49.5%
大学生	51.6%

黑板报

小学生	94.9%
初中生	46.3%
高中生	14.0%
职高生	57.8%
大学生	48.2%

室外活动课

对象	比例
小学生	90.8%
初中生	46.5%
高中生	11.8%
职高生	57.8%
大学生	58.5%

社团活动

对象	比例
小学生	89.4%
初中生	46.5%
高中生	10.3%
职高生	46.1%
大学生	55.4%

读书活动

对象	比例
小学生	94.9%
初中生	45.6%
高中生	8.8%
职高生	47.7%
大学生	50.1%

贫困生走访

对象	比例
小学生	11.0%
初中生	33.3%
高中生	3.7%
职高生	22.5%
大学生	53.1%

观影课

对象	比例
小学生	95.3%
初中生	50.2%
高中生	13.2%
职高生	56.7%
大学生	46.4%

主题班会

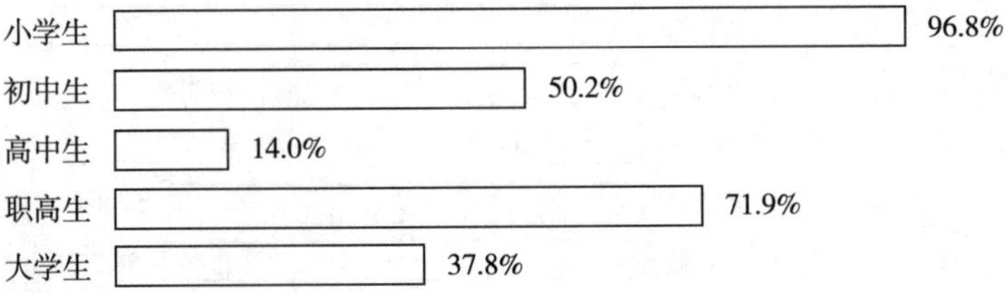

小学生 96.8%
初中生 50.2%
高中生 14.0%
职高生 71.9%
大学生 37.8%

发放宣传资料

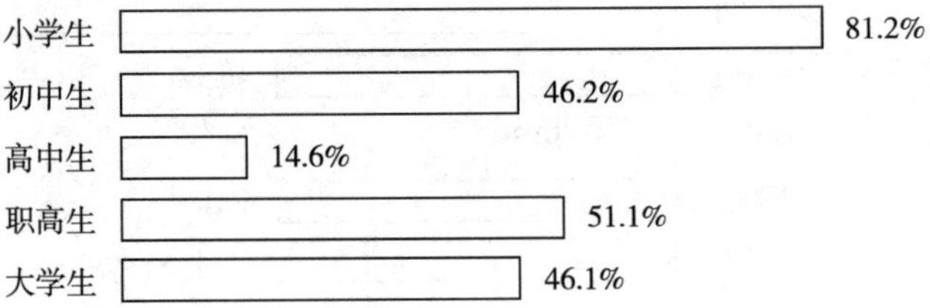

小学生 81.2%
初中生 46.2%
高中生 14.6%
职高生 51.1%
大学生 46.1%

播放宣传片

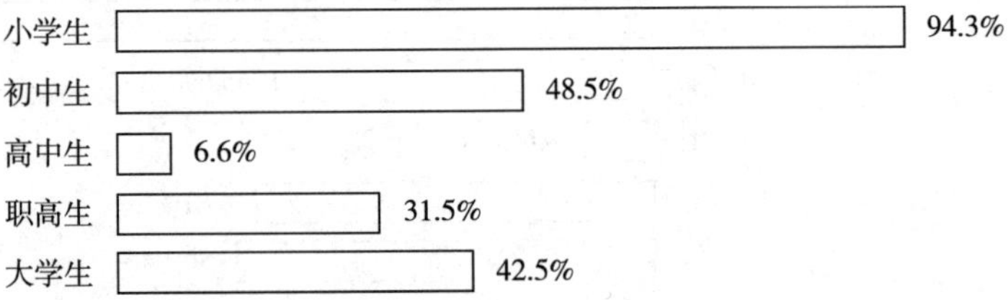

小学生 94.3%
初中生 48.5%
高中生 6.6%
职高生 31.5%
大学生 42.5%

情景剧

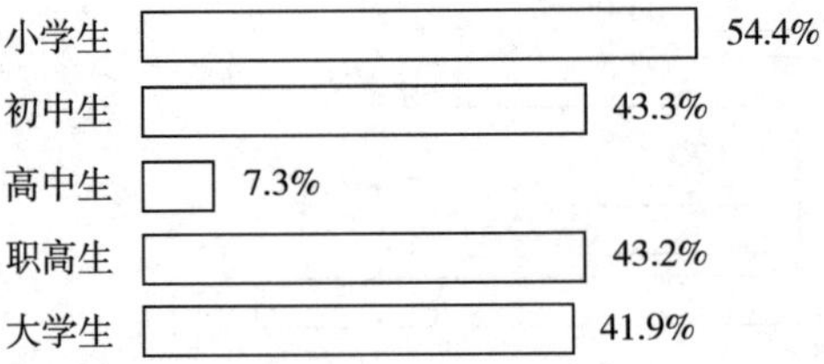

小学生 54.4%
初中生 43.3%
高中生 7.3%
职高生 43.2%
大学生 41.9%

知识竞赛

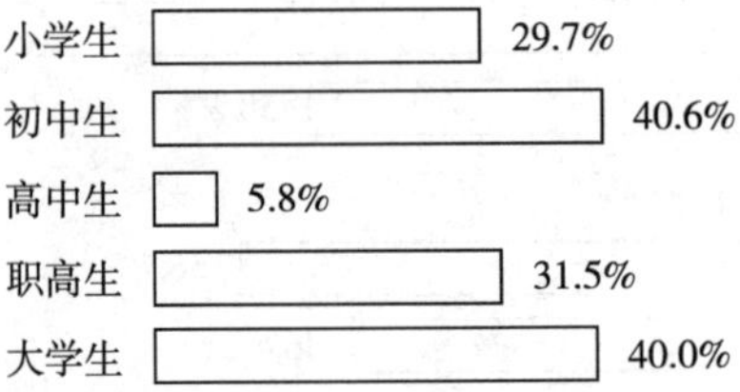

小学生 29.7%
初中生 40.6%
高中生 5.8%
职高生 31.5%
大学生 40.0%

社会征文

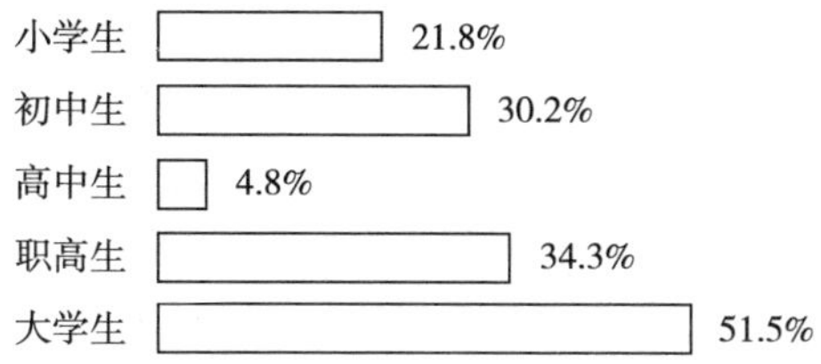

图 26 受访学生参加青爱小屋以上活动的比例

注:% 为持此观点的受访者比例。

在各类活动中，受访者参与比例呈现高低差异，其中一个原因是不同类型的活动适合于不同年龄段的孩子。比如，受访大学生参加过主题辩论课的比例最高，初中生次之，高中生因面临备考，这类活动少些。又如，受访小学生参与过手抄报的比例最高，大学生次之，这也与他们在学校的生活方式有关。

问卷调查结果也显示出，高中生参与青爱小屋活动的比例明显比小学生、初中生、职高生、大学生低。这是一个较为普遍的现象。

评估团队就青爱小屋开展“主题辩论课”、“手抄报”、“展板文化”、“黑板报”、“室外活动课”、“社团活动”、“读书活动”、“贫困生走访”、“观影课”、“主题班会”、“发放宣传资料”、“播放宣传片”、“情景剧”、“知识竞赛”、“社会征文”的次数，以及学生、家长和老师参加人次分别对青爱小屋的专责老师和老师志愿者进行了问卷调查，调查结果详见表 3。

表 3 受访者所在的青爱小屋自创办以来开展以下活动各参与者的参与情况

	组织次数	学生参加人次	家长参加人次	老师参加人次
主题辩论课	4 ~ 10	400 ~ 600	156 ~ 166	25 ~ 155
手抄报	8 ~ 13	1250 ~ 1363	181 ~ 262	27 ~ 156
展板文化	6 ~ 14	1190 ~ 2068	218 ~ 466	66 ~ 221
黑板报	7 ~ 17	715 ~ 1889	200 ~ 210	86 ~ 250
室外活动课	9 ~ 19	3015 ~ 3417	196 ~ 300	175 ~ 242
社团活动	20 ~ 42	1495 ~ 1808	174 ~ 189	86 ~ 173
读书活动	19 ~ 60	1113 ~ 1359	194 ~ 251	74 ~ 215
贫困生走访	13 ~ 37	182 ~ 198	142 ~ 180	23 ~ 172
观影课	16 ~ 26	2163 ~ 2850	120 ~ 475	200

续表

	组织次数	学生参加人次	家长参加人次	老师参加人次
主题班会	26044	8320～11301	206～352	113～294
发放宣传资料	7～18	1033～3376	219～2354	62～502
情景剧	2～12	556～1027	175～196	87～153
知识竞赛	3～10	379～527	139～211	28～160
社会征文	2～11	191～277	139～157	21～136

注：由于专责老师和老师志愿者日常一般不进行相关数据的统计，此处使用的是他们提供的最大值和最小值数据。

此外，评估结果显示，青爱小屋组织的活动有三个方面比较突出。

其一，青爱小屋邀请家长参与进来。

虽然家长不是青爱工程最直接的目标群体，但是，家长对该项目的最直接目标群体——他们的子女的成长却有广泛影响。青爱小屋邀请与直接目标群体最关联的家长参与活动，掌握知识，了解子女成长中需要家长扮演的角色和承担的责任，对青爱小屋产生实效很有帮助。

例如，盈江工作站在县城举办针对家长的性心理健康教育专题大型讲座，组织家长、村民共同交流讨论，全县有上千名家长参加了活动。①

其二，有的青爱小屋凸显自身优势，创新性强。

青爱小屋开展的各类活动，可以看出青爱小屋所在学校善于思考，推陈出新，创新性强。例如，西南大学青爱小屋针对同性恋学生面临的“身份认同”与“社会支持”问题，进行心理咨询，并开展“给家长寄一张卡片，寄一封信活动”，制作以防艾宣传知识为内容的明信片，学生免费领取寄给自己的朋友、老师、家人、青爱办。通过明信片传递防艾知识，在学校营造正确对待同性恋、艾滋病患者的环境。该活动学生参与方便，参与性强；同时经济投入低，覆盖范围广；便于信息传达、宣传；情感味浓，利于正能量的传递。2014 年 12 月 1 日，西南大学青爱小屋组织同学以艾滋病防治教育、性健康教育、心理健康教育、公益慈善理念培育四项内容进行“青爱公益海报设计大赛”，宣传防艾知识，以爱防艾。西南政法大学在校内组织青爱小屋校园心理剧活动。四川美术学院开展“我想对您说”师生零距离沟通活动。重庆医药高等专科学校各学院负责的防艾教育、性健

① 引自《大盈江公益慈善协会实施“青爱小屋”项目情况汇报》，2015 年 2 月，由青爱办提供。

康教育、生命教育等陈列室，生动体现了各主题的含义，同时使人们加深对青爱教育主题的理解和认知。重庆医药高等专科学校专门设有团队心理辅导室、心理咨询室、情绪发泄室等，可以让学生的心理问题得到有效的疏导和缓解。该校还开设了爱心超市，接受学校师生、社会团体、企业的现金、衣物、书籍、学习用具等物资捐赠，并对其进行统一管理。学校每月出版《青爱报》，进行青爱宣传，其爱心超市定期出《爱心超市》简报。

（二）通过青爱工程网络提供多元化服务

青爱工程通过地域性网络和全国性网络面向项目的主要参与者和合作者提供多元化服务。主要包括三类。

1. 信息互动和交流

在信息互动和交流方面，QQ 群起到了区域交流、推广的作用，各青爱小屋将自己的活动晒出来，互相学习。例如，成飞小学与四川基地、青羊工作站有密切联系，包括参加讲座，加入四川基地、青羊工作站的 QQ 群，也会请基地的专家来学校活动。重庆公共运输职业学院 23 名辅导员和学生代表来到重庆市医药高等专科学校青爱小屋参观交流，从实践、专业的角度给外校同学们介绍切身体会，进行青爱教育。此外，青爱办也会定期要求各地将较为成功的做法录制成光盘，给启动晚的青爱小屋观看学习，再邀请专家到学校进行现场答疑、讲解。比如，盈江政府各个部门都很支持青爱工程，从政府部门到前期试点的 6 所学校的青爱小屋的成功经验就被青爱办制作为资料向其他地区发放，相互取经。

2. 培训和督导

青爱工程通过组织青爱小屋参与培训和学术交流，来提升青爱小屋老师的专业性。2011 年 12 月 ~2012 年 9 月，青爱工程共组织、开展各类教师培训及学术交流活动 20 余场，培训教师 1400 余人次。2012 年 11 月 ~2013 年 9 月，青爱办及各基地共组织开展各类教师培训、学术交流活动 10 余场，培训教师 700 余人次。2014 年 1 ~10 月，青爱办和各基地、工作站及小屋共组织或自行开展各类教师培训、学术交流活动 100 余次，受益教师 7000 人次。

- 2012 年 6 月 19 ~22 日，“青爱工程空中联盟全国师资培训”在江苏梅村高级中学举行。
- 2013 年，青爱工程建立了“联系人管理系统”，将支持项目发展的所有爱心人士、机构纳入系统中，每月定期以电子版《青爱简报》向其及时、准确反馈项目运作情况。

• 2013 年 1 月 14 ~ 18 日，“青爱工程种子教师首期培训”在全国第一家青爱小屋——抚顺市第二中学举行。来自辽宁、内蒙古、黑龙江、河北、山东、江苏、四川、重庆和海南等地的青爱小屋专责教师 80 余人参加培训。2012 年 11 月，青爱工程重庆基地举办“重庆青爱师资及志愿者能力培训班”，培训人员 100 余人。

• 2013 年 5 月 11 ~ 12 日，青爱工程重庆基地举办第二期“青爱教育师资能力培训班”，邀请著名青少年性教育专家、青爱工程首席专家陈一筠教授授课，来自全市 50 多所大、中、小学知名教师和部分青爱志愿者 300 余人参加了此培训。

• 2013 年 5 月 25 日，由青爱工程重庆市基地联合重庆市科普发展基金会、重庆市青少年性健康教育研究会、重庆市社会心理学会共同主办的“重庆市第四届大学生成长论坛”落下帷幕，此次论坛从筹备到 4 月 13 日正式启动，到圆满落幕历时 3 个多月，来自重庆市 50 余所高校（含高职高专）近 10 万名师生参与其中。

• 2013 年 8 月 12 ~ 15 日，由亚洲性教育会议总监会主办，中国性学会、青爱工程四川省基地（成都大学）承办，河仁慈善基金会、中国青少年艾滋病防治教育工程（青爱工程）资助的“第五届亚洲性教育会议暨第六届全国学校性教育经验交流及师资培训会议”在成都市妇女儿童中心举行。来自中国、美国、日本等国家和中国香港、中国台湾等地区的性教育专家、学者和学校领导、教师 400 余人参加了大会。大会为青爱工程提供了一个非常好的向公众进行项目展示和推介的平台。通过这一平台，各青爱小屋小学结识了性教育领域的专家、学者及公益慈善领域人士，加强了沟通，增进了了解。各地青爱小屋前来学习其先进的性教育理念和丰富的实践经验，青爱办则向大会详细阐述了青爱工程的项目理念。

• 2014 年 1 月 8 ~ 9 日，中国青爱工程重庆市基地第三期种子教师培训及重庆市 2014 年青爱工作计划会议在四川外国语大学成功举行。重庆市共有 50 余所高校的 200 名教师参加了本次培训。

• 2014 年 3 月 12 日，青爱工程重庆基地 2014 高校青爱教育工作会议在重庆交通大学召开。重庆基地 10 所小屋学校专责教师、20 余所高校心理咨询中心负责人和心理健康教育教研室主任、教师代表共 40 多人出席了会议。

会议对2010~2013年的工作进行总结，并对2014年度工作做了安排，大家还分片区进行了讨论与交流。

• 2014年4月26~27日，由重庆市计划生育协会、重庆市青少年性健康教育研究会、中国青爱工程重庆市基地联合主办的重庆市第四期青爱教育（青春健康教育）师资能力培训班在重庆邮电大学成功举行。

• 著名青少年性教育专家、中国社会科学院原研究员陈一筠教授在青爱工程重庆市基地举行《解读青春密码·公益大讲堂》。[①]

有关面向专责老师的培训和督导，评估团队在专访青爱小屋专责老师时，大部分专责老师反映希望青爱办能够加强学术交流，助力教师成长，提高老师的专业性，目前虽然青爱办为培养专业教师提供了一定支持，但缺乏针对性、系统性。就培训而言，综合反映目前面临以下一些问题。

• 教材更新不及时，培训内容重复。例如，受访老师反映，青爱工程四川基地举办的教师培训每次都是科普性的内容，金牛区的老师都听过好多遍了，而且这些老师做得好，专业性有所积累，都可以去培育新老师了，但青爱工程的培训一直没有进步。

• 理论的培训多，可操作性不强。教师接受培训后可能回来还是不会做，因此案例实践很重要。老师们常常自己写教案，但又担心教案的科学性和可操作性。希望能区分不同年级孩子的教案和课例，这样更适合孩子的教育。

• 针对性不强。例如，不同时期成立的青爱小屋运作经验不同，而且给不同年龄段的学生授课的老师在专业上也有差异。应该对老师进行分类，提供有针对性的培训，否则老师参加了培训却没有收获，老师也会觉得实在浪费时间。个别青爱基地采用的培训方式被称为“简单粗暴”，缺少战略性、规划性和成长性。不管培训对象有经验还是没经验，之前是否参加过相关培训等，直接进行统一的不分级别、不分层次的培训，通常一个老师会参加好几次相同内容的培训，造成资源浪费，也不利于老师的成长。相应地，教案应避免五花八门，要有系统和层级。

3. 研究

青爱工程围绕青少年爱的教育，研究出版了大量书籍。

2012年，由北京教育出版社出版发行《青爱工程读本》，本套丛书共5

---

① 青爱办提供。

本，包含《男孩女孩长大啦——小学生青春健康》（小学版）、《少男少女知多少——青春健康知识问答》（中学版）、《解读青春密码》（中小学生老师、家长必备）、《引领孩子度青春》（青爱工程专家导航）、《爱在青春期——“早恋”？“早练”？》；2013 年，由科学出版社出版发行《中小学性教育教师理论与实践指导用书》一套两本，包含《向青春迈进——社会性别与小学性教育》和《与青春同行——社会性别与中学性教育》；2014 年，由光明日报出版社出版发行《心悦起航——中小学生心理健康教育教案集》一套两本。

同时，青爱工程特别注重对各基地、小屋工作开展的优秀经验进行收集、整理，形成了《青爱小屋十个一功能操作指南》、《青爱小屋十个一功能建设的探索》、《青爱小屋教师教学实录》、《青爱小屋电影课功能指南》和《青春期教育及艾滋病防治教育电影课》、《江阴市中小学“青爱杯”心理健康教育会课比赛优秀教案集》等一批内容丰富的文字、视频成果资料。目前，针对幼儿园孩子的专业资料很少。

目前，青爱工程在研究方面的工作刚刚起步，所出版的资料、书籍不够系统，可操作性不强，对提升青爱小屋的专业能力和整个青爱工程的技术含量支持不够。

二　倡导

（一）政策倡导

青爱工程实施的政策倡导主要从三个方面着手。一是青爱工程领导小组成员基于自身职务与声望，向政府提交政策建议；二是提交“内参”；三是通过召开座谈会，通过媒体放大效应进行政策倡导。

1. 领导小组成员基于职务与声望，向政府提交政策建议

青爱工程领导小组成员对政策倡导发挥了关键作用。下举三个事例。

（1）领导小组成员和专家联合向李克强总理写信

2014 年 9 月，著名教育家、北京青爱教育基金会终身荣誉会长顾明远老先生牵头，与长期以来支持青爱工程项目开展的著名教育家、国家总督学顾问陶西平，中华少年儿童慈善救助基金会名誉理事长魏久明，全国政协原副秘书长张道诚，全国人大教科文卫委员会副主任委员、民进中

央副主席王佐书，和国家督学、中国教育学会常务副会长戴家干联名向李克强总理写信《万间小屋，万方福田——请克强总理关注青春期性健康教育，支持青爱工程》。12月3日，信由全国人大常委会副委员长、民进中央主席、青爱工程总顾问严隽琪转交到李克强总理手中。12月5日，李克强总理作批示：请延东、贵仁、李斌同志研阅。要注意有针对性地开展青少年健康教育，并与防艾工作合理结合。12月6日，刘延东副总理批示：请贵仁、李斌同志落实克强总理批示精神，对青少年性健康教育应纳入日程，这是青少年健康成长的重要一课，也是防艾工作的重要方面，对高校学生要普遍开展教育，采取相关措施坚决遏制青年学生中艾情发展态势。12月10日，李斌主任批示：请王国强、崔丽同志阅示，落实克强总理、延东副总理批示精神，会同教育部门研究具体措施，切实抓好学校防艾工作。12月11日，王国强主任批示：请疾控局、国艾委办配合教育部做好相关健康教育。同日，崔丽主任批示：请宣传司配合做好工作。

（2）领导小组成员向两会提交建议案

2015年，青爱工程首席顾问王佐书在全国人民代表大会会议上提交一个建议案，建议制定《艾滋病防治法》，加大防艾治艾力度；支持社会防艾的公益性组织，充分发挥群众和群众组织的力量，最大限度地减少艾滋病感染人数；鼓励、支持社会公益性组织深入学校，做好宣传工作；在青少年中加强性健康教育，促进青少年茁壮成长。

（3）领导小组成员多次前往政府部门向政府官员汇报青爱工作

2015年2月27日，青爱工程监事高波同志在北京京西宾馆向中宣部常务副部长、中央文明办主任黄坤明同志汇报了2014年度青爱工作，包括青少年艾滋病防治的近况，详细介绍了2015年2月8日在全国政协礼堂召开中国青少年艾滋病防治教育工作座谈会的具体情况。在听取高波同志汇报后，黄坤明表示，青少年是中国未来的主人翁，青少年爱的教育就是实现中华民族伟大复兴的中国梦的基石。未来，中宣部将加强与青爱工程的合作交流，普及青少年艾滋病防治教育和爱的教育，加大推广力度，加强教育深度，并“让爱的教育，进责任清单”。

2015年2月28日，第十届全国人大常委会副委员长、第九届全国妇联主席、中国关心下一代工作委员会主任顾秀莲同志在中国妇女活动中心亲切会见青爱工程监事高波同志，听取了高波同志关于青爱工程十年来的发展历程工作汇报，以及2月8日在全国政协礼堂召开中国青少年艾滋病防治教育工作座谈会的具体实况。顾秀莲同志表示，中国关心下一代工作委员会愿意大力支持青爱工作，让青少年学会负责任地爱。

2. 提交内参

青爱工程协调成都基地负责人胡珍给《光明日报》投稿《建议多举措将我国青少年性健康教育落到实处》，提出广为宣传“性健康教育越早越好”的理论与实践、编写从小学到高中的性健康教育内容实施计划、制定培训和挑选性健康教育师资的标准共三点建议。该文章被光明日报社编入内参《情况反映——知识界动态清样》（2014 年 12 月 1 日，第 265 期），抄送至中共中央办公厅、国务院办公厅、中共中央宣传部、中央档案馆。

2014 年 11 月 25 日，第 1657 期《人民日报内参》以《专家建议前移防艾重心，支持青爱工程》为题，报道了中国教育学会名誉会长、青爱工程首任领导小组组长、北京青爱教育基金会名誉会长顾明远，中国教育学会原常务副会长陶西平，全国人大常委、青爱工程首席顾问王佐书，中国教育学会常务副会长戴家干，中华儿慈会名誉理事长、北京青爱教育基金会名誉会长魏久明，全国政协原副秘书长、中华慈善总会原副会长张道诚等教育界、慈善界专家的吁请。专家们呼吁：“在艾滋病防治工作中，一定要把战线前移，高度重视中小学生的性教育问题，充分调动社会力量参与艾滋病防治工作。建议把‘青爱工程’提升到国家层面给予支持，使其在防艾工作中发挥出更大的社会效益。”

3. 召开座谈会，通过媒体放大效应进行政策倡导

2015 年 2 月 8 日，为了贯彻李克强总理的批示，中国青少年艾滋病防治教育工作座谈会在京召开。由民进中央、中国青少年艾滋病防治教育工程办公室、中华儿慈会青爱工程专项基金、北京青爱教育基金会共同主办。十一届全国人大副委员长周铁农，民进中央、全国人大、全国政协、国艾办、教育部、卫计委、国资委、科技部、共青团及云南、四川、贵州、江苏、河南等省市县政府部门，中华职业教育社、中国教育政策研究院、中国性病艾滋病防治协会、中国记协、中华儿慈会、中国教育学会、中国联合国协会，以及青爱小屋、基地的代表，共 160 余人参加座谈会。与会的副部级以上官员计有 10 多位，司局级官员 40 余名。这次会议时间虽短，但在新中国的历史上，是头一次就中国青少年艾滋病防治，以及中国学校性教育问题，召开这样规格的盛会。其象征意义和现实意义，均十分强烈。在这次座谈会上，与会代表一致倡议，自 2015 年开始，每年 12 月 5 日，均在

全国政协礼堂召开同样主题、相同甚至更高规格的座谈会。

与会的国家计生委副主任、国务院防艾委办公室主任王国强表示，下一步计生委、国艾办将会同教育部等部门进一步强化疫情信息沟通机制和合作，强化各级教育和计生部门对青少年艾滋病防治工作的重视，“继续支持青爱工程等社会组织开展青少年的艾滋病防治工作，形成强大的社会防治合力”。

此后，人民网、新华网及其他媒体对此次会议进行了报道。

（二）公众倡导

青爱工程面向公众进行的倡导主要从三个方面着手。一是组织专题活动；二是进行研究与发布；三是通过互联网与其他相关利益者发起联合行动。

1. *专题活动*

青爱工程针对不同群体组织了丰富的专题活动。

其一，针对“青爱人”的专题活动。

- 青爱办编印了内部刊物《青爱人》，现印发两期。《青爱人》杂志定位于“提供中国性教育的解决方案，对政策形成积极影响和推进”，为各地小屋学校领导和老师、教育部门官员、爱心企业、媒体和社会大众提供青爱教育信息交流渠道，搭建小屋模式推广平台。
- 2013 年，青爱工程建立了“联系人管理系统”，将支持项目发展的所有爱心人士、机构纳入系统中，每月定期以电子版《青爱简报》向其及时、准确反馈项目运作情况。

其二，针对社区/社群的专题活动。

- 成都市龙泉驿中学青爱小屋学生志愿者社团经常到社区广场宣传，提高人们对艾滋病的认识。
- 2014 年 8 月 3 日，云南省昭通市鲁甸县发生 6.5 级地震。各地青爱小屋、心联小屋也积极开展爱心募捐活动，筹得善款 127799 元。
- 2014 年 11 月 13 日，青爱工程在成都工业学院举行“爱·感恩·成长——“1 + 1”心联行动 2014 总结表彰会”，总结回顾“1 + 1”心联行动灾后心理援助项目六年工作成果，表彰“1 + 1”心联行动“牌房师书课、社影讲家功”十个一功能楷模学校和个人。
- 2015 年初，青爱工程在绍兴市、柯桥区、东阳市设立三个“青爱小屋　爱的教育——青爱工程防治艾滋病”图片展。2015 年 6 月 11 日，民进中央常委会代表30余人参观图片展，这些代表均为各省市民进主委、教育相关领域的省部级或司局级官员。此图片展由民进中央、国务院防治艾滋病工作委员会办公室支持。

• 学生是青爱小屋的直接受益者。他们参与青爱小屋的活动后，有时会与家长、邻居、亲戚、朋友/同学分享信息或自己的感受。评估结果显示，绝大部分受访小学生、受访职高生、受访大学生和朋友同学分享过参加青爱小屋的收获；大部分小学生和家长分享过参加青爱小屋的收获。但无论是小学生、初中生、高中生、职高生还是大学生，他们主要的分享对象优先是朋友/同学，其次为家长。在各类学生中，职高生与朋友同学分享的比例最高，其次为大学生、小学生、初中生，详见图27。

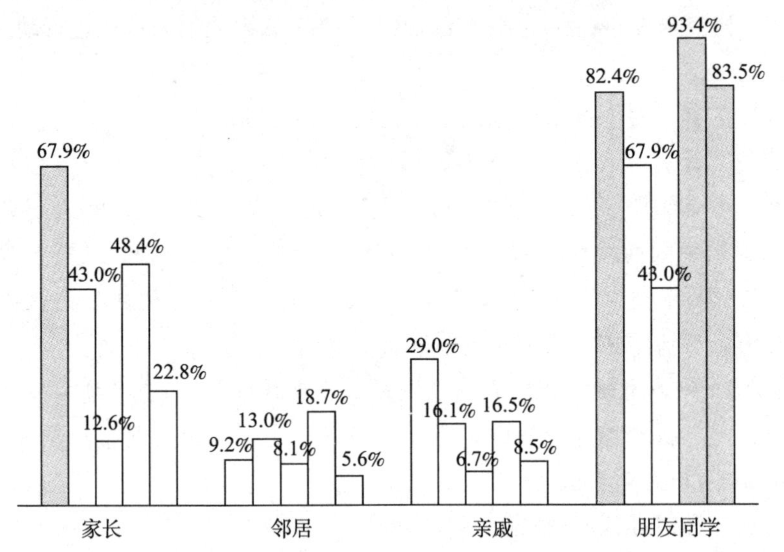

图27　受访学生回答“和谁分享过参加青爱小屋的收获”的比例

注：① %为持此观点的受访者比例。

② 从左到右受访者选项依次为“小学生”、“初中生”、“高中生”、“职高生”、“大学生”的比例。

专责老师和老师志愿者也会与他人分享青爱小屋的收获。评估结果显示，绝大部分受访专责老师、受访老师志愿者同其他教师分享过参加青爱小屋的收获；大部分受访专责老师、受访老师志愿者和家人、朋友、领导分享过参加青爱小屋的收获。相对而言，专责老师中愿意与他人分享青爱小屋的收获的比例均高于老师志愿者，详见图28。

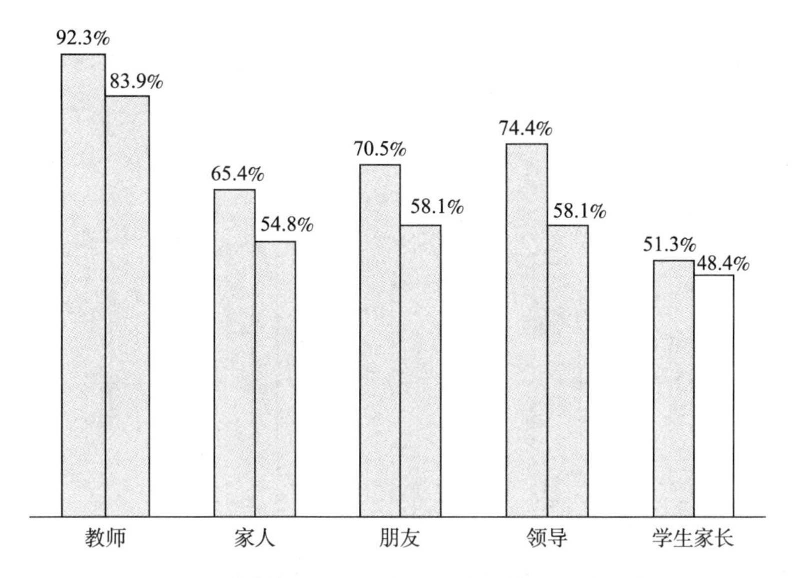

图 28　受访专责老师和老师志愿者回答“和谁分享过参加青爱小屋的收获”的比例

注：① % 为持此观点的受访者比例。

② 从左到右受访者选项依次为“专责老师”、“老师志愿者”的比例。

通常，青爱小屋专责老师和老师志愿者对外宣传渠道有：手册、传单、校刊、室外广告和网站。评估结果显示：针对家长的宣传，受访者认为这几种宣传渠道都会用到；针对社区（村/乡镇）的宣传，受访者认为采用传单进行宣传的比例相对高；针对政府、企业、大众的宣传，主要通过网站这一渠道，详见图 29。

其三，面向社会的专题活动。

- 2012 年 7 月 12 ~ 14 日，青爱工程参加了在深圳市举行的“首届中国公益慈善项目交流展示会”。会展期间，青爱工程通过展板、视频和发放宣传资料的形式，宣传项目公益理念，展示项目成果，共发放项目宣传折页 5700 多份、书签 2000 多个、艾滋病防治知识卡片 500 多张。

- 2013 年 9 月 18 日，青爱工程四川基地主任胡珍教授与青爱工程领导小组组长顾明远、青爱工程办公室主任李扁做客新华网，与网友们畅谈“如何做好青少年性教育”，为青爱工程做宣传。

- 2012 年，世界艾滋病日前夕，青爱工程、搜狐公益发起“‘学习艾·拥抱爱’——给青少年上一堂性教育课”活动，活动得到了各地青爱小屋的积极响应，截至活动结束，共有 65 所青爱小屋参与了活动。

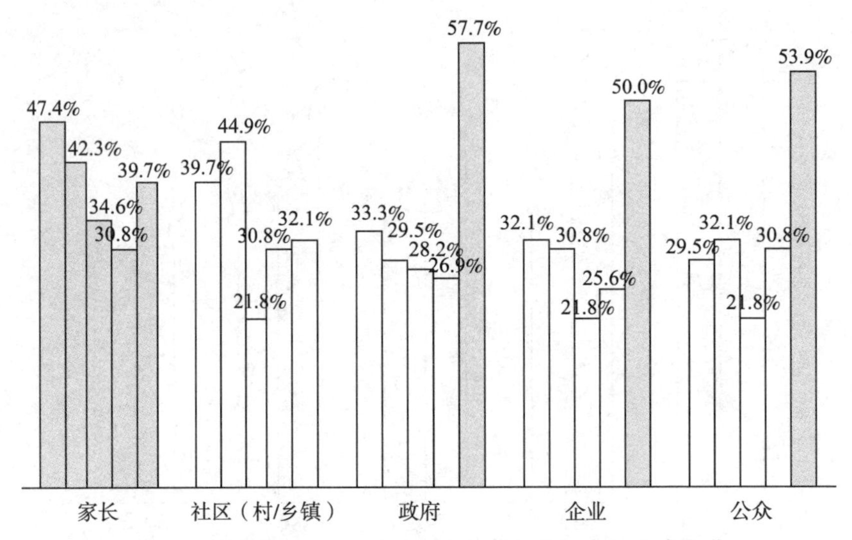

图 29　受访专责老师说明青爱小屋的宣传对象与宣传渠道

注：① % 为持此观点的受访者比例。

② 从左到右“宣传渠道”选项依次为“手册”、“传单”、“校刊”、“室外广告”、“网站”的比例。

• 2013 年 4 月 22 日，青爱工程发出《关于雅安地震灾后援助的倡议书》，号召全国青爱工程、“1 + 1”心联行动基地和小屋向雅安地震灾区开展爱心援助活动，截至 5 月 20 日，共收到 2 家基地和 50 所小屋学校的捐款信息，募款总额 126 万余元。所有善款通过当地教育部门统一上交到慈善机构，帮助灾区青少年进行灾后心理重建。

• 2014 年 8 月 3 日，云南省昭通市鲁甸县发生 6.5 级地震。各地青爱小屋、心联小屋也积极开展爱心募捐活动，筹得善款 127799 元。

2. 研究与发布

• 2012 年，由河仁慈善基金会资助，青爱工程办公室联合中国管理科学研究院基础教育研究所、中国关心下一代教育研究院、北京青苹果时代教育科技中心，由中国社科院研究员、著名青少年性教育专家陈一筠教授，青爱工程办公室主任李扁和中国管理科学研究院基础教育研究所所长刘正荣共同编著了《中国青爱工程读本》系列丛书。本套丛书共 5 本，包含《男孩女孩长大啦——小学生青春健康》（小学版）、《少男少女知多少——青春健康知识问答》（中学版）、《解读青春密码》（中小学生老师、家长必备）、《引领孩子度青春》（青爱工程专家导航）和《爱在青春期——“早恋”？“早练”？》，由北京教育出版社出版发行。

• 2013 年 1 月，由河仁慈善基金会资助的中国第一本将社会性别主流意识纳入青春期教育的中小学性教育教师理论与实践指导用书《向青春迈进——社会性别与小学性教育》和《与青春同行——社会性别与中学性教育》正式由科学出版社出版。该套指导书是青爱工程四川省基地首席专家、成都大学胡珍教授团队多年在中小学推行性教育的实践成果之一。胡珍教授针对国内学校在落实教育部《中小学健康教育指导纲要》和《中小学公共安全教育指导纲要》过程中的性健康与性安全教育，一些传统的青春期教育参考书存在的社会性别刻板印象及性别教育的问题，结合当前国际性教育的最新趋势，参考《国际性教育技术指导纲要》的教学要求，结合青爱小屋学校开展性教育的经验，编写了基于社会性别平等的中小学教师开展性教育的理论与实践探索的成果文集。《向青春迈进——社会性别与小学性教育》包括从小学一年级到六年级的主题课和渗透课教案。全书内容丰富，包含了从生命的诞生到青春初期的基本性教育知识。本书还结合国际上最新的性教育成果，将中国主流性教育中缺乏的社会性别意识贯穿全书，对小学教师开展课堂性教育具有较大的参考价值。《与青春同行：社会性别与中学性教育》包括初中到高中各年级的主题课和渗透课教案，涵盖了生殖健康和青春性健康的相关内容，是中学教师进行性教育的理论研究与实践的极好参考书目，适合学生家长、中学性教育工作者及中学生阅读。

• 青爱工程通过资助各基地和小屋，总结创新成果，以“十个一功能”课题形式，积累项目实施经验，总结成果，形成了《十个一功能操作手册》。另外还有《成都市行知小学：青爱小屋十个一功能之“师”操作指南》、《成都市龙泉驿区第七中学：青爱小屋十个一功能之“师”操作指南》、《成都市财贸职业高级中学：青爱小屋十个一功能之“书”操作指南》、《成都市蜀西实验学校：青爱小屋十个一功能之“书”操作指南》、《成都市天回小学：青爱小屋十个一功能之“讲”操作指南》、《成都市人北实验：青爱小屋十个一功能之“社”操作指南》，以及成都市龙泉驿区第七中学的《青爱小屋十个一功能建设的探索——历程集》、《青爱小屋十个一功能建设的探索——教案集》、《青爱小屋十个一功能建设的探索——论文集》、《青爱小屋十个一功能建设的探索——学生作品集》。

3. 联合行动

青爱工程利用互联网发起联合行动，进行公众倡导。

• 2014 年 12 月，第 27 个世界艾滋病日前夕，青爱工程再次发出倡议，请有条件的基地（工作站）、青爱小屋、心联小屋，在12月5日之前，积极开展各类以艾滋病预防为主题的宣传教育活动。青爱工程将在青爱官方网站、官方微博及相关媒体进行宣传和展示。

• 2015年6月，北京青爱教育基金会与北京师范大学教育基金会签约，委托北京师范大学教育学部（中国教育政策研究院）课题组承担“青少年性教育政策的国际比较研究”项目，为完善我国的青少年性教育政策体系提供有益借鉴。

青爱工程面向公众进行倡导还未形成成熟的思路和操作办法，目前以项目信息传递为主。青爱办于2015年4月21日对青爱工程在自媒体上发布的消息及效果统计结果详见表4。

表4　青爱工程在自媒体和公共媒体上发布的消息及效果统计

		粉丝数	发布数	阅读数	转发数	评论数
新浪	博客	59	508	4859	41	57
	微博	716	1495	825767	4717	1325
腾讯	微信	252	176	14011	1461	–
官网	小屋新闻	–	2420	–	–	–
	基地新闻	–	196	–	–	–
	青爱办新闻	–	806	–	–	–
人人网	新鲜事	56726	1461	–	–	–
媒体报道	网媒、纸媒、电视台	–	179	–	–	–
杂志	内刊	2期4187本				
网络简报	邮件	联系人	邮件人次	期数	发送量	打开次数
		3256	1625	16	34495	9946

评估团队就您在“哪种媒体上看到过关于青爱小屋的宣传”对各受访者进行了问卷调查。调查结果显示，80.0%的受访职高生、53.9%的受访专责老师和45.2%的受访老师志愿者在全国媒体上看到过关于青爱小屋的宣传，其提及的媒体包括《中国青年报》、新华网、台湾网、CCTV2、CCTV12、《人民日报》、《光明日报》、央视媒体、中国慈善网、《工人日报》等；92.6%的受访职高生、54.8%的受访老师志愿者和43.6%的受访专责老师在当地媒体上看到过关于青爱小屋的宣传，其提及的媒体包括抚顺电视台、牡丹江电视台、《无锡日报》、云南省级媒体及网站、江阴网、德宏电视台、《重庆日

报》、《江阴日报》、盈江电视台、四川电视台等，详见图30。

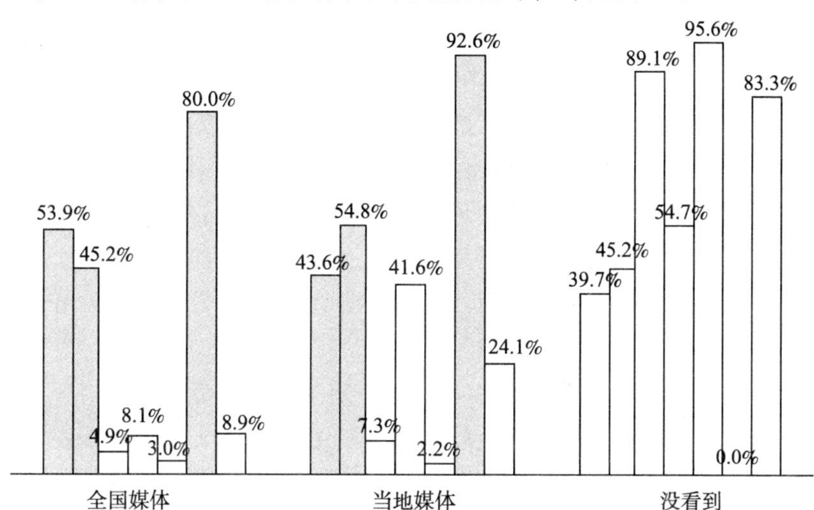

图30　受访者回答“在哪种媒体上看到过关于青爱小屋的宣传”的比例

注：① %为持此观点的受访者比例。

② 从左到右受访者选项依次为“专责老师”、“老师志愿者”、“小学生”、“初中生”、“高中生”、“职高生”、“大学生”的比例。

三　组织保障

（一）青爱办

1. 日常管理相对有效

由于青爱办是青爱工程项目的核心执行机构，项目的方方面面不仅需青爱办做出相关的管理规定，还需实实在在地执行下去。随着项目的开展，青爱办需要日常管理的内容越来越多。这一定程度上会对青爱办构成挑战。就目前而言，有关青爱办的日常管理状况总体评价相对有效。表现在以下三个方面。

其一，建立了稳定的项目团队。

青爱工程领导小组下设青爱基金管委会，即青爱办，目前在青爱办的基础上已成立北京青爱教育基金会。青爱办相当于基金会的秘书处，青爱工程有一支相对稳定的项目团队，包括理事长、秘书长以及项目部、综合部、传播部和筹资部的成员。

其二，搭建了相对完整的项目管理体系。

青爱办主要通过合作方式，与合作单位共建基地、工作站，并将青爱小屋引入学校。在管理上也采取这样的方式实施，较为有效。

其三，建立了相对有序的工作机制。

在青爱办内部，现已建立了例会制度，每周一下午召开例会，全体工作人员就负责项目进展情况进行汇总、交流。各部门分工相对明确、有序。

2. 监督工作相对被动，主要依赖青爱基地和工作站的主动性

青爱基地、青爱工作站、青爱小屋彼此间是平等的合作关系，不存在行政隶属关系，也不具有约束力。而且，青爱办对青爱基地、工作站在监督方面没有具有要求，基本上是自己去做。

因此，如青爱办将监督工作下放到青爱基地、青爱工作站，从实质上也不能保障有效监督。此时，主要依赖于青爱基地和工作站本身的主动性和积极性，或者，青爱基地和工作站能够给青爱小屋带来的“利益”是青爱小屋所需，比如声誉和权威性的支持，专业上的支持，资源和信息上的互动等。没有利益关系，一般不能产生强制性的约束。除非青爱办向青爱基地、青爱工作站提供一定的监督资金，聘请当地有资质的审计机构定期进行审计。

由于监督工作不到位，评估发现个别基地、工作站和小屋有“一账多报”现象。个别青爱基地、青爱小屋与政府或其他 NGO 合作的项目支出都混到青爱工程的支出里，甚至青爱小屋专责老师自己也分不清楚。

对此，青爱办提出，未来会加强项目监督评估。目前青爱办正在搭建第四版的青爱工程官方网站，将项目资金和项目活动进行严格的对应，即让“钱”和“事”一一对应。追求“四透明”：事透明、钱透明、政策法规透明、责任道义透明。青爱办负责人李扁说：“前期建立的小屋还没有来得及数据化，但已经探索出了相对成熟的经验，项目管理的效率亟须提高。”

3. 激励措施相对有限

青爱办对青爱基地、青爱工作站、青爱小屋在资金上和精神上的激励措施均不够系统，激励程度不足，总体评价激励有限。

其一，资金支持。

资金支持分两方面：在设立青爱小屋时，给予挂牌和资金支持，依据实际情况，给每间小屋提供一笔启动资金；设立青爱小屋后，给予后续资源支持。例如，专家培训、课堂实操资料、防艾和性健康教育音像资料等。

其二，精神激励。

精神激励主要包括三方面：青爱小屋专责老师可以不定期参与专家讲座或培训、教师赛课、评比活动，提升专责老师的自我能力，拓展视野，互通信息，建立朋友网络，专责老师较看重这一点；青爱小屋升级为提升小屋，以及评选标杆小屋，这对青爱小屋所在的学校来说，是一种荣誉上的激励，大部分学校较看重这一点；评优、表彰也是学校和老师看重的。例如，2014 年 11 月 13 日，青爱工程在成都工业学院（“1 +1” 心联行动四川基地）举行“爱·感恩·成长——‘1 +1’心联行动 2014 总结表彰会”，总结回顾“1 +1” 心联行动灾后心理援助项目六年工作成果，表彰“1 +1” 心联行动“牌房师书课、社影讲家功”十个一功能楷模学校和个人。

4. 调动了各类资源

青爱办在调动社会各类资源方面有突出的特点。

（1）聘请社会知名度高的人士做形象大使

青爱工程聘请中央电视台著名主持人白岩松作为首任形象大使，白岩松本人的正面形象及号召力为项目树立了良好的形象。作为形象大使，社会知名度很高的白岩松积极投身于青爱工程的宣传工作，曾随青爱办多次到地方参加基地和小屋活动，每一次都产生极大的影响力和号召力，对青爱工程社会知名度和社会影响力的提升功不可没。

> 白岩松在担任形象大使期间，出席青爱相关活动近 30 次，捐款 4 次共 12.1 万元。每次活动，均发表讲话。他对青爱工程的贡献，不仅是贡献形象，更重要的是提供智力支持。他的许多先进理念，相对青爱工程办公室的水平而言，往往显得过于超前，以至于一时难以消化。他每次参与青爱活动，都是独来独往，不吃饭，有时连水也不喝。走路都是带着风的。[1]

白岩松在合同约定五年期满，在担任了六年形象大使工作以后，提出不再担任此职。当然，白岩松仍然保持对于青爱工程的关心，在重要时刻仍然现身，鼎力支持。

（2）积累了丰富的政治资源

在中华儿慈会的帮助下，青爱工程得到了规范化成长。2011 年 11 月 1

---

① 引自评估团队对青爱工程共同发起人、北京青爱教育基金会理事长张银俊的访谈记录。

日，中华儿慈会与青爱工程签约作为青爱工程的主办单位，对青爱工程的人员班子和机构管理负责，同时也为青爱工程提供多种支持，包括设立“青爱工程专项基金”为青爱工程募款，提供公募平台和开具免税发票等服务。

同时，如前所述，青爱工程领导小组的成员及顾问为青爱工程吸纳了丰富的政治资源。

（3）建立了专家、讲师资源库

青爱工程建立了自己的专家、讲师资源库。专家、讲师可根据性健康教育、艾滋病防治、心理健康教育、公益慈善理念培育、青爱小屋运行专业技术方法指导进行讲座。比如，四川基地的专家资源库，包括胡珍、苟萍和李红三位教授为代表的性教育团队，可开展讲座的内容涉及大、中、小学（幼儿园）不同阶段性教育内容、目的和方法，面向的人群包括中小学校长、教师、家长和学生，对不同的人群分别开展有针对性的讲座。一些与青爱工程有契约关系、在青爱工程中担任一定职务的人士本身也是相关领域的专家。例如，担任青爱工程顾问的领导力认证导师周政先生和梁小川律师（同时也是领导力管理和法律方面的专家），为青爱工程提供项目执行能力、管理者领导能力、团队协作能力等方面的专业指导。

目前，青爱工程的专家、讲师名单包括：陈一筠、林燕卿、刘正奎、刘文利、张玫玫、彭鑫、胡珍、苟萍、李红、王进鑫、程静、白云阁、郭辉勤、朱卫嘉、屈莲华、刘嘉、叶海燕、周晖、陈敏、廖桂芳、郭子贤、吴明霞、李昌林、杨春艳等。需要说明的是，在北京青爱教育基金会成立之前，他们与青爱工程的关系并不非常紧密，许多专家是基于以前合作关系，或通过理事长、秘书长的个人关系而邀请到的，没有发放聘书也没有签订合同，是一种松散的、临时的关系。在北京青爱教育基金会成立之后，一些专家加入北京青爱教育基金会学术委员会，与青爱工程形成了具有法律约束力的契约关系。

（4）开发了志愿者资源

青爱工程建立青爱小屋时，即启动了教师志愿者和学生志愿者招募事宜，为此，青爱办建立了志愿者招募和管理规则，具有明确的志愿者章程及守则，同时也对志愿者精神具有一定的要求，并建立了网络招募志愿者平台，同时也在平台上对志愿者的活动与志愿者见闻进行传播。为了鼓励志愿者的服务，也设立了志愿者服务公示平台，志愿者可以通过输入自己的姓名和搜索日期查到自己的服务小时数。

虽然网上记录的志愿者信息有限，但是各地青爱小屋都有数量不等的老师志愿者在协助专责老师推动青爱小屋的工作，有大量在校志愿者参与青爱小屋的活动，也参与青爱小屋之外的活动，在学校层面培养志愿精神。

5. 综合执行力相对薄弱

评估发现，青爱办受访人员一致认为会长、理事长、理事、监事、顾问、专家、形象大使对青爱工程的贡献程度很高，其中，对理事长的贡献评价最高，其次是形象大使和多位名誉会长。但青爱办受访人员也反映，秘书处整体专业性不足、运营管理不足、人力不足。

在综合执行力方面，评估结果显示：

（1）青爱办内部工作人员对项目目标的理解和把握存在分歧

究其原因，除了与工作人员自身工作经历、经验有关外，也与内部沟通机制不畅有关。例如，内部工作人员反映，如理事长和秘书长去项目点考察回来后需及时与大家沟通，以便第一时间更新信息，也利于项目官员与项目点的合作者尽快保持一致，避免因计划改变或存在不确定性因素造成困惑。

（2）青爱办内部工作人员应对大量工作较为困难

虽然青爱办有较为明确、规范的管理办法，但是面对大量工作时，仍难以应对。不过，青爱办较注重工作人员自身专业素质和工作能力的提升，以更好地服务全国青爱小屋。为此，青爱办建立了例会制度，每周一下午召开例会，全体工作人员就负责项目进展情况进行汇总、交流。

2012 年，青爱工程邀请北京市恩派非营利组织发展中心对办公室工作人员以工作坊形式开展团队培训，强化规范化管理，创建科学运作模式。另外，2012 年，青爱工程聘请北京市恩派非营利组织发展中心对项目实施进行了监督、评估，提升了项目团队的专业水平和综合实力，帮助进行青爱小屋模式梳理。同时，为确保青爱小屋项目在昭觉、云南、重庆的顺利进行，青爱工程聘请恩派对项目实施进行监督、评估，形成了管理、运作和监督“三位一体”的工作模式。

2013 年，青爱工程聘请领导力认证导师周政老师和重庆元炳律师事务所北京分所梁晓川律师、万有志律师为项目顾问，在项目执行能力、管理者领导能力、团队协作能力等方面，给予青爱工程软、硬技能的专业指导及帮助，推动青爱工程的长期稳定发展。

为更好地服务于全国青爱小屋和心联小屋项目工作，提高项目人员自身专业素质和工作能力，2013 年 6 月，6 名青爱办工作人员参加了由中国性学会主办的“注册性教育教育师”注册培训，并通过了考试。

2015 年元旦，青爱工程办公室全体员工参加了为期三天的《孝经》学习，体验传统文化，为今后青爱小屋推进传统文化教育做准备。

尽管如此，青爱办项目部目前只有 4 位工作人员，需要管理全国所有的青爱基地、工作站、小屋，精力显然不够，只能依托青爱基地、工作站去间接管理小屋。而青爱基地、工作站、小屋的工作人员本身有自己的日常工作，无法有效兼顾青爱工程的工作，有的甚至只能利用休息时间完成。随着未来小屋数量的增加，团队工作量也会随之增加。另外，评估时，个别基地反映青爱办拨款有滞后现象，如西南大学的活动资金是由学生处先行垫付，青爱办的拨款有一定的滞后性，造成经费支出比较困难。

（3）协调、沟通能力弱

2010 年之前，青爱工程项目的执行方式主要是由理事长和秘书长前往项目点，而项目官员在办公室从事事务性工作。从 2011 年开始，项目官员开始随同理事长和秘书长前往项目点进行工作。但是，评估发现，一方面青爱办内部缺少足够的沟通，员工对项目理解和把握程度不一。另一方面，原来由理事长、秘书长出面与各地合作伙伴商讨的，现在转由项目官员出面协调遇到一定的困难。特别是现在项目官员与政府打交道感觉不顺手，与地方政府打交道的能力有待提高。而且，与官方打交道一般需要一定的身份和地位，民间组织没有政治或经济实力，较难撬动官方资源，这是客观事实。

（4）传播能力弱

青爱办有大量传播工作需要做。例如，网站内容精简、固化，优选传播内容，及时更新，与媒体互动，对热点或大型事件快速反应，知识库及案例集的建立与编撰等等，目前，青爱办传播工作人手不够，仅一位传播专员，而且是新人，缺乏公益领域的相关专业知识及传播经验。

（二）青爱基地

1. 各基地的建立基本符合标准和流程

评估团队所调查到的青爱基地，其建立基本符合标准和流程。

例如，青爱工程通过前期调研与当地政府、高校联合推动支持重庆市青少年性健康教育研究会的成立。2012 年，青爱工程深入重庆开展项目调研，与重庆市计生协、科协、青联等及重庆相关学校校长、教师代表等，就青爱小屋的援建方案进行了座谈，并通过与重庆市当地政府相关主管部门的直接对接，宣传了青爱工程的运营模式，达成了共识，为青爱小屋在两地的建设工作打下了坚实的基础。2012 年 8 月 16 日，在青爱工程办公室与重庆市政府多部门的支持与参与下，重庆市科学技术协会、重庆市教育委员会、重庆市卫生和计划生育委员会、重庆市计划生育协会、西南大学、重庆师范大学、重庆邮电大学、重庆医药高等专科学校等单位联合（参与）发起成立重庆市青少年性健康教育研究会，目的是展开、承接政府任务。

青爱工程通过与青少年性健康教育研究会合作成立重庆基地。2012 年 10 月 12～13 日，“中央财政支持中华儿慈会扶贫救助示范项目青爱工程重庆市项目一对一工作坊”在京举行，重庆市政协原副主席、重庆市青少年性健康教育研究会理事长陈万志率中国青爱工程重庆市基地主要成员及重庆市科协、计生协、教委、疾控等相关部门负责人和重庆师范大学、重庆医药高等专科学校代表一行 11 人，就青爱工程重庆市基地和青爱小屋建设进行商讨，最终签署《中国青爱工程重庆项目合作备忘录》。在 2012 年 11 月 1 日，青爱办与重庆市青少年性健康教育研究会合作成立重庆市基地，基地建在重庆市性健康教育研究会，为基地开展工作建立良好的基础。

2. 各基地基本按规定运营

评估团队所调查到的青爱基地，基本按照《中国青爱工程项目合作备忘录》中的内容开展工作。

例如，2009 年 11 月 3 日，青爱工程的四川基地在成都大学成立，基地负责人为四川省性教育专家、成都大学胡珍教授。四川基地虽不是“青爱工程·河仁计划”直接出资援建的，但“青爱工程·河仁计划”在四川省援建小屋的活动资金都是通过四川基地划拨以及管理的，四川基地在“青爱工程·河仁计划”实施中发挥了重要作用。

四川基地同时也是省委宣传部的科普基地，基地所在的成都大学对专责老师给予了较大程度的支持，通过减少教学任务让专责老师有更多时间投入青爱工程项目。

四川基地每年制订年度工作计划，并向青爱办提交年度工作总结报告及经费使用情况说明。四川基地制订的年度工作计划简洁明了，工作计划的内容多涉及性教育专业性的提升和推广以及对青爱小屋能力提升的指导和培训。年终，四川基地会将工作计划的完成情况进行总结和成果汇报。对于经费的使用情况说明，四川基地也非常严谨，包括经费使用汇总和明细两部分。汇总表一目了然，包括经费使用日期、费用项目、金额及备注；明细表按月汇报经费使用情况，包括每次活动的主题、时间、地点、参加者、费用项目、金额及备注等信息，备注栏往往详细写出经费涉及的人名。

四川基地依托成都大学“性社会与性教育科技团队”，基地负责人胡珍教授被誉为“四川省学校性教育推行第一人”，团队是由成都大学整合全校社科资源建立的跨学科、跨专业、跨院系的科研平台，包括教授3名，副教授6名，博士（含在读）3名，成员学科背景包括社会学、心理学、教育学、政治学、医学等，具有性教育所涉及的性社会学、性生理学、性心理学、性规范学等领域的专业性和权威性，为四川基地推动性健康教育奠定了专业基础。

四川基地主要发挥了以下功能。

（1）师资培训

四川基地开展的重点活动是青爱小屋师资培训，只要工作站和小屋有需要，邀请基地对它们进行培训和指导，基地就会去做。四川基地每次为青爱小屋进行的教育师资培训都被刻录成光盘，向全国推广，不仅服务于四川省的青爱小屋，这些培训成为青爱工程的宝贵资产。例如，2012年11月6日，青爱工程四川省基地青爱小屋师资培训；2013年主办的大中小学、幼儿园系列“社会性别与性教育师资培训”；龙泉驿区第七中学青爱小屋的专责老师参加培训时，就自己学校的小屋模式进行分享，有其他小屋的老师对七中的模式很感兴趣，给七中老师很大的信心。

（2）教案研发

包括性教育教材、专著。如胡珍教授主编了《性健康教育读本——性生理与性健康》教材。2013年1月，由河仁慈善基金会资助，结合青爱小屋学校开展性教育的经验，编写了中国第一本将社会性别主流意识纳入青春期教育的中小学性教育教师理论与实践指导用书《向青春迈进——社会性别与小学性教育》和《与青春同行——社会性别与中学性教育》，正式由科学出版社出版。

（3）专业督导

例如，2014 年暑假青爱工程四川基地邀请台湾树德科技大学人类性学研究所所长林燕卿教授为四川省青爱小屋专责教师开展青春期教育专业督导。2013 年 8 月 12 日至 15 日，“第五届亚洲性教育会议暨第六届全国学校性教育经验交流及师资培训会议”在青爱工程四川基地成都大学举行，来自中国、美国、日本等国家和中国香港、台湾等地区的性教育专家、学者和学校领导、教师 400 余人参加大会，进行交流分享。

（4）为青爱工程宣传、传播

四川基地在推广性教育的同时往往连带宣传青爱工程。在评估团队对四川基地负责人胡珍教授访谈中，她提到，单纯从口头上说“青爱”的话很难动员老师，因此在基地所依托的团队组织的全省性学术活动上都打上了“青爱工程”的标志，帮助青爱工程做宣传。基地把所辖小屋的案例制成青爱小屋成果宣传册。

（5）学术交流

2013 年 8 月 12～15 日，四川基地和中国性学会承办了由亚洲性教育会议总监会主办，河仁慈善基金会、青爱工程资助的“第五届亚洲性教育会议暨第六届全国学校性教育经验交流及师资培训会议”，加强学术交流，推动学科发展。来自中国、美国、日本等国家和中国香港、中国台湾等地区的性教育专家、学者和学校领导、教师 400 余人参加了大会，为青爱工程提供了一个非常好的学术交流机会。通过这一平台，性教育领域的专家、学者及慈善领域人士，加强了沟通，增进了了解，学习了先进的性教育理念和丰富的实践经验。

（6）储备人才

2010 年 9 月 12 日，青爱工程资助成都大学师范学院开设了性教育辅修专业。成都大学成为继首都师范大学之后，全国第二所、四川省第一所开设性教育辅修专业的大学。四年多来，该专业培养性教育辅修专业学生 120 余名。同时，青爱小屋为性教育辅修专业学生提供了良好的实习平台，成都市 23 所中小学青爱小屋成为其实习基地。有的学生因具有性教育专业背景，深受学校欢迎，很快与其签订了就业合同。

3. 管理工作有效

评估团队所调查到的青爱基地，其管理工作有效。

例如，青爱基地与青爱办签订的合作协议中规定，重庆基地自 2012 年

10 月到 2017 年 10 月，在重庆 10 所大学挂牌青爱小屋，全市争取达到 100 所（含大学、中等职业学校和部分中学）。而重庆基地规定：小屋需要完成“规定动作”（十个一功能），同时鼓励进行“自选动作”，通过创新发挥各自特色、专长，集中开发其中一个功能。实际上，截至 2015 年 7 月，重庆基地已发展了 12 所小屋，并且将几个大学的小屋功能双重化，使其同时扮演片区工作站的角色。同时，小屋之间结对，互通有无；大学小屋—中学小屋—小学小屋打通。一位受访的青爱小屋专责老师说：“四川基地给我们的支持很大，包括指导教学设计、召开年会、组织我们老师与专家交流探讨。”

重庆基地也成为连接青爱办和各地青爱小屋的桥梁，为青爱办在重庆开展工作起到良好的协调、支持作用。青爱小屋每季度向基地汇报活动情况，基地则向青爱办汇报。

此外，重庆基地很重视专业实力的培育，规定所聘用专家必须得到专业上的广泛认可，并颁发中国青爱工程重庆市基地聘任书。虽然这只是一张纸，但是使专家有一种荣誉感，并增强了其责任感。

评估发现，四川基地虽然没有完整的管理制度，包括管理办法、激励机制、监督机制等，但基地工作人员都是学校在任老师，学校有规范的管理制度和岗位制度，他们也借鉴学校管理制度进行管理，为四川基地的自身管理提供了有效保障。

4. 监督工作有效

评估团队按照基地与青爱办之间签署的合作备忘录中的内容对基地日常监督工作进行评估。实际上，青爱办没有给基地赋予明确的监督职责。

评估发现，评估团队调查的基地监督工作有效。

例如，青爱工程重庆基地严格遵守与青爱办的协议。重庆基地按照与青爱办协议内容汇报工作，并且遵守青爱工程对基地的相关财务规定。此外，重庆青爱小屋每季度向基地汇报活动情况，基地则将汇总的情况向青爱工程办公室汇报。重庆有新的活动或活动的新闻报道，重庆基地都及时向青爱工程办公室汇报。

5. 激励措施丰富

评估发现，青爱基地在精神上的激励措施较为丰富，包括颁发证书、评优、授奖等。例如，四川基地开展先进青爱小屋专责教师评选，参与培训的老师会获得培训证书；参加重庆基地培训的老师在培训结束后会获得培训证书；重庆基地2015年起每年对小屋老师开展评比表彰，对好的小屋进行表彰，并给予奖状、礼品等奖励，对差的小屋提出整改要求。

6. 资源动员能力各不相同

评估团队所调查到的青爱基地，其优势各不相同，动员资源的能力也不同。

例如，四川基地的优势主要在性教育的专业性上，它为青爱工程的师资培训提供了巨大的帮助。当然，作为基地，它需要对该区域工作站及小屋的管理、动员、协调等提供支持，但由于四川基地设在高校，基地工作人员的优势在于教学，因此，在资源动员方面相对薄弱。

> 四川基地的基础好，侧重性教育的专业性，它的学术性更强一些，但是推动的社会资源不多，无论是在资金上还是政策支持上。
>
> 青爱基地需发挥三个方面的功能：一是协调小屋发展；二是开展专业性培训，对教师进行培训和经验传授；三是整合资源。目前三个功能中整合资源的功能最弱，而盈江算是各基地中做得最好的。
>
> （四川）基地的优势在专业的引领，但在项目执行上弱，缺乏做大事业的氛围，不像抚顺（基地），让人感觉你是在做大事业。[①]

例如，重庆基地在重庆则充分整合专家、教育机构、媒体平台及政府各职能部门等各种外部资源，科学、规范地推行“青爱教育”、传播“青爱理念”和加强青少年“爱”的能力教育。重庆的政府部门参与了重庆小屋从筹备到建设的过程，并从行政上支持小屋建设。青爱基地通过与计生协合作，印刷防艾宣传小册子，发放到各学校青爱小屋及青春门诊。

重庆基地向科协、计生协申报项目活动，并获得资金支持。2014年，重庆计生协与青爱基地有80万元的大学生项目。重庆市科协还将会对青爱工作有资金投入。重庆计生协对基地制作宣传手册给予支持。

> 重庆基地获得了重庆领导的大力支持。从2013年开始，条件非常艰苦，但是重庆市的领导很支持，政府支持力度很大。[②]

① 引自评估团队对青爱工程办公室项目部武江的访谈记录。
② 引自评估团队对重庆市政协原副主席、青爱工程重庆基地总顾问陈万志的访谈记录。

在重庆基地的支持和资助下，重庆市红楼医院在2013年11月份正式成立青春期咨询门诊，对考前心理压力、青少年生殖道感染和青春期性困惑等问题进行诊疗。青春门诊具有社会公益性，并不以营利为目的。目前红楼医院基于本身的社会责任和增加社会影响力的需要，在医院内设立青春期咨询门诊。自2014年以来，共接待了130余名青少年咨询，不仅有重庆市主城区的，也有来自周边其他省市的青少年。

> 在瑞典、荷兰、中国台湾等地都有单独的青春门诊，我国国内目前有一些相关的青春门诊的咨询都是妇产科捎带的，没有专门来做。[①]
>
> 基地做事情有章法，开会的时候会很早地通知，商量确定时间，并提前一个多月就联系，如请台湾老师讲课那次。[②]

7. 个别青爱基地有创新

评估团队所调查到的青爱基地，其优势各不相同，做事风格也不同。

例如，重庆青爱基地工作扎实、专业，不流于形式。重庆青爱基地与教委、共青团、科协、卫计委等部门整合资源，打造个性，推进个性化、专业化和创新力提升。基地鼓励各个大学设立青爱小屋时结合自身专业和资源优势，开发建立本校特色小屋，为此，基地建立创新机制模式，通过各个学校之间参访、互动交流、比拼，促进青爱小屋在各个学校落地。基地通过发放手册、知识推进、舆论引导与宣传推动青爱工程的工作。重庆青爱小屋利用志愿者队伍进社区，进行知识普及、课程辅导；通过师资培训、全市大型讲座、专家巡回讲座将影响延伸到区县，通过青春健康公益沙龙、青春健康咨询热线扩大受益人群范围。小屋已经在高校形成规模并起到示范作用。重庆基地通过自身工作以及与各校青爱小屋联动，不仅扩大了青爱工程受益面，也引起更多人对青少年爱的教育的关注。

8. 存在运营不稳定的风险

青爱工程在各地建立的青爱基地，都是依托当地合作组织建立的，没有青爱办自己的工作人员，运营人员费用支持较少。从根本上讲，青爱基

---

① 引自评估团队对重庆市青爱基地负责人、青春期咨询门诊特聘专家刘嘉的访谈记录。

② 引自评估团队对西南大学潘玉峰老师的访谈记录。

地未来的可持续运营是个重要问题。

目前，重庆基地和四川基地主要依托当地大学或NGO开展工作，虽然基地有专门的领导小组和工作人员，但是他们都有自己的本职工作，理论上讲，青爱工程的工作不属于他们“分内”之事，他们也无法拿出大量时间投入其中。如果各地青爱工程的工作都要依靠当地的基地来开展，一旦基地负责人放弃工作，或者“另起炉灶”，基地、工作站及小屋的工作将会受到影响。现在重庆基地人手有限，原来7个人只剩下5个人，需要管理下属小屋、实施项目、完成日常监督、开展活动，并且还兼有青爱工程之外的工作任务，团队工作压力很大。

（三）青爱工作站

1. 各工作站的建立基本符合标准和流程

在没有建立青爱基地的地方，青爱工作站同时也发挥着小基地的作用；在有青爱基地的地方，发挥链接青爱基地和青爱小屋的桥梁作用。

评估团队所调查到的青爱工作站，其建立基本符合标准和流程。

例如，盈江工作站领导小组成员来自政府部门。工作站推动青爱小屋建设项目试点工作时，盈江成立了由分管副县长任组长，教育、团委、禁毒、防艾、民政、妇联、关工委、公安等部门为成员单位的领导小组。教育局成立了由局长任组长、分管领导任副组长、相关股室为成员的工作领导小组。教育局还挂牌成立了“青爱小屋办公室”，由局长任主任。

2. 部分工作站运营良好，个别处于半休眠状态

评估结果显示，评估所调查到的青爱工作站部分工作站运营良好，个别却处于半休眠状态。

青爱办对工作站没有具体明确的规定和要求，设立工作站的初衷是为了在所辖区域范围内推广建立青爱小屋。最初，工作站没有与青爱办签订协议，青爱工程对工作站没有权利、义务的约束，影响工作站的稳定和长期发展。此后，补签了协议。

例如，青羊区工作站运营良好，但是目前主要发挥协调作用。评估团队实地调查时了解到，青羊区教育局比较重视该项工作，前期做了很多区域推广的工作，现在主要奠定建立青爱工作站所需的基础，未来它将会进入个性发展阶段：区内青爱小屋前期的成果吸引其他资源投进来开发、拓展、创新，小屋建好了自己可以撬动资源。

而金牛区工作站目前未将青爱工程当做长期推进的项目，只把它作为一个短暂的课题来做。金牛区工作站现已渐渐退出青爱工程，工作站平时与四川基地和青爱办也很少联系，工作人员反映说，因为没有工作经费，平时自己所在单位的日常工作较多，根本忙不过来。作为教育局的部门，工作站只能做到提供信息，不组织活动。

需要说明的是，龙泉驿工作站原来是青爱小屋，由于做得好，想通过它来带动区域发展，因此发展成工作站，但目前还没有开始发挥工作站的功能。自贡工作站由学校老师来做，具有一定的局限性。其他工作站有的只是挂了个牌子，没有真正发挥作用。

3. 个别工作站管理工作有效

评估团队所调查到的青爱工作站，其管理工作有效。

例如，盈江工作站通过盈江县教育局下发的规定对青爱小屋进行规范性管理。《盈江县教育局关于在完小及校点进一步深入推进青爱小屋工作的意见》［盈教发（2015）71 号］和《盈江县教育局关于进一步深入推进青爱小屋工作的意见》［盈教发（2015）28 号］中有关青爱工程的管理规定特别突出，总结如下。一是县教育局把青爱小屋工作纳入行政管理范畴，纳入教育局德育安全工作的体系来推动，构建制度、培训、活动、考核、督导评估等长效机制；二是要求学校主要领导高度重视，亲自部署研究，教职工全员参与；三是各校要把青爱小屋工作纳入学校教育工作管理系统；四是各校（各片）每年或每学期至少开展一次青爱小屋教育教学专题研讨活动，形式可以多样化，有问题问诊、集体讨论、集体备课、教学竞赛等，以促进青爱小屋教育工作水平提升；五是加强资料收集，完善档案管理，并进行痕迹管理，综合考虑师资、工作量、校情和乡（镇）情等，各完小及校点把青爱工程工作痕迹按附件定期上报至中心校。

在云南省盈江工作站，由于当地艾滋病疫情严重，县委县政府大力支持青爱工程项目，在县教育局设立青爱办，行政干预力度大，实现青爱小屋全县中小学全覆盖，对于不积极支持青爱小屋工作的学校，对校长进行通报批评。

4. 个别工作站激励措施丰富

评估发现，部分工作站在精神上的激励措施较为丰富，包括颁发证书、评优、授奖等。

我们全县有4000多名老师，教育局（原先每年）才发40个名额（对老师进行表彰），40个名额怎么调动这么多老师的积极性？那是不可能的。于是我跟教育局商议，由青爱工作站，还有我们团队（大盈江公益慈善协会）和教育局，三家联合发文表彰青爱小屋的优秀志愿者老师，给他们荣誉证书，今年表彰了400人。①

5. 个别工作站广泛撬动资源

评估团队所调查到的青爱工作站，其优势和侧重各不相同，动员资源的能力也不同。

例如，盈江青爱小屋建设得到了当地教育局的大力支持，将青爱小屋工作纳入日常工作范畴，并对小屋老师工作进行激励。而且，很多政府部门同时是青爱工程在盈江的领导小组成员，他们可以通过行政手段推广青爱小屋。大盈江公益慈善协会负责人多次参加县教育局召开的青爱小屋工作会议，做工作指导，部署青爱小屋工作。盈江公益慈善协会引进各类物资、技术、人力，为项目实施提供保障。盈江县教育局与大盈江公益慈善协会一同，联合县关工委、团县委、卫生局、防艾局、民政局、禁毒委、县妇联、公安、交警、消防、人防等部门，深入各校，在专业知识、活动开展、授课能力等方面进行细致培训，以提高他们的活动开展水平、策划能力、合作能力。

（四）青爱小屋

1. 大部分青爱小屋的建立符合标准

评估团队所调查到的青爱基地，大部分小屋的建立符合建立标准和流程。比较突出的有三点。

（1）建立青爱小屋前，学校征询受益者的意见

评估团队向各类学生发放了调查问卷，评估结果显示，青爱小屋建立之前，大部分受访专责老师、受访老师志愿者和受访小学生被征询过关于青爱小屋的意见，详见图31。

① 引自评估团队对青爱工程盈江工作站负责人、大盈江公益慈善协会秘书长杨春艳的访谈记录。

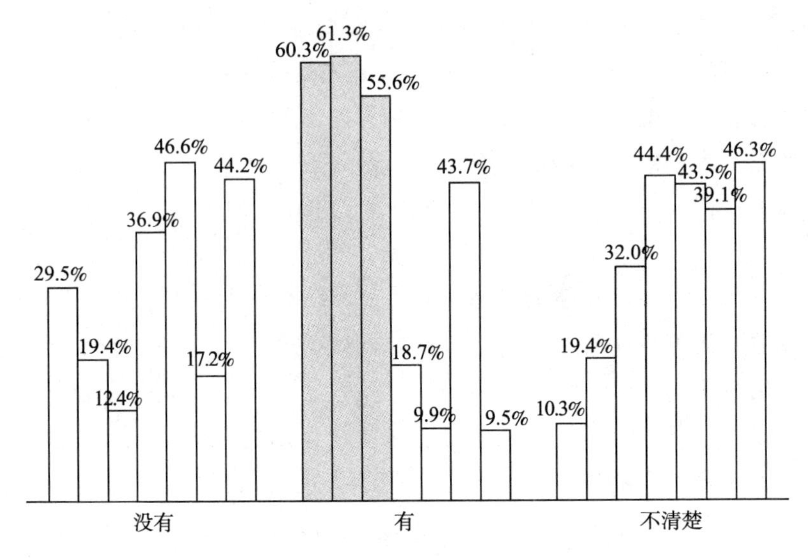

图 31　青爱小屋建立之前，学校向受访者征询意见的情况

注：① % 为持此观点的受访者比例。

② 从左到右受访者选项依次为“专责老师”、“老师志愿者”、“小学生”、“初中生”、“高中生”、“职高生”、“大学生”的比例。

例如，盈江选择首批青爱小屋试点学校的流程：青爱工作站（协会）事先向盈江县教育局汇报青爱小屋工作，根据教育局领导建议，首先对学校工作进行前期普遍性调研，了解各学校领导及教职工对开展青爱小屋工作的意见，根据学校态度，初步意向性确定几所学校作为试点学校后，最后向盈江县教育局领导汇报调研情况，双方根据调研结果，最终确定青爱小屋工作在6所学校试点。

（2）青爱小屋基本建立了领导小组

目前，青爱小屋主要在各类学校层面建立，由学校内部组建的项目执行领导小组、青爱小屋专责老师、青爱小屋教师志愿者和青爱小屋学生志愿者，面向学生、家长、教育工作者和社区推动项目的具体执行。领导小组组长负责对小屋的全面把关、方案制定、决策指导；专责老师推动班级工作，负责实施和指导；志愿者老师收集资料，负责大型活动的服务工作。

例如，成都龙泉驿区第七中学在专业校长的领导下，建立了全方位的由专责老师和课程老师明确分工的模式。小屋“十个一”功能建设，每个功能由一位履行相关职能的老师专门负责，比如“牌”字功能由校长专门负责，“房”字功能由副校长专门负责，“师”字功能由教研组组长专门负责。

成都十六幼儿园的青爱小屋，其领导小组组长为分管业务的副园长，专责老师为保教主任（谁是保教主任谁就是专责老师）。每个班的班主任，还有教导主任、医生、体育老师成为老师志愿者。

西南大学成立青爱小屋建设工作领导小组，领导小组由校党委副书记安春元任组长，学生工作部部长胡建军任副组长，成员包括学生工作部、研究生工作部、党委宣传部、教务处、校团委、心理健康教育与服务中心、心理学部、校医院等单位主要负责人。领导小组下设办公室，挂靠心理健康教育与服务中心，负责青爱小屋的前期建设和日常运行。办公室主任由心理健康教育和服务中心主任担任。

重庆医药高等专科学校建立青爱小屋领导小组，设有组长、副组长，并有两名专责老师，并有多名青爱团队成员。重庆西南科技大学成立青爱小屋建设工作领导小组，领导小组由校党委副书记为组长，学工部部长为副组长，成员包括 4 名专责老师，30 多位其他心理专干、心理课兼职教师等。组建青爱志愿者服务团，学生志愿者近 200 人。

重庆美术学院成立青爱小屋建设工作领导小组，领导小组由学校副书记为组长，学生处副处长为副组长，成员除青爱小屋专责老师外，还有 3 个老师志愿者。此外，还利用学校现有社团（青年志愿者协会、爱心社、学生会心理档案部）作为学生志愿者帮助小屋开展活动。

有的学校为提升专业性和知识推广的本土化，不仅实行校长负责制，还成立教研组。

（3）绝大多数青爱小屋硬件设施齐备

评估团队实地调研发现，青爱小屋在各学校都有一间实体房屋并悬挂有青爱小屋的牌匾，办公桌椅、电脑、书架一应俱全，大多数学校都有青爱办发放的教材、光盘以及《青爱人》杂志。学校还会自己配备相关书籍和视频资料供学生阅读和观看。

（4）绝大部分青爱小屋有工作计划

例如，西南大学每学期制定当学期青爱小屋的工作安排，包括活动主题、活动简介，向青爱工程办公室提交青爱小屋“×××××”活动申报表，申报表中需要说明活动执行团队、项目类型、资金来源、活动区域、受益对象、活动内容、宣传等内容，经批准后实施。通常，西南大学向青爱工程办公室申请活动的一半资金，另一半资金由学校配套。此外，西南大学还需要向青爱基地提交所在小屋的年度活动开展计划表，包括活动名称、目标产出、受益人数、活动形式、活动内容，以及说明该内容属于“十个一”功能中的哪种功能。西南大学设立西南大学“青爱小屋”指导教师工作，设置青爱小屋图书角，并有严格的图书借阅制度。

重庆医药高等专科学校建立了青爱小屋青爱志愿者工作制度，并对志愿者进行分职责分部门登记造册。重庆医药高等专科学校建立了青爱小屋管理制度和功能室操作流程，并将专责老师登记造册。重庆医药高等专科学校的爱心超市建立了爱心超市管理制度，有爱心超市团队管理职责，并为捐赠者出具爱心荣誉证书。西南科技大学的青爱小屋有严格的学生志愿者招募程序，学生需要通过初试、面试、笔试才能成为小屋的学生志愿者。

每年初，盈江县教育局与大盈江公益慈善协会召开会议，制订工作计划，各小屋也结合学校实际，与德育安全等工作结合，制订小屋年度工作计划，并按计划开展工作。

此外，评估团队对小屋专责老师和老师志愿者进行了问卷调查。调查结果显示，六成以上受访专责老师、七成以上受访老师志愿者认为本校青爱小屋有以下工作内容及制度：建立领导小组、建立执行小组，详细的年度工作计划、年度工作考核办法、资金发展计划、专责老师工作制度及计划、专责老师考核制度、教师志愿者管理制度、学生志愿者管理制度，详见图 32。

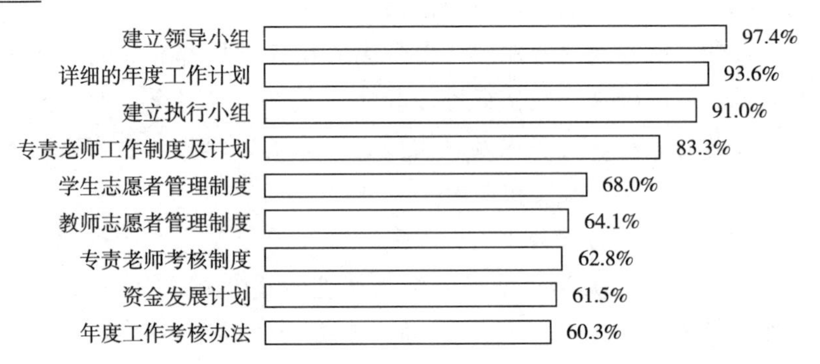

老师志愿者的评价

项目	比例
建立领导小组	96.8%
详细的年度工作计划	96.8%
专责老师工作制度及计划	96.8%
建立执行小组	90.3%
学生志愿者管理制度	87.1%
教师志愿者管理制度	87.1%
专责老师考核制度	80.7%
年度工作考核办法	80.7%
资金发展计划	74.2%

图32　受访专责老师和老师志愿者对本校青爱小屋以上工作内容及制度的评价

注：% 为持此观点的受访者比例。

2. 青爱小屋日常管理较为规范

评估团队所调查到的青爱小屋，其日常管理均较为规范。

评估结果显示，七成以上的受访专责老师和受访老师志愿者认为本校青爱小屋开展了以下工作内容，详见图33。

专责老师的评价

项目	比例
信息发布（简报、博客、网站、微信、微博、QQ等）	92.3%
年度工作总结	80.8%
定期检查、督导	79.5%
课程开发	74.4%
定期组织教师备课	74.4%
使用专用教材	74.4%

老师志愿者的评价

项目	比例
信息发布（简报、博客、网站、微信、微博、QQ等）	93.6%
年度工作总结	90.3%
定期检查、督导	90.3%
课程开发	87.1%
定期组织教师备课	87.1%
使用专用教材	77.4%

图33　受访专责老师和老师志愿者对本校青爱小屋以上工作内容及制度的评价

注：% 为持此观点的受访者比例。

评估发现，只有极少部分受访老师志愿者、受访小学生、受访初中生、受访职高生以及受访大学生反映本校青爱小屋管理不善、专责老师不稳定。此外，少部分受访专责老师认为，本校青爱小屋存在老师志愿者队伍人员不稳定、缺教材的问题，详见图 34。

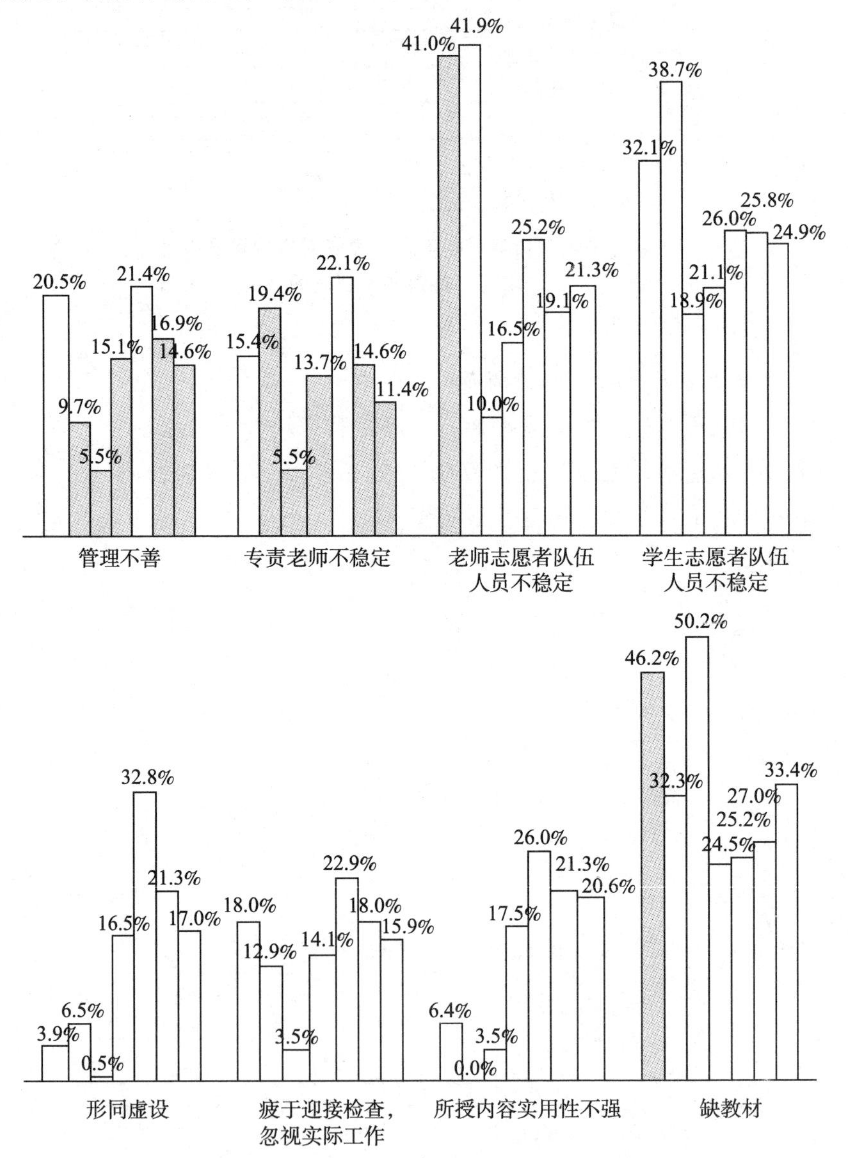

图 34　受访者认为本校青爱小屋目前存在的问题

注：① %为持此观点的受访者比例。

② 从左到右受访者选项依次为“专责老师”、“老师志愿者”、“小学生”、“初中生”、“高中生”、“职高生”、“大学生”的比例。

就青爱小屋日常管理而言，评估发现有两个突出点。

（1）青爱小屋大部分运营良好，个别“死亡”

评估团队调查到的青爱小屋，发现大部分小屋运营良好，只有个别“死亡”。

例如，青爱小屋在重庆的推进已基本建立起一定的模式，已实现一定的标准化和遵循一定的基本运营原则，各小屋有符合自己学校情况的创新；青爱小屋普遍获得学校的支持，包括场地、人力、物资、资金；青少年爱的教育进入教案，进入课堂；建立了专家队伍、志愿者团队；在学校的青爱小屋下面又发展成立了小小屋，开展工作，撬动各方资源，各界联动。

可以说，青爱小屋在重庆高校建立并运行良好有几个条件：领导支持，成立组织机构、专门办公室，建立工作运行制度、规章制度，并有经费支持；有重点方向和核心形式；与优势学科相结合；与园区工作相结合、与学生社团工作相结合，小屋工作落实到学院、宿舍楼、系里。例如，西南大学在学校大力支持的前提下，将青爱工作与学校特点相结合，利用学校已有资源。针对学校学生数量众多（5 万名学生）的情况，并通过学生工作队伍及学生社团，利用学校现有渠道，在每个园区建立青爱小屋，将工作下放到园区，各园区根据不同特点进行活动，做到各园区工作既统一，又各有特点。

大部分青爱小屋运营良好与主要的利益相关者有很大关系。评估团队对专责老师和老师志愿者的调查问卷结果也显示，学生、专责老师、老师志愿者、学生志愿者、学校、家庭、社区、政府、社会、媒体等对小屋运营并不构成阻力。当然，相对而言，认为青爱小屋面临来自“家庭”方面的阻力，受访专责老师和受访老师志愿者的人数占比最高，详见图 35。

> 目前建立小屋的目标是实现了，但是小屋是否在运作不得而知，运作的情况有好有坏。
>
> 太长时间没有活动，缺乏领导组织和主题活动的开展，时间久了参与学校缺乏对组织的归属感，有时候领导问起难以交代。[①]

并且，青爱小屋的老师们受到一定程度的欢迎。评估结果显示，大部

① 引自评估团队对广州市第二十一中学某位老师的访谈记录。

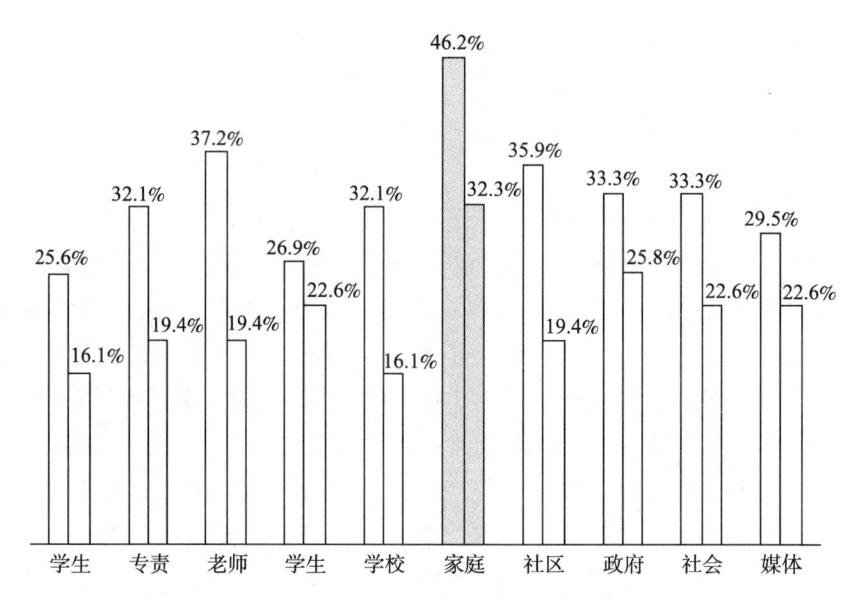

图 35 受访专责老师和老师志愿者认为本校青爱小屋目前面临以上这些方面的阻力情况

注：① % 为持此观点的受访者比例。
② 从左到右受访者选项依次为“专责老师”、“老师志愿者”。

分受访小学生对青爱工程的专责老师和老师志愿者喜欢程度为“高”；大部分受访职高生对青爱工程的专责老师、老师志愿者和学生志愿者的喜欢程度为“高”；少部分初中生对青爱工程的专责老师、老师志愿者和学生志愿者的喜欢程度为“高”；仅有极少部分受访高中生对青爱工程的专责老师、老师志愿者和学生志愿者喜欢程度为“高”，详见图 36。

（2）青爱小屋缺乏专业老师

目前，青爱小屋对专责教师没有资质要求，大多由班主任或任课教师以志愿者的身份兼任，有的学校会配备专业的心理健康老师做青爱小屋的专责老师，但这种情况并不多。老师们主要是基于志愿投入，专业性、时间和精力都有限。在评估过程中，一些老师特别提到青爱工程需提供更多培训机会给一线老师，力度要更大一些、广泛一些，同时，不要让学校和老师自己承担费用，否则影响老师参与的积极性。

评估发现，28.9% 的受访小学生、20.1% 的受访初中生、22.6% 的受访大学生、46.2% 的受访专责老师和 41.9% 的受访老师志愿者认为本校青爱小屋存在缺老师的问题。

专责老师

小学生 2.3% 3.1% 23.8% 51.5% 19.3%
初中生 3.5% 9.5% 32.7% 31.6% 22.7%
高中生 12.4% 9.5% 24.1% 18.2% 35.8%
职高生 1.1% 2.2% 23.1% 57.1% 16.5%
大学生 3.3% 10.1% 37.2% 29.6% 19.8%

老师志愿者

小学生 2.7% 2.3% 19.9% 64.4% 10.7%
初中生 4.4% 9.1% 30.3% 32.1% 24.1%
高中生 11.0% 7.4% 27.2% 15.4% 39.0%
职高生 2.2% 3.3% 22.0% 59.3% 13.2%
大学生 2.8% 7.8% 37.0% 35.8% 16.6%

学生志愿者

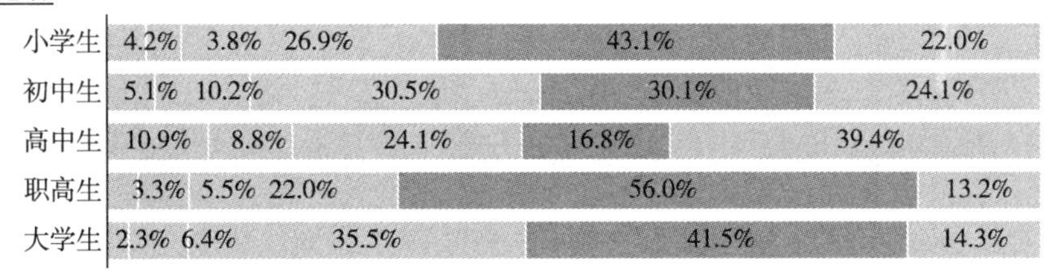

图 36　受访学生对青爱小屋以上方面的喜欢程度

注：① % 为持此观点的受访者比例。

② 从左到右受访者选项依次为“零”、“低”、“中”、“高”、“不清楚”的比例。

3. 提升小屋和标杆小屋的审核标准、流程逐渐清晰

在“青爱工程 · 河仁计划”方案设计之初，青爱工程没有对提升小屋进行定义，也没有确定相应的选拔标准。在 2013 年第一阶段实施“提升小屋”工作时，青爱办确定了工作流程，但并未明确选拔标准，以至于评估时发现，有的青爱小屋甚至以为只要提交申请，就有可能成为提升小屋；有的小屋专责老师不知道什么是“提升小屋”。在 2014 年，第二阶段实施“提升小屋”工作时，青爱办明确了提升小屋选拔标准。

2013 年，青爱工程办公室结合各基地、工作站的小屋“十个一功能”（牌房师书课、社影讲家功）体系建设和现实需要，从“书”和“影”字功能入手，开展了第一阶段小屋提升工作。审核方式为：由各基地、工作站（含青爱工程、“1 + 1”心联行动）向青爱工程办公室提交参与“书”和“影”字功能提升计划的小屋名单。最终，138 所青爱小屋（含心联小

屋）申请参与“书”字功能计划，青爱工程办公室共为小屋无偿提供《爱在青春期》学校性教育读本1380套，计6900册；提供《中小学性教育教案集》276套，计552册；有135所青爱小屋（含心联小屋）申请参与“影”字功能计划，青爱工程办公室共为小屋无偿提供《青春期教育及艾滋病防治教育电影课光盘》135套，计1620盒77760张。

此外，青爱工程办公室还向各项目基地、工作站无偿提供《爱在青春期》学校性教育读本1200套，计6000册；提供《中小学性教育教案集》998套，计1996册，用于支持当地青爱小屋（含心联小屋）开展活动。

2013年12月20日，青爱工程办公室在北京朝阳星河双语学校召开“青爱工程2014年度工作计划会”，开展第二阶段小屋提升工作。确定的提升小屋的标准为“参与提升的小屋需在2014年度计划周期内，自行开展，或参与青爱工程办公室，或所管辖基地、工作站组织的活动5次以上。同时，各小屋制订2014年度活动开展计划，并将活动记录表定期报送至青爱工程办公室”。

截至2014年12月31日，有112所青爱小屋（含心联小屋）参与提升工作，开展各项“十个一功能”活动近1700次，累计受益教师、学生和家长62万余人次。

综上，2013～2014年，青爱工程累计对201所青爱小屋（含心联小屋）开展了小屋功能建设提升工作。①

4. 青爱小屋激励措施有限

青爱小屋的激励措施基本上以物质激励和精神激励相结合，它们由青爱小屋直接提供，也有由学校提供，还有由当地政府提供。物质奖励包括年终资金、劳务费、绩效工资奖励、发放衣物、培训补贴、年度突出成就奖金奖励、配备办公用品、买书、加班费、补贴等。精神奖励包括颁发证书、培训机会等。但是，这些激励相当有限。

评估结果显示，25.6%的受访专责老师和32.3%的受访老师志愿者受到了来自青爱小屋的物质奖励；57.7%的受访专责老师和54.8%的受访老师志愿者受到了来自青爱小屋的精神奖励。

32.1%的受访专责老师和32.3%%的受访老师志愿者受到了来自学校的物质奖励，56.4%的受访专责老师和54.8%的受访老师志愿者受到了来

① 包括非“青爱工程·河仁计划”资助新建的青爱小屋。

自学校的精神奖励。

12.8%的受访专责老师和19.4%的受访老师志愿者受到了来自政府的物质奖励，44.9%的受访专责老师和32.3%的受访老师志愿者受到了来自政府的精神奖励。

> 短期可以靠热情，但长期就要靠激励了。大多数小屋老师的工作得不到学校的认可，即不计入工作量、不纳入考核，久而久之，老师就没有投入的积极性了。
>
> 有时我们工作很忙，就只愿意做本职工作，有时真的觉得（小屋）是额外的负担，我们是靠计生协会给予的支持才使小屋运作起来，青爱的钱太少了，根本不足以激励老师。
>
> （青爱工程）又要开展各种活动、大型展览什么的，又要更新博客，给老师的负担太大，老师根本忙不过来。而且一些教师培训都放在周末，占用老师自己的时间，老师现在也很排斥。
>
> 在激励上，协会与县教育局已开展了相关工作，一是在年度工作结束时，协会与县教育局每年都对小屋工作做得好的学校与教师志愿者进行表彰，在精神上给予鼓励；二是从2015年起，县教育局已将小屋工作纳入学校年度目标责任考核及教师绩效考核范畴。在2014年北京青爱教育基金会也对我县2013年工作优秀小屋进行过奖励，在激励上我们希望，既要对优秀小屋进行激励，也要对优秀小屋专责教师和志愿者进行激励，以调动广大小屋专责教师和志愿者的工作积极性，激励面还应该再大一些。[①]

评估发现，绝大多数受访小学生（82.3%）认为，学校采用精神奖励的方式鼓励学生参加青爱小屋的活动；绝大多数受访高中生（91.5%）认为学校未采用激励措施鼓励学生参加青爱小屋的活动；极少部分受访高中生（8.5%）和大部分受访大学生（64.5%）认为学校采用了精神奖励的方式鼓励学生参加青爱小屋的活动。

5. 青爱小屋撬动校方及政府部门支持

青爱小屋的建立和运营离不开校方支持，如果相关政府部门也给予支

---

① 引自评估团队对青爱工程盈江工作站负责人、大盈江公益慈善协会秘书长杨春艳的访谈记录。

持，项目推进就比较顺利。这是一个双向的过程，青爱小屋运营得好，校方和政府部门就愿意支持；运营得不好，或者没有看到利益所在，校方及政府部门就不会支持。

如成都龙泉驿区第七中学给予青爱小屋以巨大支持。学校为青爱小屋提供了四个方面的支持：硬件支持、师资支持、课程支持和日常管理支持。

重庆的政府部门参与了重庆小屋从筹备到建设的过程，并从行政上支持小屋建设。在2012年6月29日，青爱工程在渝座谈会在重庆召开讨论重庆基地筹建工作，重庆市计生协、市科协、重庆附一院、市科青联、渝中区科委等单位的负责人参加座谈，市青科联秘书长主持会议。

西南大学开展活动时，资金一半来自青爱工程，一半来自学校支持资金。

如重庆医药高等专科学校为青爱小屋投入建设经费约60万元，面积近600m^2，设置心理咨询室、团体辅导室、箱庭治疗室等8个功能室；江阴市云亭中学青爱小屋近400m^2，配备电视、音响、电脑、沙盘、音乐放松椅、宣泄人、拓展活动器材及压力情绪管理系统等设备；成都龙泉驿区第七中学被龙泉驿区九部局联合发文确定为“生育关怀·青春健康教育”项目试点，并投资十几万元为学校建设“青春知识”驿站和网络平台。计生系统为青爱小屋提供专业、资金及政策等方面的支持。如计生系统帮助龙泉驿区第七中学青爱小屋引进国际计生联生活技能课；拨款40万元为小屋进行改造；联合其他部门发文，在全区开展青春健康教育。

评估结果显示，六成以上受访专责老师认为青爱小屋专责老师、校领导和青爱小屋老师志愿者对青爱小屋的重视程度为“高”；七成以上受访老师志愿者认为校领导、青爱小屋专责老师、青爱小屋老师志愿者、青爱小屋学生志愿者对青爱小屋活动的重视程度为“高”；大部分受访小学生认为当地政府、教育局、校领导、青爱小屋专责老师、青爱小屋老师志愿者、青爱小屋学生志愿者对青爱小屋活动的重视程度为“高”；大部分受访初中生和大学生认为校领导、青爱小屋专责老师、青爱小屋老师志愿者、青爱小屋学生志愿者对青爱小屋活动的重视程度为“高”；大部分受访职高生认为教育局、校领导、青爱小屋专责老师、青爱小屋老师志愿者、青爱小屋学生志愿者对青爱小屋活动的重视程度为“高”，详见图37～图39。

当地政府	10.3%	14.1%	32.1%	28.2%	15.4%
教育局	1.3%	9.0%	28.2%	59.0%	2.6%
校领导	1.3%	5.1%	24.4%	69.2%	0.0%
专责老师	0.0%	0.0%	14.1%	85.9%	0.0%
老师志愿者	3.9%	5.1%	25.6%	62.8%	2.6%
学生志愿者	2.6%	6.4%	32.1%	56.4%	2.6%
非专责老师	3.9%	19.2%	50.0%	21.8%	5.1%
家长	6.4%	16.7%	55.1%	15.4%	6.4%
学生	2.6%	5.1%	48.7%	39.7%	3.9%

图 37　受访专责老师说明以上部门及人员对青爱小屋活动的重视程度

注：① % 为持此观点的受访者比例。

② 从左到右受访者选项依次为“零”、“低”、“中”、“高”、“不清楚”的比例。

当地政府	0.0%	22.6%	29.0%	32.3%	16.1%
教育局	0.0%	6.5%	32.3%	48.4%	12.9%
校领导	0.0%	3.2%	19.4%	74.2%	3.2%
专责老师	0.0%	0.0%	16.1%	80.7%	3.2%
老师志愿者	0.0%	0.0%	25.8%	71.0%	3.2%
学生志愿者	3.2%	0.0%	19.4%	74.2%	3.2%
非专责老师	0.0%	6.5%	48.4%	41.9%	3.2%
家长	3.2%	9.7%	45.2%	19.4%	22.6%
学生	0.0%	0.0%	45.2%	38.7%	16.1%

图 38　受访老师志愿者说明以上部门及人员对青爱小屋活动的重视程度

注：① % 为持此观点的受访者比例。

② 从左到右受访者选项依次为“零”、“低”、“中”、“高”、“不清楚”的比例。

当地政府

小学生	0.4%	0.4%	5.1%	62.5%	31.6%
初中生	3.3%	6.4%	19.3%	38.7%	32.3%
高中生	8.7%	11.6%	14.5%	12.3%	52.9%
职高生	6.6%	6.6%	13.2%	41.8%	31.8%
大学生	5.5%	17.2%	25.0%	17.0%	35.3%

教育局

小学生	0.0%	1.6%	18.3%	70.0%	10.1%
初中生	2.0%	4.7%	17.1%	49.9%	26.3%
高中生	5.1%	5.8%	20.3%	21.7%	47.1%
职高生	1.1%	3.3%	14.3%	58.2%	23.1%
大学生	2.6%	11.0%	28.2%	30.8%	27.4%

校领导

小学生	0.0%	0.4%	17.3%	80.4%	1.9%
初中生	1.6%	4.4%	13.7%	60.8%	19.5%
高中生	5.1%	6.5%	18.1%	27.5%	42.8%
职高生	1.1%	0.0%	12.1%	72.5%	14.3%
大学生	1.6%	5.4%	23.7%	53.6%	15.7%

专责老师

小学生	0.0%	0.8%	16.5%	80.8%	1.9%
初中生	1.1%	2.7%	12.2%	63.4%	20.6%
高中生	3.6%	4.3%	10.9%	42.8%	38.4%
职高生	1.1%	5.5%	2.2%	76.9%	14.3%
大学生	0.9%	4.5%	12.8%	69.3%	12.5%

老师志愿者

小学生	0.0%	0.8%	17.7%	64.2%	17.3%
初中生	1.3%	2.4%	16.0%	59.0%	21.3%
高中生	5.8%	2.9%	13.0%	34.8%	43.5%
职高生	1.1%	3.3%	11.0%	69.2%	15.4%
大学生	0.9%	3.7%	18.3%	65.2%	11.9%

学生志愿者

小学生	0.0%	0.8%	17.7%	64.2%	17.3%
初中生	1.3%	5.1%	15.7%	55.0%	22.9%
高中生	5.8%	4.3%	14.5%	31.2%	44.2%
职高生	2.2%	4.4%	9.9%	68.1%	15.4%
大学生	0.9%	4.2%	20.9%	62.5%	11.5%

非专责老师

小学生	0.4%	1.2%	28.6%	55.2%	14.7%
初中生	3.6%	10.9%	26.9%	30.0%	28.6%
高中生	8.0%	10.9%	18.1%	15.2%	47.8%
职高生	6.6%	4.4%	19.8%	48.4%	20.8%
大学生	2.6%	18.8%	36.8%	16.1%	25.7%

家长

小学生	5.5%	10.5%	29.7%	39.5%	14.8%
初中生	8.9%	15.7%	22.6%	28.6%	24.2%
高中生	13.9%	11.7%	15.3%	12.4%	46.7%
职高生	9.9%	13.2%	16.5%	40.7%	19.7%
大学生	10.1%	27.5%	24.9%	9.4%	28.1%

学生

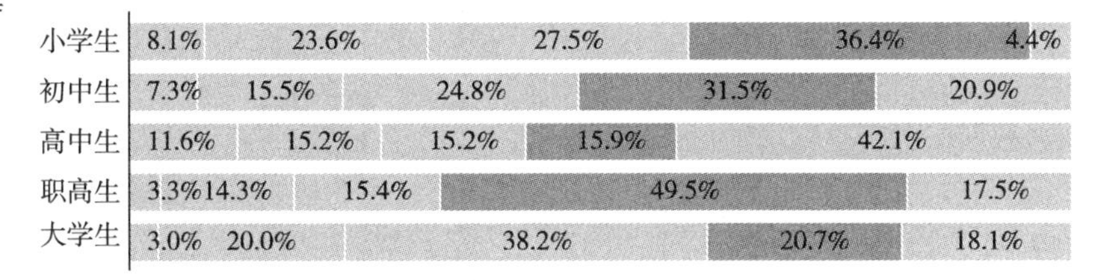

图 39 受访学生说明以上部门及人员对青爱小屋活动的重视程度

注：① % 为持此观点的受访者比例。

② 从左到右依次为受访者选项为“零”、“低”、“中”、“高”、“不清楚”的比例。

评估结果也显示，六成以上受访专责老师认为本校和青爱基地对青爱小屋有支持；八成以上老师志愿者认为本校对青爱小屋有支持，详见图 40。

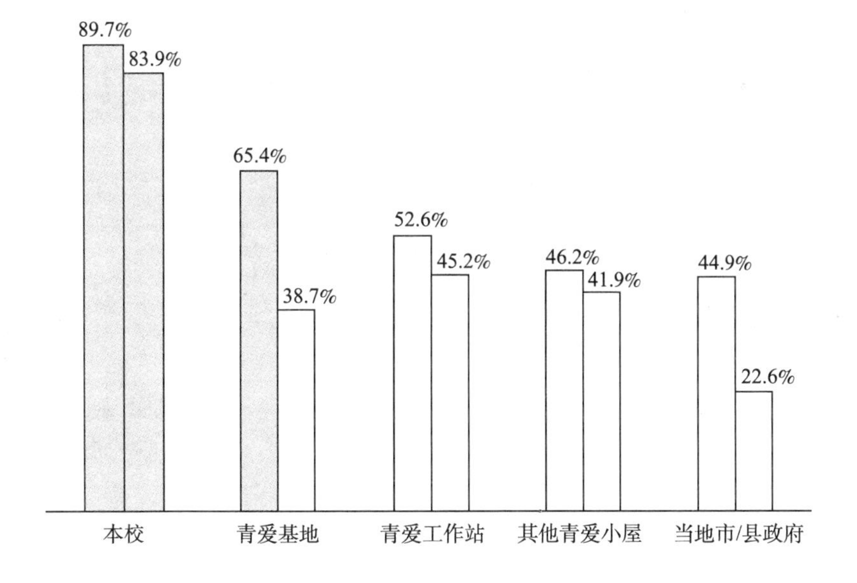

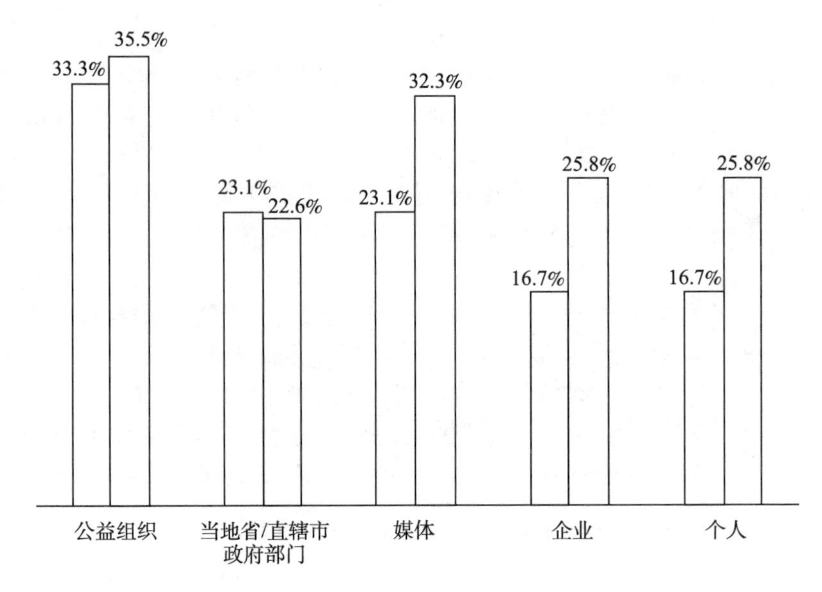

图 40　受访专责老师和老师志愿者认为以上机构及个人对青爱小屋有支持的比例

注：① %为持此观点的受访者比例。

② 从左到右受访者选项依次为"专责老师"、"老师志愿者"。

（五）青爱工程网络

青爱工程通过与青爱基地、青爱工作站、青爱小屋，以及专家、顾问合作建立地域性网络和全国性网络。

1. 大部分项目所在地建立了地域性网络

评估结果显示，大部分项目所在地建立起地域性网络，以此为平台，大家彼此间进行经验交流、资源输送和整合、传递信息、提升能力。地区性网络提升了各青爱小屋专责老师的积极性和能力。

例如，通过"请进来"，邀请优秀的青爱小屋专责教师传授工作经验；同时积极"走出去"，组织青爱小屋教师到优秀青爱小屋实地参观学习、取经。2012 年 12 月，成都市龙泉驿区第七中学青爱小屋专责教师刘杨受邀到盈江工作站交流青爱小屋工作经验。

但是，我们也发现，个别基地对青爱小屋的功能和定位的理解不透、不深，推动基地工作的积极性非发自内心，导致其开展的一些活动或者要靠青爱工程与政府部门合作而施压，或者需靠青爱工程对活动提供资金支持。

目前大部分小屋与个人在当地的利益结合得更紧密一些。如果人们的动力没法和他的高尚（动机）结合，（动力）就会自动下降，就开始看是不是好朋友关系，如果朋友这层也没有，那就是看能不能（从中）挣点钱了。[①]

2. 以青爱办为中心的全国性网络尚未完全建立

青爱工程全国性网络主要提供专家平台、项目平台，建立全国网络并提供技术支持，组织全国交流，进行理念宣传，全国联动，提供全国品牌建构支撑等。

青爱办期望从整体上将各地建立的青爱基地、青爱工作站以及青爱小屋链接成青爱工程全国网络。但是，严格地说，整体上以青爱办为中心的全国性网络还未建立起来。

四　渠道建设

（一）建设青爱小屋渠道

青爱小屋建立的主要方式是：青爱办与地方政府机构、事业单位或NGO以合作的方式，基于一定的组织构架和管理方式，直接或间接（经由所建立的青爱基地、青爱工作站）推动各地建立青爱小屋。

目前，青爱小屋主要在各类学校层面建立，由学校内部组建的项目执行领导小组、青爱小屋专责老师、青爱小屋教师志愿者和青爱小屋学生志愿者面向学生、家长、教育工作者和社区推动项目的具体执行。

青爱工程在各地采用政府主导的多元合作模式。其中，政府提供进入学校、社区的政治便利及政策支持，社会组织发挥其灵活性、专业性作用。通过民间探索，与社会多方面合作，锁定社会需求，各有各的操作模式，在各地有自己的创新，有标准化，也有创新，有大原则，也因地制宜、因时制宜。

1. 青爱小屋空间分布和逐年发展情况

自2011年12月启动至2015年5月31日，“青爱工程·河仁计划”目

---

① 引自对北京青爱教育基金会某理事的访谈记录。

标拟定在云南、河南、贵州、四川、安徽、北京新建青爱小屋100所，实际在内蒙古、辽宁、黑龙江、河北、陕西、山东、江苏、四川、云南、江西、广东、海南、北京共援建青爱小屋186所；目标提升青爱小屋200所，实际提升青爱小屋200所；目标树立标杆小屋10所，实际遴选候选标杆小屋15所。建立青爱工程基地2家、工作站4家。

其一，跨省基地建立青爱小屋。与辽宁抚顺二中合作建立空中联盟抚顺基地，在辽宁省抚顺市（小学和中学共7所），黑龙江佳木斯市（小学1所）和牡丹江市（中学1所），内蒙古赤峰市（中学2所），陕西宝鸡市（中学1所），山东济南市（中学1所）和青岛市（教育研究指导中心1所），江苏泰州市（中学1所）、南通市（大学1所）、镇江市（初中1所）和无锡市（中学1所），广东广州市（中学1所），江西南昌市（中学1所），海南省海口市（中学1所），重庆市（中学1所），建立青爱小屋22所。

其二，本省基地/工作站建立青爱小屋。①在云南省与大盈江公益慈善协会合作建立1家青爱工作站，在云南省德宏州盈江县、梁河县与大盈江公益慈善协会及幼儿园、小学和初中、高中三方合作建立42所青爱小屋（其中6所已建立3年）。②在江苏省南通市设立崇川区工作站，与社区、小学、中学、职高、大学合作建立12所青爱小屋。③在江苏省与江阴市教育局合作建立1家青爱工程基地，在江苏省江阴市与基地及小学、初中、高中、职高三方合作建立38所青爱小屋。④在四川省与成都大学合作建立1家青爱基地，与成都青羊区教育局心理健康教育中心、龙泉驿区第七中学、四川理工学院、金牛区教育局教师培训中心分别合作建立4家青爱工作站，与各基地、工作站及幼儿园、小学和中学三方合作建立47所青爱小屋。⑤在四川省，与昭觉县县委合作设立青爱工程昭觉项目办公室，在中学三方合作建立11所青爱小屋（其中1所在美姑县），因学校撤并，现有3所青爱小屋被撤销，转为在另3所小学建立青爱小屋。⑥在重庆与重庆市青少年性健康教育研究会合作，建立1家青爱基地，在重庆11所大学三方合作建立11所青爱小屋。

其三，不设基地/工作站，直接建立青爱小屋。①与邢台市第三中学合作建立1所青爱小屋。②与北京市朝阳区星河双语学校合作建立1所青爱小屋。③与青岛大学师范学院合作建立1所青爱小屋。

“青爱工程·河仁计划”已在2个直辖市、12个省区共建立2家青爱基地、4家工作站、1个项目办公室、186所青爱小屋，详见表5、图41。

此外，已完成200所青爱小屋能力提升，确定候选标杆小屋15所（未来将从中筛选出10所)。

表5 “青爱工程·河仁计划”项目分布

2个直辖市青爱小屋	北京市1所、重庆市12所
12个省区青爱小屋	四川省58所、江苏省54所、云南省42所、辽宁省7所、黑龙江省2所、内蒙古2所、陕西省1所、山东省3所、广东省1所、江西省1所、海南省1所、河北省1所
2家青爱工程基地	青爱工程重庆基地、青爱工程江阴基地(青爱工程四川基地、青爱工程空中联盟基地非河仁援建设立)
4家青爱工程工作站	青爱工程盈江工作站、青爱工程龙泉驿工作站、青爱工程金牛工作站、青爱工程自贡市沿滩工作站(青爱工程青羊工作站非河仁援建设立)

注:

在青爱工程中,“青爱工程·河仁计划”建立的基地及工作站信息如下:

重庆基地编号为004,负责机构为重庆市青少年健康教育研究会,负责人刘嘉;

江阴基地编号为006,负责机构为江阴市第二中学,负责人杨建兴;

云南盈江工作站编号为002,2012年建立,负责机构为青爱工程盈江工作站、大盈江公益慈善协会,负责人杨春艳;

四川龙泉驿区工作站编号为003,2014年建立,负责机构为龙泉驿区第七中学,负责人罗登远;

青爱工程自贡市沿滩工作站编号为004,2013年建立,负责机构为四川理工学院,负责人赵雪;

四川金牛区工作站编号为005,2014年建立,负责机构为金牛区教育局教师培训中心,负责人阳红。

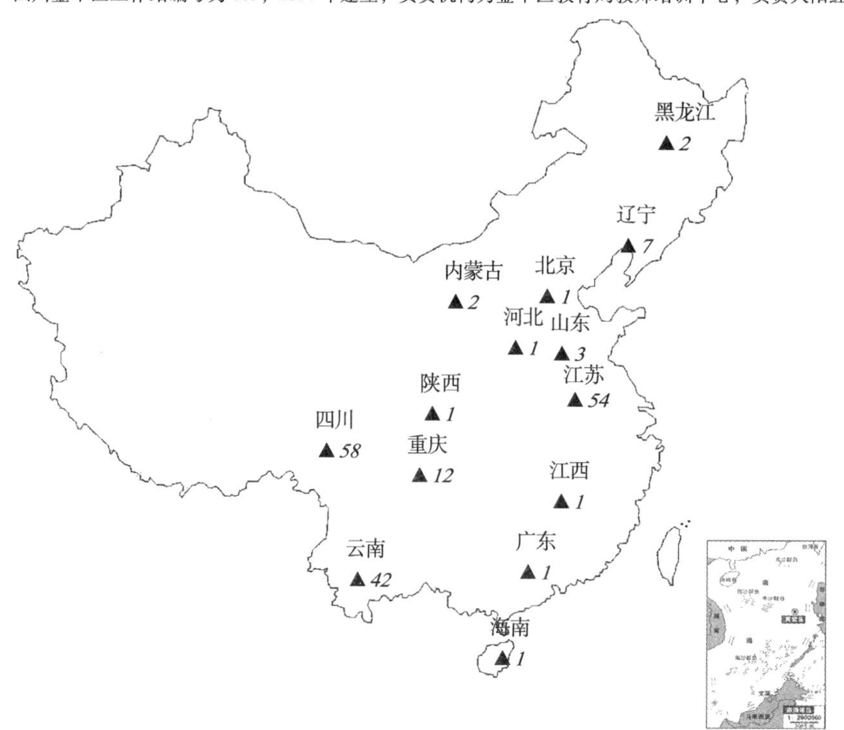

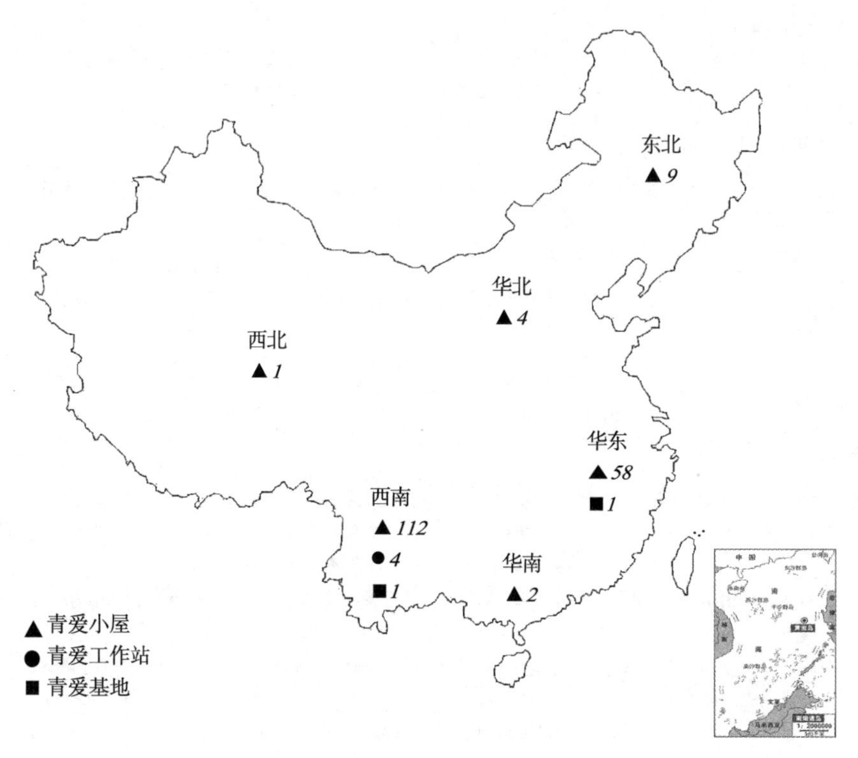

图 41　青爱小屋空间分布

“青爱工程·河仁计划”逐年建设青爱基地、青爱工作站和青爱小屋情况（注：个别为早期建立的，“青爱工程·河仁计划”提供了部分运营经费），详见表6。

表 6　2009～2014 年“青爱工程·河仁计划”援建青爱基地、青爱工作站和青爱小屋情况

年份	河仁基地名称数量			河仁工作站名称数量			“河仁号”青爱小屋数量		
	名称	所在地	数量	名称	所在地	数量	所属基地/工作站	数量	小计
2009	–	–	–	–	–	–	昭觉项目办	1	1
2011	–	–	–	–	–	–	抚顺空中联盟	19	19
2012	重庆基地	重庆	1	盈江工作站	云南	1	四川基地	45	63
							抚顺空中联盟	2	
							昭觉项目办	10	
							盈江工作站	6	

续表

<table>
<tr><th rowspan="2">年份</th><th colspan="3">河仁基地名称数量</th><th colspan="3">河仁工作站名称数量</th><th colspan="3">“河仁号”青爱小屋数量</th></tr>
<tr><th>名称</th><th>所在地</th><th>数量</th><th>名称</th><th>所在地</th><th>数量</th><th>所属基地/工作站</th><th>数量</th><th>小计</th></tr>
<tr><td rowspan="4">2013</td><td rowspan="4">江阴基地</td><td rowspan="4">江阴</td><td rowspan="4">1</td><td rowspan="4">–</td><td rowspan="4">–</td><td rowspan="4">–</td><td>重庆基地</td><td>10</td><td rowspan="4">22</td></tr>
<tr><td>江阴基地</td><td>10</td></tr>
<tr><td>河北邢台（青爱办）</td><td>1</td></tr>
<tr><td>北京（青爱办）</td><td>1</td></tr>
<tr><td rowspan="6">2014</td><td rowspan="6">–</td><td rowspan="6">–</td><td rowspan="6"></td><td rowspan="3">龙泉驿区工作站</td><td rowspan="3">四川</td><td rowspan="3">1</td><td>四川基地</td><td>2</td><td rowspan="6">81</td></tr>
<tr><td>重庆基地</td><td>1</td></tr>
<tr><td>江阴基地</td><td>28</td></tr>
<tr><td rowspan="3">金牛区工作站</td><td rowspan="3">四川</td><td rowspan="3">1</td><td>盈江工作站</td><td>36</td></tr>
<tr><td>南通崇川区工作站</td><td>12</td></tr>
<tr><td>山东青岛（青爱办直属1所和空中联盟1所）</td><td>2</td></tr>
<tr><td>合计</td><td colspan="3">2</td><td colspan="3">3</td><td colspan="2">186</td><td>186</td></tr>
</table>

2. NGO—政府协商合作模式

NGO—政府协商式合作是指双方在合作过程中保持沟通，尊敬双方的诉求，在活动过程中政府部门遵守青爱工程的思路，保持与青爱工程的有效对接。在这种模式下，双方彼此合作较为愉快。NGO—政府协商合作模式的好处有六个方面。

- 有共同的利益诉求。虽然合作各方都有自己的利益诉求，但当双方利益诉求一致时，很容易走在一起。例如，所合作事宜如果正好是政府既定任务，或者当下紧要任务，政府会拿出大量资源（包括行政资源、政策资源、资金资源等）积极合作。
- 合作中彼此相对平等、尊重。
- 优势互补。
- 行动迅速，效率高。
- 提升知名度。例如，有的青爱小屋所在学校因实施青爱工程，获得知名度的提升。当地政府部门及学校领导被当地媒体广泛报道，提高了该政府部门和该校在当地的知名度。

- 成果共享。

青爱工程在盈江开展的工作就属于NGO—政府协商合作模式。在盈江，青爱工程通过与教育局合作开展工作。其中，青爱办是主导方，提供资金支持，政府只需拨一点资金，同时有当地NGO负责日常工作推进。青爱办—教育局—当地NGO，三方形成合力，使当地的NGO、众多政府部门一起加入其中，构成多部门联动的局面。在具体活动开展过程中，主要体现青爱工程的想法，青爱小屋的老师也出于内心对青爱工程的认同而开展工作，工作更有积极性。

2012年10月30日，中华少年儿童慈善救助基金会、盈江县防治艾滋病局和大盈江公益慈善协会三方签订《中央财政支持中华儿慈会扶贫救助示范项目关于在盈江县开展青爱工程项目的合作协议》。2012年，盈江县教育局与大盈江公益慈善协会（当地NGO）合作，经县委政府组织协调团委、禁毒、防艾、民政、妇联、关工委等部门配合，创建了6所青爱小屋。盈江的青爱小屋建设得到了当地教育局的大力支持，将青爱小屋工作纳入日常工作范畴，并对青爱小屋老师工作进行激励。盈江县教育局把青爱小屋工作纳入德育安全教育工作的管理体系来推动，形成长效机制。2013~2014年，盈江县教育局多次召开青爱小屋工作推广会、培训会、交流会及专题会，通过行政手段推广青爱小屋。盈江县教育局把青爱小屋专责老师的工作量化，纳入学校课时绩效考核体系及教育系统评优范围，并将青爱小屋工作作为学校和校长考核的重要指标。2013~2014年，盈江县教育局对在青爱小屋工作中表现优秀的老师进行表彰。盈江县教育局给青爱小屋优秀专责老师优先到外地、外省培训学习的机会。2014年末，盈江县教育局对所有学校青爱小屋工作进行考核评优，通报工作不力的学校及校长。

协商式（合作）效果更好，如江阴最终培训了老师，老师是因为政策而去，在学校开展工作时，只是为了考核。①

在盈江地区，校长如果不支持青爱工程，教育局就会换校长。②

---

① 引自评估团队对青爱工程办公室项目部武江的访谈记录。

② 引自评估团队对青爱工程办公室综合部彭小娜的访谈记录。

盈江政府部门对青爱工程在盈江的开展发挥了重要作用，在此过程中，政府的投入和支持也为政府部门赢得了好的声誉。当地社会组织与政府的关系更为紧密，合作也开始加强。

> 青爱工程改变了工作者和受益者的认识水平，激发地方积极性，（他们）将青爱工程办公室和青爱小屋工作的积极性相结合，产生最大合力。[①]

青爱工程重庆基地开展的工作也属于这一模式。重庆青爱基地的建立主要依托重庆市青少年性健康教育研究会，而重庆市青少年性健康教育研究会是在青爱工程推动下，由重庆市科学技术协会、重庆市教育委员会、重庆市卫生和计划生育委员会、重庆市计划生育协会等发起成立的。青爱工程在重庆开展工作将容易得到来自政府教育部门、卫生部门的参与和支持，为开展活动提供资源。协会的会长与工作人员承担了重庆青爱基地的工作。重庆市卫生局、重庆市教育委员会将重庆市学生的艾滋病防治教育、心理健康教育与高等教育内容结合，为重庆市青爱工程提供了政策支持。

> 重庆市卫生局办公室在“渝区办发〔2012〕5号”文《重庆市防治艾滋病工作委员会办公室关于印发〈重庆市遏制与防治艾滋病“十二五”行动计划〉的通知》中要求学校“安排预防艾滋病专题教育课，大学每期不少于1课时”。
>
> 重庆市教育委员会在2010年12月23日印发《重庆市教育委员会关于进一步做好大学生心理健康教育工作的通知》中要求从2011年起，各高校要逐步开设大学生心理健康教育课程（32学时或2学分），成立心理健康教育教研室。

当然，与政府合作也存在一定的风险。就青爱工程项目而言，评估团队发现普遍存在两类风险。一类是与政府合作时，政府有可能对青爱工程并不很认同，各项工作推迟或滞后。另一类是与政府合作时，相关政府人

---

① 引自评估团队对全国人大常委会委员、全国人大教科文卫委员会副主任委员、民进中央副主席、青爱工程首席顾问王佐书的访谈记录。

员变动带来管理和支持上的不确定性。如果合作政府单位领导换届或者调职，新来的领导对青爱工程不感兴趣或者不了解，有可能使当地正在开展的青爱小屋工作停滞不前。

3. NGO—政府非协商合作模式

NGO—政府非协商合作模式主要是指双方在协商过程中，政府部门缺少与青爱办的沟通和协调，通常自行组织活动，只在活动结束后交流相关活动材料。评估发现，NGO—政府非协商式合作模式，双方基本上在热情、承诺、基础投入等方面都差些。彼此认同度不够，影响青爱小屋的运作。一些专责老师从内心深处未认识到青爱教育的意义和重要性，只是例行公事，完成“上面”交给的任务。

例如，青爱工程在江阴与当地政府进行的合作基本属于NGO—政府非协商式合作模式。在江阴，青爱工程与当地教育局合作，当地教育局自行组织活动，只在活动结束后向青爱办交流相关活动材料，与青爱办没有协商过程。虽然青爱工程投入50万元，当地教育局配套50万元，但是由于江阴主要开展心理健康教育，相对而言，性健康教育不是主力，青爱小屋的日常运营缺乏内动力，学校校长及专责老师不够重视。通常遇到的情况是，“现在什么都要进课堂，如社会主义核心价值观要进课堂，书法等素质教育要进课堂……要进课堂的太多了，如果没有强有力的行政推行，根本进不去”。

4. 探索NGO—政府—企业三方合作推进青爱小屋建设

青爱工程在重庆建立的青春门诊则是政府—NGO—商业三方合作模式的探索，它加入了商业合作要素，引入市场力量，也为部分需要帮助的人提供帮助。重庆青爱基地与当地政府、重庆市红楼医院合作，综合医学、科研、心理、门诊等专业部门的实力，建立起青春期咨询门诊，成为一个具有公益性质的载体。青春期咨询门诊将教育和医学相结合，为青少年提供心理、生理困惑的解答与咨询。门诊利用医院优势，从医学和心理的两方面提供专业帮助，提供生殖健康、性心理健康咨询，门诊、专门临床需求一条龙服务。同时门诊提供了一个固定的场所进行门诊、宣教，并将沙龙、讲座、解答等常态化。2013年11月份在重庆市红楼医院正式成立青春期咨询门诊，对考前心理压力、青少年生殖道感染和青春期性困惑等问题进行诊疗。青春门诊具有社会公益性，不以营利为目的。目前红楼医院基于本身的社会责任和增加社会影响力的需要，在医院内设立青春期咨询门诊。

自2014年以来，共接待了130余名青少年咨询，不仅有重庆市主城区的，也有来自周边其他省市的青少年。

咨询服务和宣传教育是青春门诊的主要工作。

• 咨询服务。青春门诊提供生殖健康、性心理健康咨询，门诊、专门临床需求一条龙服务。青春门诊通过对病人先进行基础干预，再区分是心理还是医学问题。青春门诊已经运行了一年，每周有十来个病人咨询。

• 宣传教育。目前，青春门诊几个月举办一次宣传教育活动，计划以后定期举办青春健康沙龙，组织父母和孩子一起来参与。

> 有的学生找专责老师咨询性取向问题，这需要一个具备专业资质的团队来解决问题。在学生那里巡讲，很多学生都有问题，仅仅通过讲课是不够的，课后也要有固定场所去解决这些问题。QQ在线、电话咨询的居多，青少年可能有顾虑。①

（二）建设青爱工程网络渠道

1. 以青爱基地或青爱工作站为中心建立地域性网络

青爱基地在各地建立后，同时发挥着将其管辖下的青爱小屋链接起来的功能，它们使各青爱小屋的专责老师以及老师志愿者，还有各校青爱小屋领导小组的其他成员之间形成了网络。

2. 线上和线下结合建立全国性网络

青爱办通过线上和线下相结合的方式建立全国性网络。

在线上，青爱办利用QQ群（青爱基地、青爱工作站、青爱小屋、青爱小屋老师等）、博客、青爱工程及青爱小屋官网构建全国性的线上网络，促进信息分享和交流。

2012年9月，青爱工程新网站正式上线。网站除了及时报道项目的运作情况、各地青爱小屋活动开展的情况外，还可以在线提交青爱小屋申请，查询善款捐赠记录等。

青爱工程建立了自己的官网及博客，并与各基地、工作站、小屋及小屋老师的网站及博客等建立了友情链接，通过博客、微博、微信、人人网、

---

① 引自青爱重庆基地负责人、青春期咨询门诊特聘专家刘嘉的发言。

QQ 等建立青爱工程工作人员及全国青爱小屋老师的交流渠道。青爱网站官网链接包括：

- 网站：四川基地、大庆市基地、“1+1”心联行动西宁工作站
- 博客：四川基地、昭觉项目办、包头工作站、“1+1”心联行动、“1+1”心联行动四川基地、心联小屋绵竹工作站
- 青爱老师博客：白云阁、王荣禄、辛宝
- 相关人员博客：李扁（青爱工程办公室主任）
- 青爱小屋网站：1、2、11、23、26－53、75、76、79、82、86、89、92、92、116、118、220、227、228、231、232、234、236、238、242、243、252、254、256－258、262－270、274、280、288、290（数字为青爱小屋编号）
- 昭觉青爱办博客：http://blog.sina.com.cn/s/blog_b5cf70480101bzlc.html

其中，QQ 群内的交流较为活跃，它为青爱小屋老师们提供了方便快捷的渠道，可以即时与其他老师及当地青爱基地、工作站、项目办进行交流。但缺点是，老师们因随时能联系到大家，有时工作中遇到问题，大多不自行思考如何解决，而是上 QQ 来问，这样增加了相关工作人员的工作量，也影响了老师们独立思考能力的培养。

在线下，青爱工程邀请全国防艾教育、性健康教育、心理健康教育和慈善教育等各方面教育专家定期和不定期开展专家座谈、研讨、论坛，为青爱小屋专责老师提供培训和经验交流机会。青爱工程项目通过青爱工程网站建设、开展青爱小屋全国交流会、办《青爱人》杂志、开发并推广各类培训教材（如《青爱工程读本》）、培养培训师和举办各地培训、指导开展课堂或专题活动、培养性教育支教志愿者、提升青爱小屋能力、评选标杆青爱小屋和优秀专责教师等方式，从整体上将各地建立的青爱基地、青爱工作站以及青爱小屋链接成青爱工程全国网络。

五 小结

“青爱工程·河仁计划”总体执行与实施情况良好，其服务与倡导相结合的干预措施、组织保障，以及渠道建设的实施情况均比较符合所设计的项目模式，并在此基础上有所创新，符合一项大型项目所需要的标准化、本土化、低成本和高效性的条件。

首先，“青爱工程·河仁计划”通过青爱小屋提供的服务体现了标准化的“规定动作”和本地化“自选动作”的有机结合，具有一定的有效性、适用性、多样性、丰富性、灵活性、创新性和趣味性，基本达到了项目设计的初衷和期望。

其次，“青爱工程·河仁计划”通过地域性网络和全国性网络面向项目的主要参与者和合作者提供多元化服务。但是，相关教材、教案、培训及实操针对性和系统性相对欠缺。同时，领导小组成员对政策倡导发挥了关键作用；面向公众进行倡导还未形成成熟的思路和操作办法，目前以项目信息传递为主。

再次，“青爱工程·河仁计划”利用政府资源，通过 NGO—政府合作有效推进了青爱小屋建设，并引入商业要素，探索了政府—NGO—商业三方合作模式，具有一定的创新性。

最后，从青爱办到青爱基地、青爱工作站直至青爱小屋基本都在积极努力地落实项目，但存在一些细节上的问题。具体如下：

- 青爱办建立了稳定的项目团队，搭建了相对完整的项目管理体系，建立了相对有序的工作机制，并实实在在执行了项目，积累了丰富的政治资源，建立了专家、讲师资源库。就目前而言，对青爱办的日常管理和资源动员状况总体评价相对较高。但是，青爱办对项目工作的监督相对被动，主要依赖青爱基地和工作站的主动性，且对青爱基地、青爱工作站、青爱小屋在资金上和精神上的激励措施均不够系统，激励不足。这些问题很大程度是由于青爱办自身综合执行能力弱，如对目标的理解不一，青爱办内部工作人员有限、专业性不足、协调沟通能力弱等，加之工作较多较杂，应对较为困难。

- 青爱基地和青爱工作站在青爱工程执行中扮演极为重要的角色，对所在地区青爱小屋功能的发挥起着关键性作用。从目前来看，青爱基地和青爱工作站的建立基本符合标准和流程，基本按照项目规定执行工作，运营良好，激励手段丰富，且积极撬动当地政府和学校资源，只有个别青爱工作站处于休眠状态。潜在的风险是，青爱工程在各地建立的青爱基地，都是依托当地合作机构建立的，没有青爱办自己的工作人员，也没有运营人员费用支持。青爱工程设立的初衷就是通过青爱基地、青爱工作站和青爱小屋在当地的发展，使青爱基地、青爱工作站变成一个社区性的慈善工作站、志愿者组织、社区基金会，使之自我可持续发展。但从根本上讲，若未来青爱工程为青爱基地、青爱工作站提供的支持减少，青爱基地、工作站未来的可持续运营是个重要问题。

• 青爱小屋是青爱工程的“触手”、“终端”，是最终接触受益者的最重要的实体。从目前来看，大部分青爱小屋的建立基本符合标准和流程，基本按照项目规定执行，运营良好。但是，从目前来看，青爱工程对青爱小屋的监督和激励不够、不系统，如提升小屋和标杆小屋审核标准模糊，调动老师积极性不够，限制了青爱小屋的功能发挥。

总体来看，“青爱工程·河仁计划”的项目逻辑设计得到了较好的执行和落实，现实运行状况符合项目逻辑设计，可以较好地回应需求。

第五部分　效益评估

一　“青爱工程·河仁计划”财务收支专项审计报告

北京东审鼎立国际会计师事务所有限责任公司于2015年8月12日提供了《关于中华少年儿童慈善救助基金会青爱工程专项基金“河仁慈善基金会捐助项目”2011年11月至2014年12月财务收支专项审计报告》。审计报告如下。

关于中华少年儿童慈善救助基金会
青爱工程专项基金
“河仁慈善基金会捐助项目”
2011 年11 月至2014 年12 月财务收支
专项审计报告

东鼎会字[2015]10-530 号

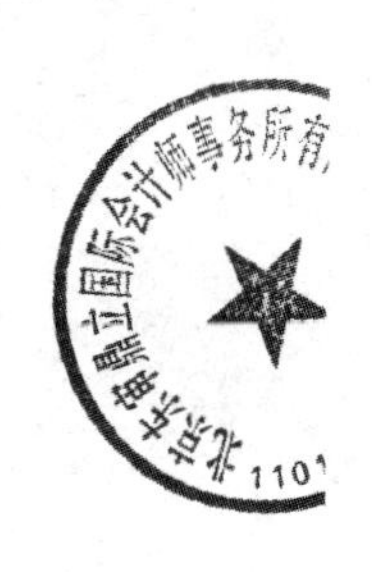

北京东审鼎立国际会计师事务所有限责任公司

专项审计报告

东鼎会字[2015]10-530号

中华少年儿童慈善救助基金会：

我们接受中华少年儿童慈善救助基金会（以下简称“儿慈会”）委托对青爱工程专项基金2011年11月-2014年12月的财务收支情况进行专项审计，儿慈会及青爱工程专项基金管理委员会的责任是按照国家颁布的《民间非营利组织会计制度》、《青爱小屋项目实施方案》等进行会计核算及财务管理，确保青爱工程专项基金资产的安全与完整，并对本次审计提供的资料负责；我们的责任是对青爱工程专项基金2011年11月-2014年12月的财务收支情况发表审计意见。我们的审计是依据中国注册会计师审计准则进行的，在审计过程中，我们计划并执行了审计工作，包括结合青爱工程专项基金的实际情况，抽查会计凭证及资料、函证、调查、分析等我们认为必要的审计程序，我们相信我们的审计工作为发表审计意见提供了合理的基础。现将审计结果报告如下：

一、青爱工程专项基金河仁慈善基金会捐助项目（以下简称：青爱工程专项基金河仁项目）基本情况：

（一） 河仁慈善基金会（以下简称“甲方”）与中华少年儿童慈善救助基金会（以下简称“乙方”）于2011年11月28日签订捐赠协议：

1、捐赠约定：甲方自愿向乙方捐款，用于旨在推进我国学校艾滋病防治教育、性健康教育、心理健康教育和慈善教育，并对艾滋孤儿孤老实施救助的青爱工程项目。乙方接受甲方捐赠。

2、捐赠金额：人民币1000万元。

3、捐款用途：本次捐赠主要用于青爱工程专项基金河仁项目，通过挂牌援建“青爱小屋”，开展大面积、规模化、系统性的艾滋病防治教育、性健康教育、心理健康教育及慈善教育等活动，并在已建小屋中挑选优秀者进行提升，逐步完善其功能，将其中社会反响良好的项目单位作为标杆进行推广宣传。同时对艾滋病患儿、艾滋病孤儿进行多种形式的救助。

4、乙方负责按照“青爱小屋项目实施方案”开展项目管理。

（二）项目资金安排

项目内容	金额（万元）	备注
小屋建设	600.00	无
图书开发	200.00	无

团队建设	100.00	无
行政费用	100.00	无
合计	1,000.00	无

二、青爱工程专项基金河仁项目收入审计情况：

经审计，青爱工程专项基金河仁项目 2011 年 11 月-2014 年 12 月共计捐赠收入 10,000,000.00 元。捐赠时间是 2011 年 12 月 01 日，收款银行中国银行西翠路支行，收款账号：320756027856。

由于专项基金未单独设立账户，故其中利息收入无法单独核算。

审计建议：对专项基金设立专用账户，进行专项核算。

三、青爱工程专项基金河仁项目支出审计情况：

青爱工程专项基金河仁项目 2011 年 11 月至 2014 年 12 月共计支出 10,395,249.22 元。

（一）支出明细表

1、按支出的性质分类列示：

分类				2011 年度		2012 年度	
				金额	比例	金额	比例
支出合计				**57,056.75**	**100%**	**3,451,230.97**	**100%**
项目成本	项目成本小计			51,396.75	90.08%	3,293,269.93	95.42%
	捐赠成本	捐赠成本小计		42,027.45	73.66%	2,954,341.08	85.60%
		直接成本		0.00	0.00%	1,515,796.80	43.9[illegible]%
		间接成本	间接成本小计	42,027.45	73.66%	1,438,544.28	41.68%
			工资奖金	29,968.45	52.52%	338,826.92	9.82%
			邮寄费	520.00	0.91%	36,605.00	1.06%
			制作费	11,539.00	20.22%	67,926.07	1.97%
			办公费	0.00	0.00%	163,127.66	4.73%
			工作餐费	0.00	0.00%	16,860.20	0.49%
			会议费	0.00	0.00%	42,173.00	1.22%
			差旅费	0.00	0.00%	175,187.00	5.08%
			市内交通费	0.00	0.00%	857.00	0.02%
			通讯费	0.00	0.00%	8,231.43	0.24%

			研发费	0.00	0.00%	408,750.00	11.84%
			咨询费	0.00	0.00%	180,000.00	5.22%
	活动成本		活动成本小计	9,369.30	16.42%	338,928.85	9.82%
			工资奖金	9,369.30	16.42%	111,665.78	3.24%
			办公费	0.00	0.00%	43,074.32	1.25%
			工作餐费	0.00	0.00%	4,941.10	0.14%
			会议费	0.00	0.00%	37,753.65	1.09%
			差旅费	0.00	0.00%	46,290.00	1.34%
			市内交通费	0.00	0.00%	122.00	0.00%
			制作费	0.00	0.00%	11,800.00	0.34%
			邮寄费	0.00	0.00%	122.00	0.00%
			项目设计或评估费	0.00	0.00%	45,000.00	1.30%
			宣传费	0.00	0.00%	38,160.00	1.11%
项目管理成本			项目管理成本小计	5,660.00	9.92%	157,961.04	4.58%
			工资奖金	5,660.00	9.92%	80,737.62	2.34%
			办公费	0.00	0.00%	61,864.72	1.79%
			工作餐费	0.00	0.00%	3,373.70	0.10%
			会议费	0.00	0.00%	300.00	0.01%
			差旅费	0.00	0.00%	1,659.00	0.05%
			市内交通费	0.00	0.00%	1,227.00	0.04%
			制作费	0.00	0.00%	1,071.00	0.03%
			邮寄费	0.00	0.00%	3,638.00	0.11%
			通讯费	0.00	0.00%	3,310.00	0.10%
			第三方管理成本	0.00	0.00%	780.00	0.02%

分类		**2013年度**		**2014年度**	
		金额	**比例**	**金额**	**比例**
支出合计		**3,037,142.33**	**100%**	**3,849,819.17**	**100%**
项	项目成本小计	2,727,713.25	89.81%	3,609,351.01	93.75%

目成本	捐赠成本小计			2,395,347.08	78.87%	3,365,096.17	87.41%
	捐赠成本	直接成本		1,263,398.00	41.60%	3,052,202.00	79.27%
		间接成本	间接成本小计	1,131,949.08	37.27%	312,894.17	8.14%
			工资奖金	320,948.02	10.57%	165,971.27	4.31%
			邮寄费	11,611.00	0.38%	3,671.30	0.10%
			制作费	2,100.00	0.07%	22,290.00	0.58%
			办公费	152,737.36	5.03%	106,545.10	2.77%
			工作餐费	10,982.00	0.36%	1,771.00	0.05%
			会议费	63,554.70	2.09%	0.00	0.00%
			差旅费	49,074.00	1.62%	12,407.50	0.32%
			市内交通费	272.00	0.01%	696.00	0.02%
			通讯费	1,730.00	0.06%	100.00	0.00%
			研发费	518,940.00	17.09%	0.00	0.00%
	活动成本		活动成本小计	332,366.17	10.94%	244,254.84	6.34%
			工资奖金	151,022.47	4.97%	77,434.28	2.01%
			办公费	28,800.00	0.95%	41,046.56	1.07%
			工作餐费	5,797.30	0.19%	1,833.00	0.05%
			会议费	721.00	0.02%	4,668.00	0.12%
			差旅费	12,538.40	0.41%	2,94[illegible]	0.08%
			市内交通费	1,529.00	0.05%	4,189.00	0.11%
			制作费	1,440.00	0.05%	140.00	0.00%
			邮寄费	274.00	0.01%	0.00	0.00%
			项目设计或评估费	101,000.00	3.33%	112,000.00	2.91%
			宣传费	29,244.00	0.96%	0.00	0.00%
项目管理成本			项目管理成本小计	309,429.08	10.19%	240,468.16	6.25%
			工资奖金	57,371.66	1.89%	13,001.50	0.34%
			办公费	87,449.52	2.88%	118,284.36	3.07%
			工作餐费	12,621.90	0.42%	1,991.90	0.05%

	会议费	78.00	0.00%	0.00	0.00%
	差旅费	17,260.00	0.57%	1,578.00	0.04%
	市内交通费	2,586.00	0.09%	1,868.00	0.05%
	制作费	2,090.00	0.07%	345.00	0.01%
	邮寄费	462.00	0.02%	370.00	0.01%
	通讯费	300.00	0.01%	3,029.40	0.08%
	第三方管理成本	129,210.00	4.25%	100,000.00	2.60%

2、按支出的项目分类列示：

分类	2011 年度		2012 年度	
	金额	比例	金额	比例
新建小屋	19,738.05	34.59%	1,827,047.73	52.94%
提升小屋	13,931.17	24.42%	937,117.48	27.15%
标杆小屋	4,237.70	7.43%	91,336.61	2.65%
图书开发	4,120.53	7.22%	98,839.26	2.86%
团队建设	6,830.61	11.97%	197,534.03	5.72%
宣传动员	2,538.69	4.45%	141,394.82	4.10%
项目机动和行政费用	5,660.00	9.92%	[illegible]	4.58%
支出合计	57,056.75	100%	3,451,230.97	100%

分类	2013 年度		2014 年度	
	金额	比例	金额	比例
新建小屋	843,122.23	27.76%	109,412.65	2.84%
提升小屋	475,597.89	15.66%	2,951,898.68	76.68%
标杆小屋	116,505.19	3.84%	70,183.98	1.82%
图书开发	960,121.77	31.61%	233,600.86	6.07%
团队建设	227,204.16	7.48%	204,598.71	5.31%
宣传动员	105,162.01	3.46%	39,656.13	1.03%
项目机动和行政费用	309,429.08	10.19%	240,468.16	6.25%

支出合计	3,037,142.33	100%	3,849,819.17	100%

（二）支出项目明细说明

业务活动成本，指青爱工程专项基金河仁项目为了实现其项目目标、开展其项目活动或者提供其项目服务所发生的各项成本，根据项目捐赠协议，其包括：捐赠成本（其中分直接成本和间接成本）、活动成本、项目管理成本。

1） 捐赠成本，是指项目中涉及向第三方捐赠内容的业务活动所发生的成本。其中:

a. 直接成本，是指按照项目要求，直接将款项拨付给第三方时发生的成本。

b. 间接成本，是指由于青爱工程专项基金河仁项目的特点，为了使捐赠条件成就（如小屋网络建设妥善、图书编辑出版等）而发生的成本。

2） 活动成本，是指在项目预算中确认的非捐赠性业务活动（如宣传动员、团队建设等）发生的成本。

3） 项目管理成本，是指由于青爱工程专项基金河仁项目未单独配套和给付管理费用，故纳入成本管理的为了维持项目团队、组织机构的基本运营所发生的成本。

（三）审计建议：

在审计过程中我们发现，项目核算为准确划分到各投放地，故无法准确列示各地基金投放情况，建议按投放地进行明细分类核算。

四、青爱工程专项基金河仁项目结余情况：

截止 2014 年 12 月，青爱工程专项基金项目结余-395,249.22 元。该专项基金支大于收，多支出部分款项由青爱工程专项基金余额中的非限定部分支付。

附送：北京东审鼎立国际会计师事务所有限责任公司营业执照副本复印件

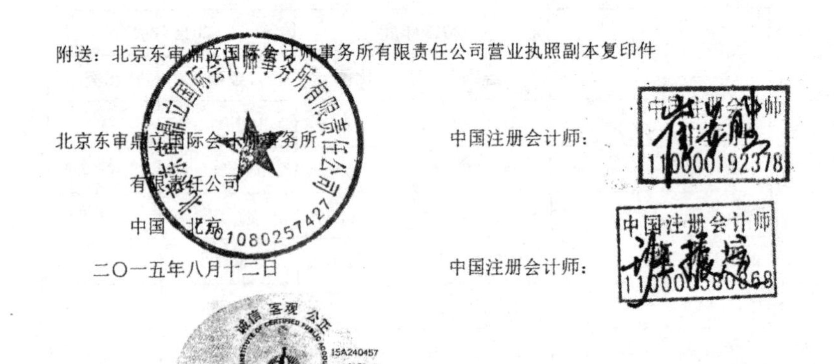

北京东审鼎立国际会计师事务所

有限责任公司

中国 北京

二〇一五年八月十二日

中国注册会计师：

中国注册会计师：

编号:No.101130607

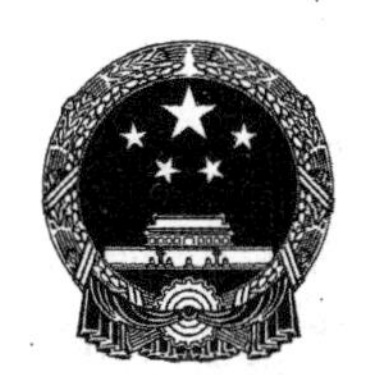

营业执照

(副 本) (1-1)

注册号110000002249984

名 称 北京东审鼎立国际会计师事务所有限责任公司

类 型 有限责任公司(自然人投资或控股)

住 所 北京市海淀区知春路113号B座16层1606室

法定代表人 崔军胜

注册资本 110万元

成立日期 2006年12月27日

营业期限 2006年12月27日 至 2056年12月26日

经营范围 审查企业会计报表，出具审计报告；验证企业资本，出具验资报告；办理企业合并、分立、清算事宜中的审计业务，出具有关的报告；基本建设年度财务决算审计；代理记帐；会计咨询、税务咨询、管理咨询、会计培训；法律、法规规定的其它业务。
（依法须经批准的项目，经相关部门批准后依批准的内容开展经营活动。）

登记机关

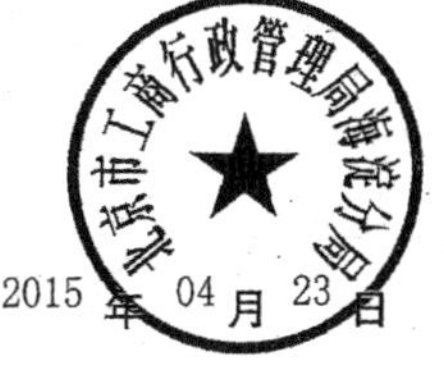

2015 年 04 月 23 日

提示：每年1月1日至6月30日通过企业信用信息公示系统报送上一年度年度报告并公示。

企业信用信息公示系统网址： qyxy.baic.gov.cn

中华人民共和国国家工商行政管理总局监制

二　“青爱工程·河仁计划”经费使用说明

青爱工程自启动以来到2015年6月30日，共筹资约5221.79万元，物资折合1370.68万元。其中，2011年启动、2014年底结束的“青爱工程·河仁计划”共投入1000万元，约占青爱工程总筹资额的15%。依据北京东审鼎立国际会计师事务所有限责任公司提供的《关于中华少年儿童慈善救助基金会青爱工程专项基金“河仁慈善基金会捐助项目”2011年11月至2014年12月财务收支专项审计报告》，1000万元经费得到落实，具体使用情况总览如表7所示，各年度支出总览如表8所示。

表7　1000万元经费使用情况总览　　单位：元

费用类别			预算	支出费用	单所小屋	备注
河仁项目经费	青爱小屋建设	新建青爱小屋	1000000	2799320.66	15050.11	新建186所
		提升小屋	4000000	4378545.22	21892.73	提升200所
		标杆小屋	1000000	282263.48	18817.57	候选标杆15所
	图书教材开发		2000000	1296682.42		
	团队建设（社会动员）		1000000	924919.16		
	项目管理成本（行政经费）		1000000	713518.28		
合计			10000000	10395249.22		

注：评估机构不具有会计审计资格，上述数据由青爱办提供。

表8　1000万元经费年度使用情况总览　　单位：元

年份	预算	支出费用
2011～2012	4000000.00	3508287.72
2013	3000000.00	3037142.33
2014	3000000.00	3849819.17
合计	10000000.00	10395249.22

注：评估机构不具有会计审计资格，上述数据由青爱办提供。

评估团队对“青爱工程·河仁计划”执行各项支出与预算之间的差距做了对比，对比结果见表9和表10。从表9所示的数据可以看出，“青爱工程·河仁计划”总支出10395249.22元，超出总预算3.95%。其中，用于青爱小屋建设的总支出为7460129.36元，超出预算24.34%；图书教材开发总支出为1296682.42元，低于预算35.17%；团队建设（社会动员）总支出为924919.16元，低于预算7.51%；项目管理成本（行政经费）总支出为713518.28元，低于预算28.65%。其中，青爱小屋建设总支出中，新建青爱小屋单所超出预算50.50%，提升小屋单所超出预算9.46%，标杆小屋单所低于预算81.18%。从表10可以看出，2011～2012年经费支出低于预算12.29%，2013年超出预算1.24%，2014年度经费支出超出预算28.33%。分析结果显示，新建青爱小屋及标杆小屋费用类别实际支出与预算之间差距较大。

表9　1000万元经费各项类别使用情况与预算差距总览

费用类别			预算（元）	支出费用（元）	支出单所小屋（元）	预算单所小屋（元）	支出费用与预算的差距/预算（%）
河仁项目经费	青爱小屋建设	新建青爱小屋	1000000	2799320.66	新建186所 15050.11	新建100所 10000元	单所：50.50% 小计：179.93%
		提升小屋	4000000	4378545.22	提升200所 21892.73	提升200所 20000元	单所：9.46% 小计：9.46%
		标杆小屋	1000000	282263.48	候选标杆15所18817.57	候选标杆10所100000元	单所：－81.18% 小计：－71.77%
		总计	6000000	7460129.36			总计：24.34%
	图书教材开发		2000000	1296682.42			－35.17%
	团队建设（社会动员）		1000000	924919.16			－7.51%
	项目管理成本（行政经费）		1000000	713518.28			－28.65%
合计			10000000	10395249.22			3.95%

注：评估机构不具有会计审计资格，上述数据由青爱办提供。

表10　1000万元经费年度使用情况与预算差距总览

年份	预算（元）	支出费用（元）	支出费用与预算的差距/预算（%）
2011～2012	4000000.00	3508287.72	－12.29%
2013	3000000.00	3037142.33	1.24%
2014	3000000.00	3849819.17	28.33%
合计	10000000.00	10395249.22	3.95%

注：评估机构不具有会计审计资格，上述数据由青爱办提供。

评估团队就“青爱工程·河仁计划”经费使用情况访问了青爱办，青爱办说明如下：

按照“青爱工程·河仁计划”出资人曹德旺先生和张银俊的约定，青爱工程也可以提出一个周期为一年的项目计划，项目内容可相对简洁、易操作，属于传统慈善的范畴而项目预算仍然为1000万元的项目。但是，青爱工程并没有这样做。从项目设计伊始，青爱工程就贯穿了谨慎、稳妥的宗旨，并不急于求成，而是立足于青爱工程项目的实际，主张稳扎稳打。虽然青爱办努力进行顶层设计，希望让所有工作都能够规避盲目性，指向确切的目标，但现实变量太多，最初的规划不能够完全消化和处理这些巨大的变故。作为一个挑战中国社会难点、痛点的慈善教育项目，青爱工程在近十年的发展历程中，经历了主办单位更换、汶川地震、玉树地震，以及“郭美美事件”导致整个慈善信誉受损等冲击，要从无到有建立一个规范运作的社会组织，并实施一项非传统、非主流的慈善教育项目，其难度系数相对较高。青爱工程能够按照河仁计划当初的项目设计，实现总体任务的顺利推进、总体目标的超额完成，已经是难能可贵了。

与青爱工程立项之初各地学校对青爱小屋模式的认知程度不高，对于艾滋病防治和性教育的认同程度较低状况不同，在执行河仁计划的阶段，各地对申报青爱小屋非常踊跃积极，且尽管青爱办对于新建小屋的审批，采取十分谨慎的态度，要求凡是申报的学校，小屋未来一定能够成活，一定可以形成长效机制。基于这样的出发点，结合各地的强烈需求，青爱办适当放宽了新建小屋数量，但总数仍然控制在计划数量的两倍以内。

依据实际情况做出这样的调整，与项目设计的初衷是完全符合的。因为与其他项目不同的地方在于，青爱小屋的端口是开放的，精神也是开放的。其发展规则，不是青爱办单方面制订的，而是与各地的合作方共同生成的。它与社会的脉搏是一起跳动的。它必须考虑当地的实际需求，青爱工程提供的不是物质、物资的捐赠，而是一套方法论。许多学校要求，你可以不给我钱，但是这套方法希望能给我。你给我一块牌子，我就有编制了，我做这件事就名正言顺了。所以执行河仁计划的过程中，有限度地放宽了新建小屋的额度，将其他项目的预算予以压缩，调配到这个更为迫切的需求上来。

总体评价青爱工程及河仁项目的效益，应该说是惠而不费，小投入，大产出。设想一下，如果由国家财政拨款，养这么一个团队，承担这样一项任务，是否需要设置一个司局级部门；财政供养的人口，是否需要几十号人；其在三五年当中，是否能够理出一个头绪，恐怕也不好说。而青爱工程这样一个慈善项目，国家没有投入一分钱，没有通过财政供养一个人，仅仅因为项目团队发心勇猛，爱心人士同情支持，得以成立并且顽强地生存下来，并将项目持续推进，将一个社会组织逐渐做上了轨道，不能不说这是一个正能量。其体现的，正是青爱工程的“责”字标所倡导的担当精神。

三　青爱小屋获得青爱办支持及地方配比资金

评估团队对“青爱工程·河仁计划”建立的青爱小屋获得的来自青爱办的资金以及当地匹配资金的情况进行了问卷调查。由于问卷收集不完整，共收到专责老师有效问卷 75 份，最后一份问卷完成时间为 2014 年 12 月 23 日。这 75 所青爱小屋所建时间不同，有刚建立的，也有建立已进入第五年的。同时，它们部分是提升小屋，个别是标杆小屋。75 所青爱小屋平均每所小屋五年各年度获得青爱办资金及当地匹配资金情况详见表 11。评估结果显示：

其一，平均每所小屋每年获得来自青爱办的资金为 2605.49 元，平均每所小屋每年获得的当地匹配资金为 4387.61 元，平均每所小屋每年平均支出 6849.92 元。

其二，自建立当年到建立第五年间，平均每所小屋共获得来自青爱办的资金为 13027.43 元，平均每所小屋获得的当地匹配资金为 21938.04 元，平均每所青爱小屋获得的当地匹配资金约为其获得来自青爱办的资金的 1.7 倍。

表 11　75 所青爱小屋平均每所小屋五年各年度获得青爱办资金及当地匹配资金情况　　单位：元

时间	获得的青爱办资金	当地匹配的资金	支出
建立当年	9066.67	10502.00	18925.67
第二年	1278.53	1448.67	6416.17

续表

时间	获得的青爱办资金	当地匹配的资金	支出
第三年	1574.19	1363.33	2318.99
第四年	668.01	4542.01	1742.01
第五年	440.03	4082.03	4846.75
年平均	2605.49	4387.61	6849.92
小计	13027.43	21938.04	34249.59

青爱办提供的数据显示，“青爱工程·河仁计划”撬动了中央和地方政府及学校资金配套和支持，如首届“中央财政支持社会组织参与社会服务项目”资金支持200万元；四川省昭觉县民政局配套300万元；江苏省江阴市教育局配套50万元；云南省盈江县通过青爱小屋平台向社会各界募集资金近340万元，物资折合近576万元等。此外，2012年，青爱工程执行“中央财政支持中华儿慈会扶贫救助示范项目”，在四川省凉山州昭觉县、重庆市和云南省盈江县共救助艾滋孤儿、孤老和家庭800名（户），发放救助款208万元。其中在昭觉县4所学校设立6个青爱班，对救助的300名艾滋孤儿进行集中管理，负责其生活、学习。2014年，青爱工程在盈江县发放艾滋孤儿救助款15.3万元。2015年，青爱工程在昭觉县救助艾滋孤儿50名，发放救助金7万元。

四　青爱小屋的活动对解决具体问题的帮助

评估团队对青爱小屋提供的服务类型（包括青爱知识宣讲、学科渗透、专题课、主题辩论课、手抄报、展板文化、黑板报、室外活动课、社团活动、读书活动、贫困生走访、观影课、主题班会、师生家长培训或讲座、个案辅导、全校教师培训、发放宣传资料、播放宣传片、情景剧、知识竞赛、社会征文）进行了问卷调查。评估发现，受访小学生、初中生、高中生、职高生、大学生均认为，青爱小屋的活动对解决社会问题具有一定的帮助。其中，受访小学生、初中生、职高生、大学生认为，相对其他活动而言，“青爱知识宣讲”对解决艾滋病、青春期性行为、少女早孕、少女人流、性侵、吸毒及青少年自杀问题的帮助程度最高。此外，相对于其他受访学生而言，受访职高生对青爱小屋所提供活动对解决问题的帮助程度评价更高，详见图 42。

青爱知识宣讲

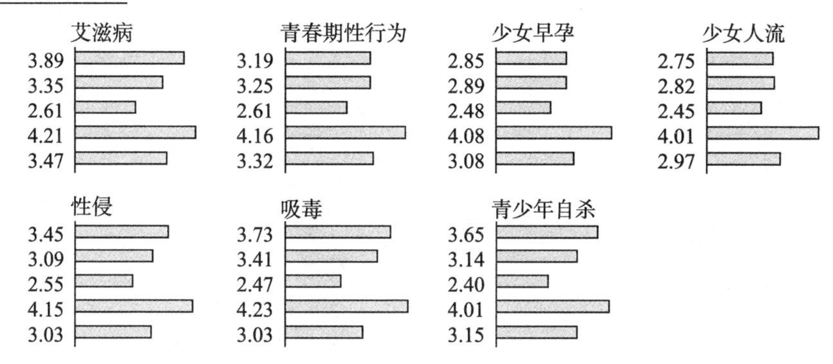

学科渗透

艾滋病
3.48
2.90
2.23
3.96
2.82
青春期性行为
2.83
2.76
2.23
3.75
2.73
少女早孕
2.50
2.49
2.06
3.61
2.60
少女人流
2.43
2.47
2.16
3.58
2.55
性侵
3.14
2.58
2.20
3.80
2.55
吸毒
3.43
2.95
2.20
4.11
2.70
青少年自杀
3.28
2.76
2.06
3.91
2.74

专题课

艾滋病
3.19
3.19
2.32
3.80
3.07
青春期性行为
2.68
2.96
2.32
3.88
2.90
少女早孕
2.48
2.71
2.12
3.67
2.81
少女人流
2.43
2.57
2.31
3.77
2.71
性侵
2.98
2.79
2.26
3.86
2.72
吸毒
3.01
3.06
2.21
4.12
2.79
青少年自杀
2.94
2.81
2.13
3.99
2.85

主题辩论课

艾滋病	青春期性行为	少女早孕	少女人流
2.53	2.23	1.76	1.86
2.67	2.61	2.25	2.26
2.22	2.21	1.89	2.02
3.65	3.71	3.62	3.57
2.81	2.74	2.55	2.52

性侵	吸毒	青少年自杀
2.28	2.36	2.27
2.44	2.66	2.55
2.04	2.04	1.97
3.71	4.04	3.77
2.58	2.73	2.66

手抄报

艾滋病	青春期性行为	少女早孕	少女人流
2.91	2.45	2.05	2.04
2.82	2.47	2.19	2.15
2.02	2.09	2.04	1.96
3.53	3.60	3.53	3.56
2.63	2.50	2.28	2.24

性侵	吸毒	青少年自杀
2.52	2.78	2.75
2.29	2.64	2.42
1.93	2.01	1.86
3.58	3.80	3.51
2.29	2.49	2.43

展板文化

艾滋病	青春期性行为	少女早孕	少女人流
3.45	2.63	2.26	2.27
2.74	2.58	2.22	2.25
1.91	1.99	2.02	1.97
3.87	3.82	3.80	3.90
2.71	2.54	2.36	2.21

性侵	吸毒	青少年自杀
2.96	3.39	3.15
2.47	2.68	2.54
1.87	2.05	1.86
3.77	3.99	3.75
2.36	2.52	2.49

黑板报

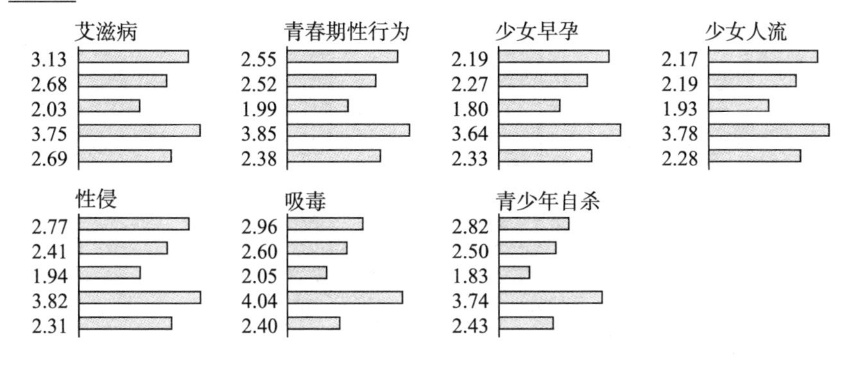

室外活动课

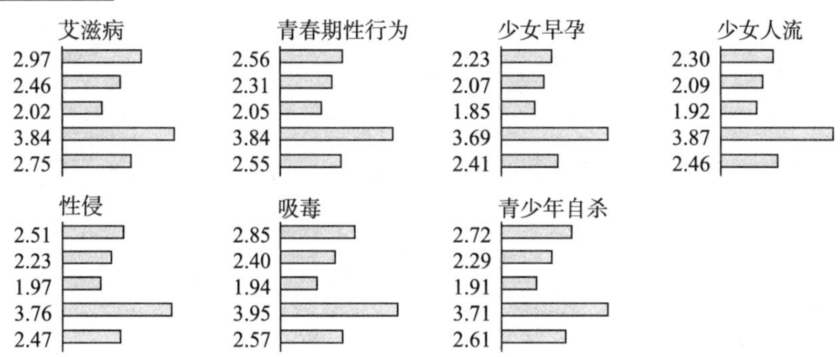

社团活动

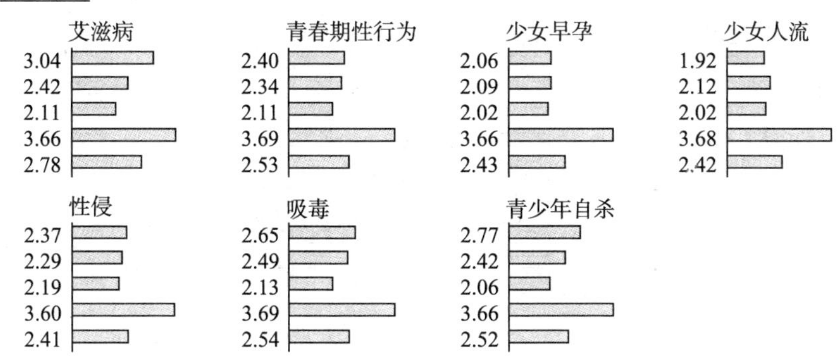

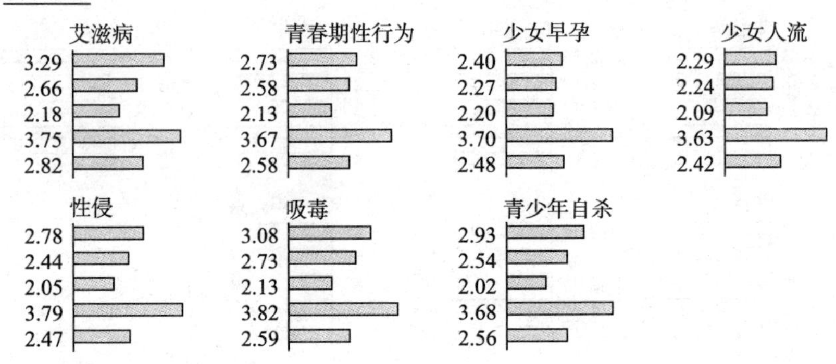
读书活动
艾滋病
3.29
2.66
2.18
3.75
2.82
青春期性行为
2.73
2.58
2.13
3.67
2.58
少女早孕
2.40
2.27
2.20
3.70
2.48
少女人流
2.29
2.24
2.09
3.63
2.42
性侵
2.78
2.44
2.05
3.79
2.47
吸毒
3.08
2.73
2.13
3.82
2.59
青少年自杀
2.93
2.54
2.02
3.68
2.56

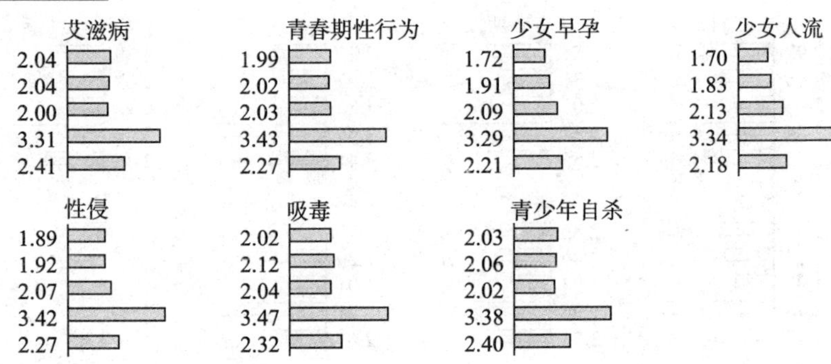
贫困生走访
艾滋病
2.04
2.04
2.00
3.31
2.41
青春期性行为
1.99
2.02
2.03
3.43
2.27
少女早孕
1.72
1.91
2.09
3.29
2.21
少女人流
1.70
1.83
2.13
3.34
2.18
性侵
1.89
1.92
2.07
3.42
2.27
吸毒
2.02
2.12
2.04
3.47
2.32
青少年自杀
2.03
2.06
2.02
3.38
2.40

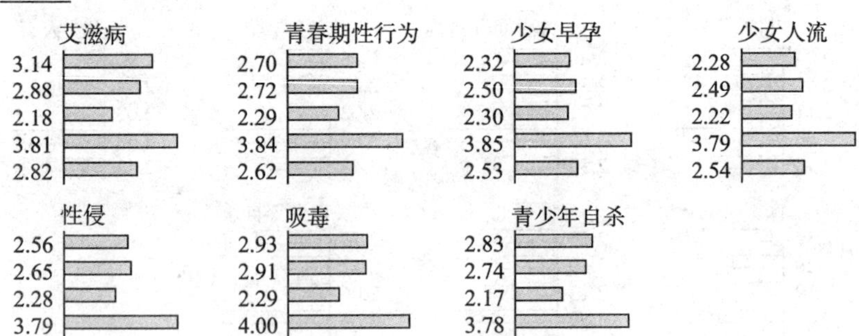
观影课
艾滋病
3.14
2.88
2.18
3.81
2.82
青春期性行为
2.70
2.72
2.29
3.84
2.62
少女早孕
2.32
2.50
2.30
3.85
2.53
少女人流
2.28
2.49
2.22
3.79
2.54
性侵
2.56
2.65
2.28
3.79
2.62
吸毒
2.93
2.91
2.29
4.00
2.69
青少年自杀
2.83
2.74
2.17
3.78
2.61

主题班会

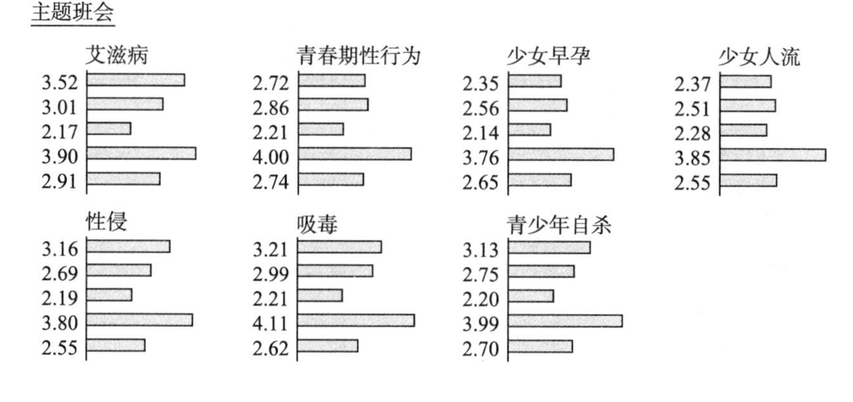

师生家长培训或讲座

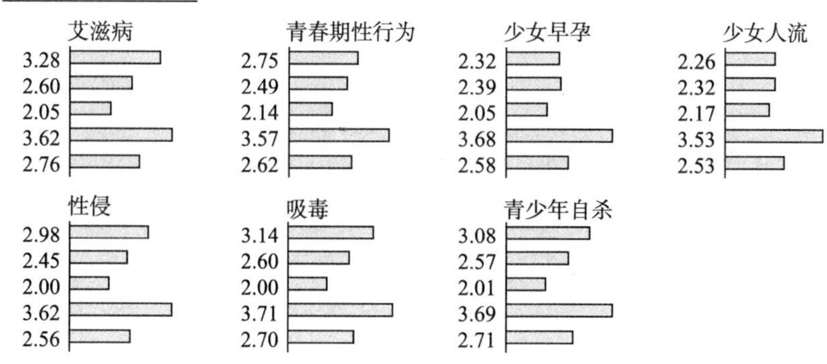

个案辅导

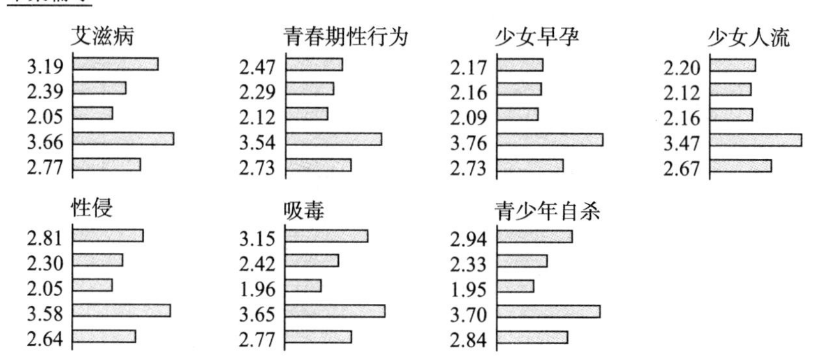

全校教师培训

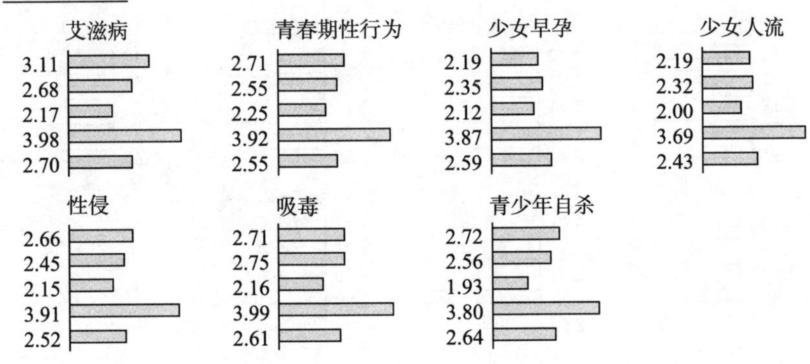

发放宣传资料

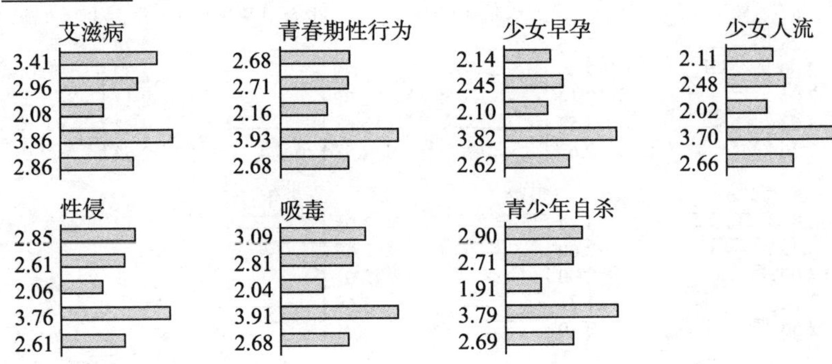

播放宣传片

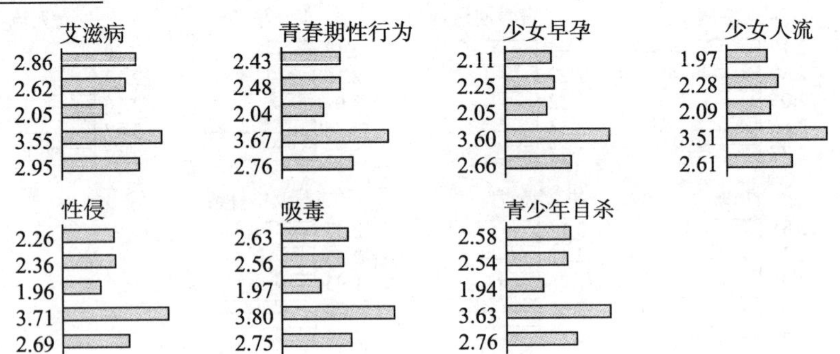

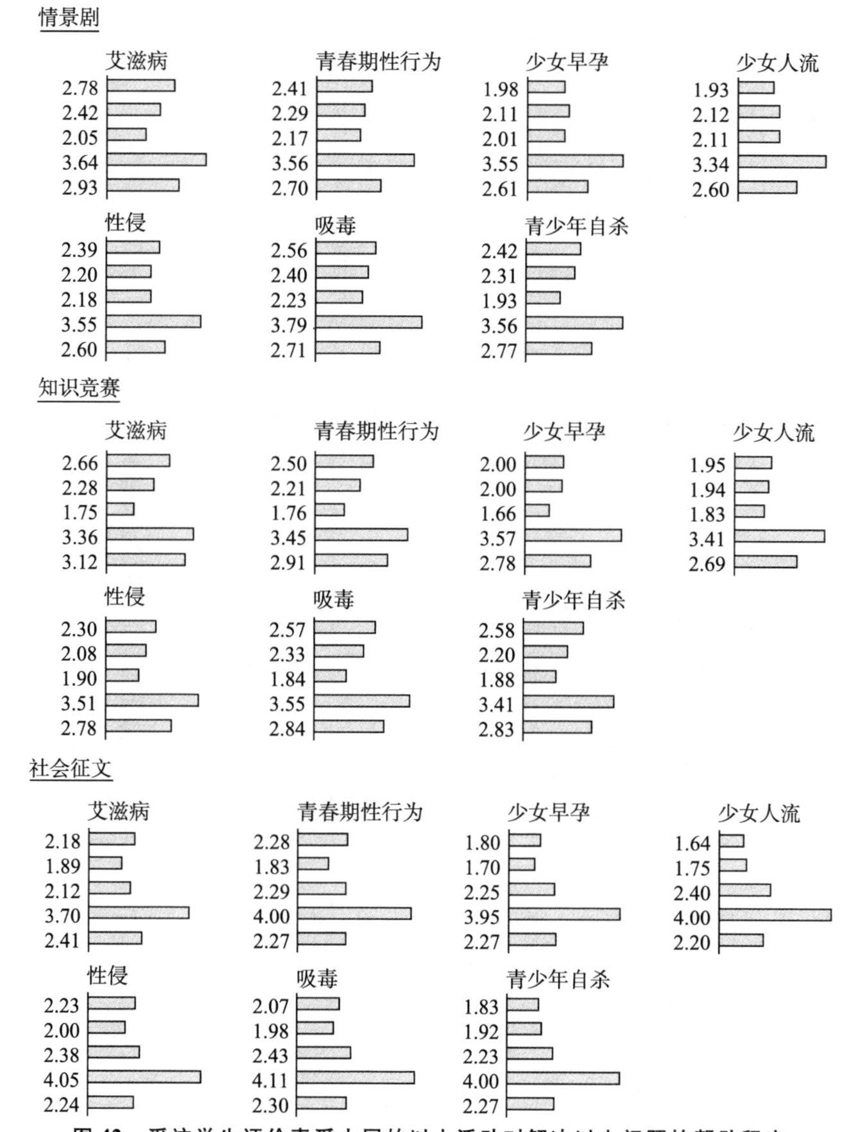

图 42 受访学生评价青爱小屋的以上活动对解决以上问题的帮助程度

注：① 评价分值为 0 ~5 分，0 分为没帮助，1 ~5 分表示帮助程度由低到高。

② 每项评价由上到下依次为“小学生”、“初中生”、“高中生”、“职高生”、“大学生”。

来自青爱小屋专责老师和老师志愿者的评估结果也显示，青爱小屋的活动对解决具体问题具有一定的帮助。其中，受访专责老师和受访老师志愿者均认为，相对其他活动而言，“青爱知识宣讲”对解决艾滋病、青春期性行为、少女早孕、少女人流、性侵、吸毒及青少年自杀问题的帮助程度最高，详见图 43、图 44。

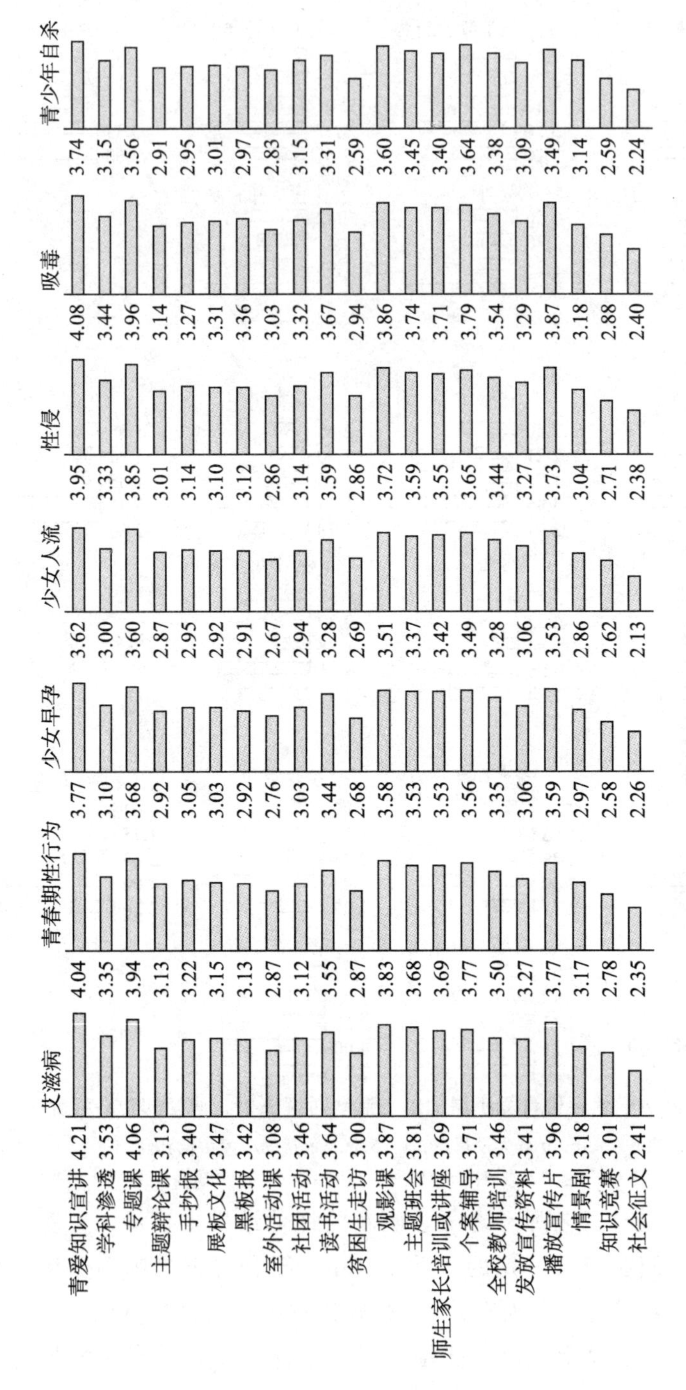

图43 受访专责老师评价青爱小屋以上活动对解决以上问题的帮助程度

注：评价分值为0~5分，0分为没帮助，1~5分表示帮助程度由低到高。

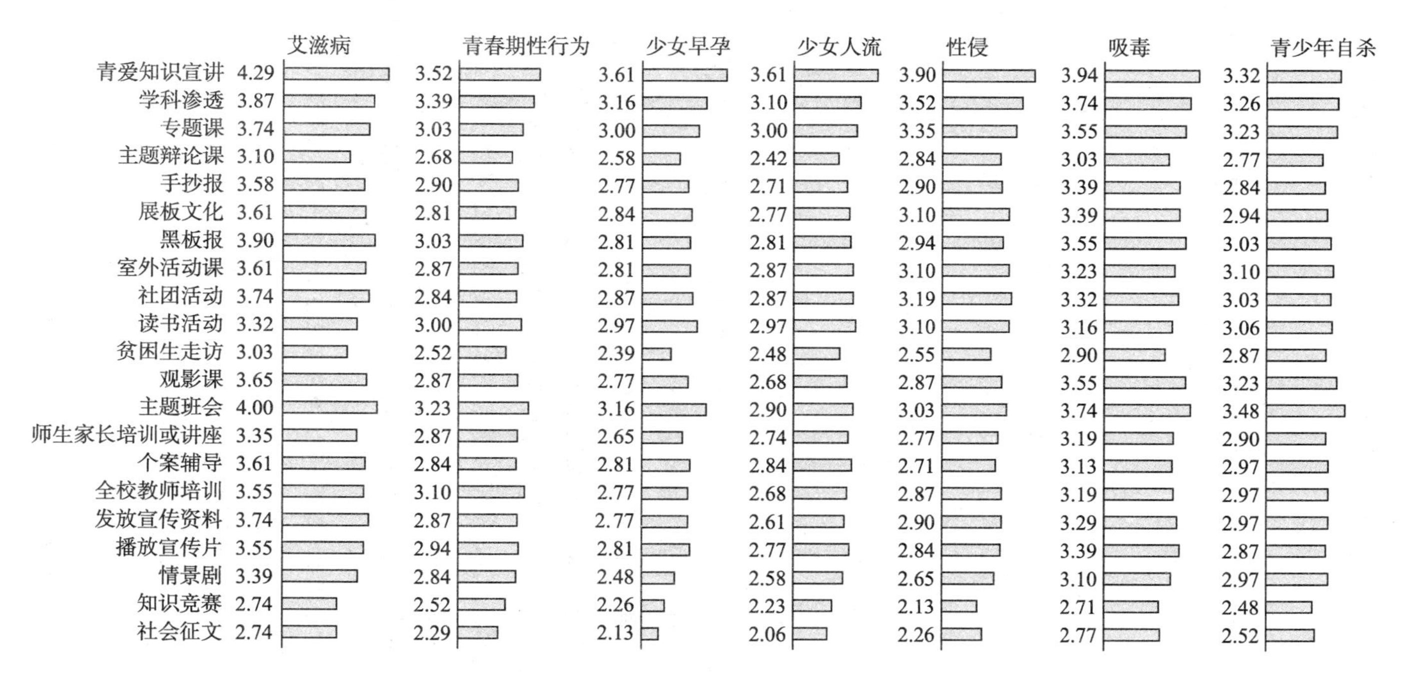

图44 受访老师志愿者评价青爱小屋以上活动对解决以上问题的帮助程度

注：评价分值为0~5分，0分为没帮助，1~5分表示帮助程度由低到高。

五 “青爱工程·河仁计划”的直接受益人群

“青爱工程”的核心是建立青爱小屋，其中一个关键是以青爱小屋为枢纽开展各项服务和倡导工作。通过观察青爱小屋直接受益人群的多少，可以帮助各个利益相关者直接、直观地了解项目经费一部分用在了哪些人群身上。

青爱小屋直接受益人群包括学生、家长、老师。评估团队对“青爱工程·河仁计划”建立的青爱小屋自建立起参与其活动的学生、家长、老师人数及其对应的青爱小屋支出进行了问卷调查。由于问卷收集不完整，共收到专责老师有效问卷75份，最后一份问卷完成时间为2014年12月23日。这75所青爱小屋所建时间不同，有刚建立的，也有建立已进入第五年的。同时，它们部分是提升小屋，个别是标杆小屋。75所青爱小屋平均每所小屋五年各年度直接受益人群数及青爱小屋支出情况详见表12。评估结果显示：

其一，自建立至第五年间，平均每年参与每所小屋的学生数为663.66人，家长人数为474.58人，教师人数为35.67人。

其二，各年度参与每所小屋的学生数占学校学生总人数的比例总体呈增长趋势，由建立之初第一年四成以上参与，到第五年时增为八成以上参与；参与家长数与学生数的比例总体呈增长趋势。各年度参与每所小屋的老师数占学校老师总人数的比例逐年增长，由建立之初第一年不足四成参与，到第五年时增为六成以上参与。

其三，平均每年每所青爱小屋用在每位参与学生上的支出为10.32元。

表12 75所青爱小屋平均每所小屋五年各年度直接受益人群数及青爱小屋支出

时间	参加学生总人数（人）	学校学生总人数（人）	参加学生总人数/学校学生总人数（%）	参加家长总人数（人）	参加家长总人数/参加学生总人数（%）	参加老师总人数（人）	学校老师总人数（人）	参加老师总人数/学校老师总人数（%）	支出（元）
建立当年	1002.55	2066.73	48.51	518.68	51.74	50.16	136.75	36.68	18925.67
第二年	965.44	1830.04	52.76	762.72	79.00	47.12	117.89	39.97	6416.17

续表

时间	参加学生总人数（人）	学校学生总人数（人）	参加学生总人数/学校学生总人数（%）	参加家长总人数（人）	参加家长总人数/参加学生总人数（%）	参加老师总人数（人）	学校老师总人数（人）	参加老师总人数/学校老师总人数（%）	支出（元）
第三年	451.43	891.69	50.63	329.77	73.05	26.31	58.43	45.03	2318.99
第四年	458.07	631.67	72.52	371.73	81.15	26.60	45.12	58.95	1742.01
第五年	440.83	531.97	82.87	390.01	88.47	28.19	43.35	65.03	4846.75
年平均	663.66	1190.42		474.58		35.67	80.31		6849.92

六 “青爱工程·河仁计划”对学生及其家庭的影响

（一）对学生的影响

结合实地调查以及问卷调查结果，评估团队发现“青爱工程·河仁计划”在艾滋病防治教育、性健康教育、心理健康教育、公益慈善和传统文化理念培育方面开展的工作均对学生产生了一定影响。

1. “性健康教育”对学生的影响

通过问卷调查和实地调查时对学校负责人、专责老师、老师志愿者以及学生面对面访谈，评估结果显示，“青爱工程·河仁计划”在“性健康教育”方面开展的工作对学生产生了一定影响。

其一，大部分受访专责老师、受访老师志愿者和受访职高生认为青爱小屋在“性健康教育”方面开展的工作对学生的影响程度为“高”。少部分受访小学生、受访初中生、受访大学生持此观点，极少部分受访高中生持此观点，详见图45和图46。

其二，大部分受访专责老师、受访老师志愿者、受访职高生认为青爱小屋在“健康的两性行为”方面开展的工作对学生的影响程度为“高”。少部分受访小学生、受访初中生、受访大学生持此观点，极少部分受访高中生持此观点，详见图45和图46。

性健康教育

	零	低	中	高	不清楚
小学生	6.2%	8.5%	23.5%	46.9%	14.9%
初中生	6.9%	9.6%	27.7%	40.3%	15.5%
高中生	11.9%	14.8%	28.9%	14.1%	30.3%
职高生	7.7%	3.3%	28.6%	56.0%	4.4%
大学生	4.4%	12.3%	45.0%	30.2%	8.1%

健康的两性行为

	零	低	中	高	不清楚
小学生	8.5%	9.2%	21.5%	43.8%	17.0%
初中生	6.8%	7.7%	27.3%	41.9%	16.3%
高中生	11.9%	15.6%	26.7%	14.8%	31.0%
职高生	6.6%	2.2%	29.7%	56.0%	5.5%
大学生	5.3%	16.3%	39.0%	30.8%	8.6%

图45　受访学生评价青爱小屋在以上方面开展的工作对自身的影响程度

注：① %为持此观点的受访者比例。

② 从左到右受访者选项依次为“零”、“低”、“中”、“高”、“不清楚”的比例。

性健康教育

	零	低	中	高	不清楚
专责老师	0.0%	2.6%	26.9%	69.2%	1.3%
老师志愿者	0.0%	0.0%	35.5%	64.5%	0.0%

健康的两性行为

	零	低	中	高	不清楚
专责老师	0.0%	5.1%	35.9%	56.4%	2.6%
老师志愿者	0.0%	3.2%	38.7%	54.8%	3.3%

图46　受访专责老师及老师志愿者评价青爱小屋在以上方面开展的工作对学生的影响程度

注：① %为持此观点的受访者比例。

② 从左到右受访者选项依次为“零”、“低”、“中”、“高”、“不清楚”的比例。

我们学校走廊里有（青爱小屋的）展板，会有一些（性教育方面的）小知识，意识到自己的很多想法，如对异性的渴求是正常现象。[1]

学校开展的性健康教育活动，不对男女生进行区分，让孩子更加坦然地面对和接受，通过参加活动，孩子懂得自我保护了，回家跟我说“再亲

① 引自评估团队对成都市龙泉驿区第七中学某初二学生的访谈记录。

密的也不可以碰我的私密部位”。学校组织的这些活动可以消除孩子的好奇心，好奇心引起的猜测往往更容易让孩子迷失，倒不如直接给他讲清楚。[①]

在青爱小屋当志愿者后对青春期有了解了，有烦恼时会跟父母、老师沟通，学会了要控制情绪。[②]

2. “艾滋病防治教育”对学生的影响

通过问卷调查和实地调查时对学校负责人、专责老师、老师志愿者以及学生面对面访谈，评估结果显示，“青爱工程·河仁计划”在“艾滋病防治教育”方面开展的工作对学生产生了一定影响。

其一，大部分受访专责老师、受访老师志愿者、受访小学生和受访职高生认为，青爱小屋在“艾滋病防治教育”方面开展的工作对学生的影响程度为“高”，详见图47和图48。

其二，大部分受访专责老师、受访老师志愿者、受访小学生、受访职高生和受访大学生认为，青爱小屋在“远离艾滋病”方面开展的工作对学生的影响程度为“高”，详见图47和图48。

艾滋病防治

小学生 6.2% 6.6% 22.0% 53.3% 11.9%
初中生 6.5% 8.3% 26.6% 43.6% 15.0%
高中生 11.1% 12.6% 29.6% 17.0% 29.7%
职高生 6.6% 1.1% 22.0% 67.0% 3.3%
大学生 3.5% 10.4% 35.7% 43.7% 6.7%

远离艾滋病

小学生 5.8% 1.9% 16.7% 61.9% 13.7%
初中生 5.8% 6.0% 20.1% 51.2% 16.7%
高中生 12.6% 12.6% 23.0% 21.5% 30.3%
职高生 3.3% 1.1% 23.3% 68.9% 3.4%
大学生 3.2% 7.1% 27.9% 53.8% 8.0%

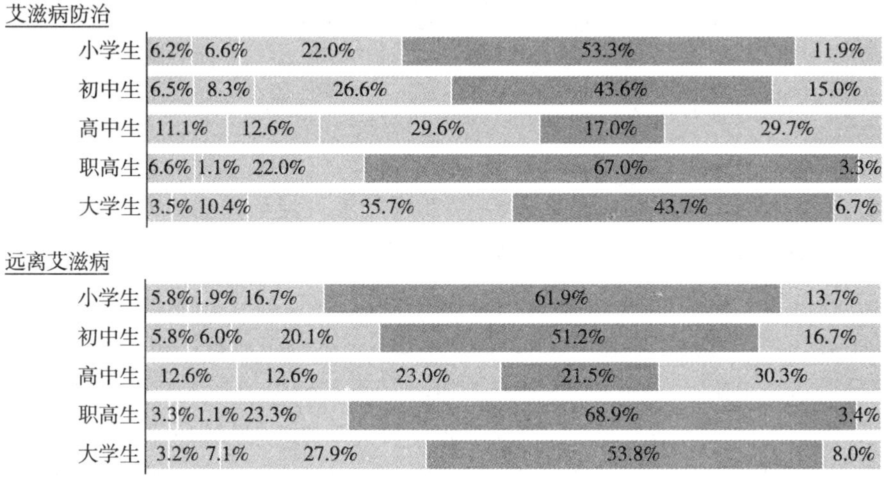

图47　受访学生评价青爱小屋在以上方面开展的工作对自身的影响程度

注：① %为持此观点的受访者比例。

② 从左到右受访者选项依次为“零”、“低”、“中”、“高”、“不清楚”的比例。

① 引自评估团队对成飞小学某家长的访谈记录。

② 引自评估团队对成都市龙泉驿区第七中学某初二学生志愿者的访谈记录。

艾滋病防治

	零	低	中	高	不清楚
专责老师	0.0%	1.3%	23.1%	74.4%	1.2%
老师志愿者	0.0%	3.2%	22.6%	74.2%	0.0%

远离艾滋病

	零	低	中	高	不清楚
专责老师	0.0%	2.6%	20.5%	74.4%	2.5%
老师志愿者	0.0%	0.0%	19.3%	80.7%	0.0%

图48 受访专责老师及老师志愿者评价青爱小屋在以上方面开展的工作对学生的影响程度

注：① %为持此观点的受访者比例。
② 从左到右受访者选项依次为“零”、“低”、“中”、“高”、“不清楚”的比例。

进校前什么也不了解，加入后学习到以前不知道的知识，了解艾滋病传播知识，对艾滋病患者的态度不一样了。①

在青爱小屋当志愿者学到了很多知识，以前觉得艾滋病很恐怖，有一种厌恶感，现在（成为小屋志愿者以后）有了更深入的了解，知道了艾滋病的几种传播途径，不像以前那么恐惧了。②

3. “心理健康教育”对学生的影响

通过问卷调查和实地调查时对学校负责人、专责老师、老师志愿者以及学生面对面访谈，评估结果显示，“青爱工程·河仁计划”在“心理健康教育”方面开展的工作对学生产生了一定影响。

大部分受访专责老师、受访老师志愿者、受访小学生和职高生认为青爱小屋在“心理健康教育”方面开展的工作对学生的影响程度为“高”；少部分受访初中生、受访大学生持此观点；极少部分受访高中生持此观点。

评估团队就青爱小屋在“心理健康教育”方面开展的“珍爱生命”、“拒绝毒品”、“友情”、“减轻压力”、“家庭和谐”、“排解烦恼”、“缓解冲突”及“抵御暴力”八类工作对学生的影响进一步进行了调查。结果显示，大部分受访专责老师、受访老师志愿者、受访小学生和受访职高生认为青爱小屋在“珍爱生命”、“拒绝毒品”、“友情”、“减轻压力”、“家庭和谐”、

① 引自评估团队对西南大学某学生的访谈记录。
② 引自评估团队对成都市龙泉驿区第七中学某初二学生志愿者的访谈记录。

“排解烦恼”及“抵御暴力”七方面开展的工作对学生影响程度为“高”；大部分受访专责老师、受访老师志愿者和受访职高生认为青爱小屋在“缓解冲突”方面开展的工作对学生影响程度为“高”，少部分小学生持此观点；少部分受访初中生、受访大学生和极少部分受访高中生认为青爱小屋在以上八方面对开展的工作对学生影响程度为“高”。一位受访学生说：“青爱小屋是指引心理的灯塔。”① 详见图 49。

以下为受访者评价青爱小屋在“心理健康教育”方面开展的八类工作对学生的影响程度。

心理健康教育

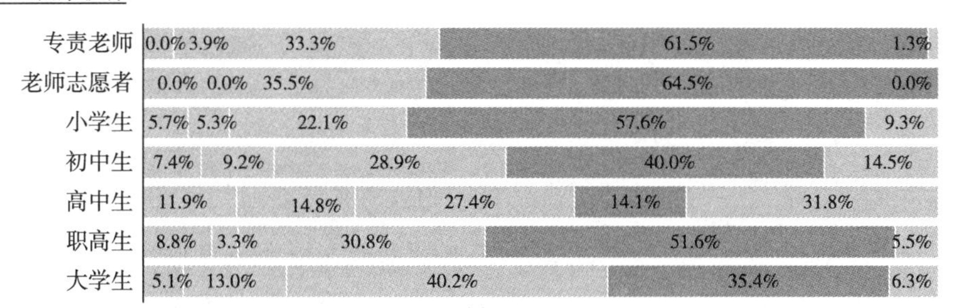

友情

专责老师 0.0% 5.1% 35.9% 57.7% 1.3%
老师志愿者 0.0% 3.2% 41.9% 54.8% 0.0%
小学生 5.4% 5.0% 18.9% 59.8% 10.9%
初中生 8.1% 7.8% 24.9% 42.8% 16.4%
高中生 14.1% 12.6% 26.7% 16.3% 30.3%
职高生 5.5% 4.4% 29.7% 56.0% 4.4%
大学生 4.4% 13.5% 37.6% 36.4% 8.1%

家庭和谐

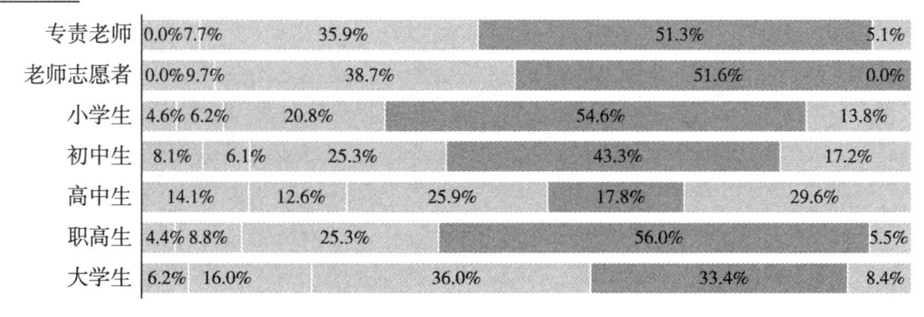

① 引自评估团队对成都市龙泉驿区第七中学某初二学生的访谈记录。

排解烦恼

专责老师 0.0% 5.1% 37.2% 52.6% 5.1%
老师志愿者 3.2% 0.0% 38.7% 58.1% 0.0%
小学生 5.8% 6.2% 23.1% 51.5% 13.4%
初中生 7.6% 9.2% 25.7% 40.3% 17.2%
高中生 12.6% 17.8% 23.0% 16.3% 30.3%
职高生 5.5% 4.4% 33.0% 51.6% 5.5%
大学生 4.8% 15.8% 36.4% 35.2% 7.8%

减轻压力

专责老师 0.0% 6.4% 35.9% 52.6% 5.1%
老师志愿者 0.0% 3.2% 35.5% 61.3% 0.0%
小学生 5.4% 7.7% 25.0% 50.4% 11.5%
初中生 7.8% 8.9% 25.3% 40.9% 17.1%
高中生 13.3% 14.1% 28.9% 14.1% 29.6%
职高生 2.2% 10.1% 25.8% 57.3% 4.6%
大学生 5.6% 14.9% 34.8% 37.3% 7.4%

缓解冲突

专责老师 0.0% 6.4% 39.7% 50.0% 3.9%
老师志愿者 0.0% 0.0% 32.3% 67.7% 0.0%
小学生 6.6% 6.2% 28.2% 46.3% 12.7%
初中生 7.6% 9.8% 24.8% 40.3% 17.5%
高中生 14.8% 17.0% 24.4% 14.1% 29.7%
职高生 3.3% 7.8% 28.9% 54.4% 5.6%
大学生 4.9% 15.7% 37.5% 33.8% 8.1%

抵御暴力

专责老师 1.3% 12.8% 29.5% 51.3% 5.1%
老师志愿者 0.0% 35.5% 64.5% 0.0%
小学生 6.9% 6.5% 28.1% 46.2% 12.3%
初中生 7.6% 9.6% 23.7% 41.6% 17.5%
高中生 13.3% 17.0% 23.7% 15.6% 30.4%
职高生 5.5% 6.6% 22.0% 61.5% 4.4%
大学生 5.1% 18.3% 36.2% 31.5% 8.9%

珍爱生命

专责老师 0.0% 5.1% 25.6% 68.0% 1.3%
老师志愿者 3.2% 0.0% 25.8% 71.0% 0.0%
小学生 4.2% 3.9% 17.8% 65.6% 8.5%
初中生 5.8% 6.9% 20.6% 50.1% 16.6%
高中生 12.6% 14.8% 23.7% 17.0% 31.9%
职高生 3.3% 5.6% 25.6% 61.1% 4.4%
大学生 3.5% 9.3% 31.6% 48.0% 7.6%

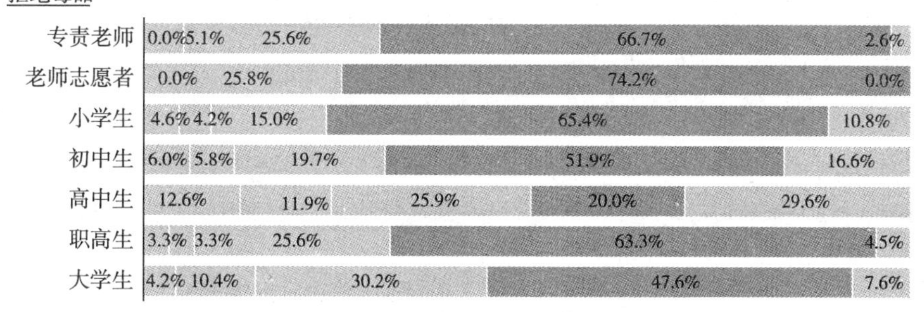

图49　受访者评价青爱小屋在“心理健康教育”方面开展的工作对学生的影响程度

注：① %为持此观点的受访者比例。

② 从左到右受访者选项依次为“零”、“低”、“中”、“高”、“不清楚”的比例。

4. “公益慈善理念培育”对学生的影响

通过问卷调查和实地调查时对学校负责人、专责老师、老师志愿者以及学生面对面访谈，评估结果显示，“青爱工程·河仁计划”在“公益慈善理念培育”方面开展的工作对学生产生了一定影响。

少部分受访专责老师、受访小学生、受访初中生、受访职高生、受访大学生认为青爱小屋在“公益慈善理念培育”方面开展的工作对学生的影响程度为“高”；大部分受访老师志愿者持此观点；极少部分受访高中生持此观点，详见图50和图51。

5. “传统文化理念培育”对学生的影响

通过问卷调查和实地调查时对学校负责人、专责老师、老师志愿者以及学生面对面访谈，评估结果显示，“青爱工程·河仁计划”在“传统文化理念培育”方面开展的工作对学生产生了一定影响。

少部分受访专责老师、受访老师志愿者、受访小学生、受访初中生、受访职高生和受访大学生认为青爱小屋在“传统文化理念培育”方面开展的工作对学生的影响程度为“高”；极少部分受访高中生持此观点，详见图52和图53。

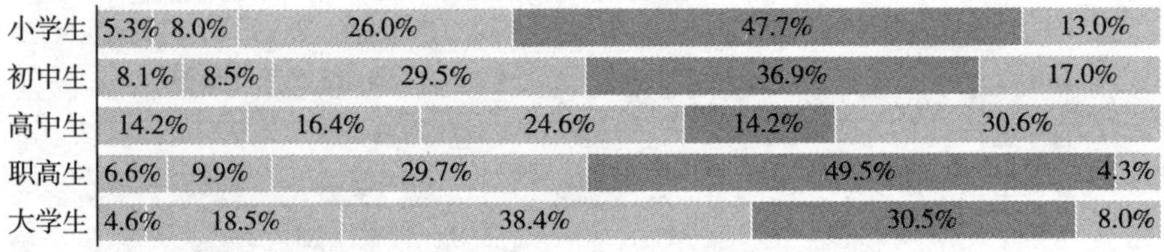

小学生 5.3% 8.0% 26.0% 47.7% 13.0%
初中生 8.1% 8.5% 29.5% 36.9% 17.0%
高中生 14.2% 16.4% 24.6% 14.2% 30.6%
职高生 6.6% 9.9% 29.7% 49.5% 4.3%
大学生 4.6% 18.5% 38.4% 30.5% 8.0%

图50 受访学生评价青爱小屋在“公益慈善理念培育”方面开展的工作对自身的影响程度

注：① %为持此观点的受访者比例。
② 从左到右受访者选项依次为“零”、“低”、“中”、“高”、“不清楚”的比例。

专责老师 0.0% 12.8% 41.0% 44.9% 1.3%
老师志愿者 0.0% 6.5% 32.3% 54.8% 6.4%

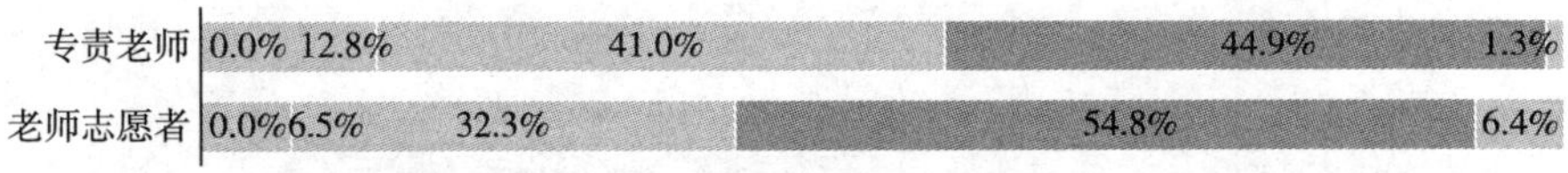

图51 受访专责老师和老师志愿者评价青爱小屋在“公益慈善理念培育”方面开展的工作对学生的影响程度

注：① %为持此观点的受访者比例。
② 从左到右受访者选项依次为“零”、“低”、“中”、“高”、“不清楚”的比例。

小学生 6.6% 7.8% 26.2% 48.4% 11.0%
初中生 9.2% 7.8% 28.3% 37.9% 16.8%
高中生 14.1% 12.6% 28.1% 14.1% 31.1%
职高生 6.7% 8.9% 33.3% 46.7% 4.4%
大学生 6.7% 23.2% 38.9% 22.3% 8.9%

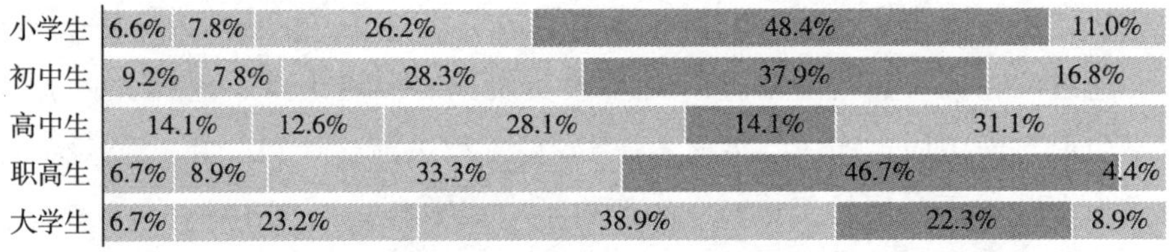

图52 受访学生评价青爱小屋在“传统文化理念培育”方面开展的工作对自身的影响程度

注：① %为持此观点的受访者比例。
② 从左到右受访者选项依次为“零”、“低”、“中”、“高”、“不清楚”的比例。

专责老师 1.3% 10.3% 39.7% 46.2% 2.5%
老师志愿者 3.2% 6.5% 38.7% 48.4% 3.2%

图53 受访专责老师和老师志愿者评价青爱小屋在“传统文化理念培育”方面开展的工作对学生的影响程度

注：① %为持此观点的受访者比例。
② 从左到右受访者选项依次为“零”、“低”、“中”、“高”、“不清楚”的比例。

（二）对学生家庭的影响

结合实地调查以及问卷调查结果，评估团队发现“青爱工程·河仁计划”在艾滋病防治教育、性健康教育、心理健康教育、公益慈善和传统文化理念培育方面开展的工作对家长均产生了一定影响。

1. “性健康教育”对学生家庭的影响

通过问卷调查和实地调查时对学校负责人、专责老师、老师志愿者、学生家长以及学生面对面访谈，评估结果显示，“青爱工程·河仁计划”在“性健康教育”方面开展的工作对学生家庭产生了一定影响。

大部分受访职高生认为青爱小屋在“性健康教育”方面开展的工作对学生家庭的影响程度为“高”；少部分受访专责老师、受访老师志愿者、受访小学生、受访初中生和受访大学生持此观点；极少部分受访高中生持此观点，详见图54和图55。

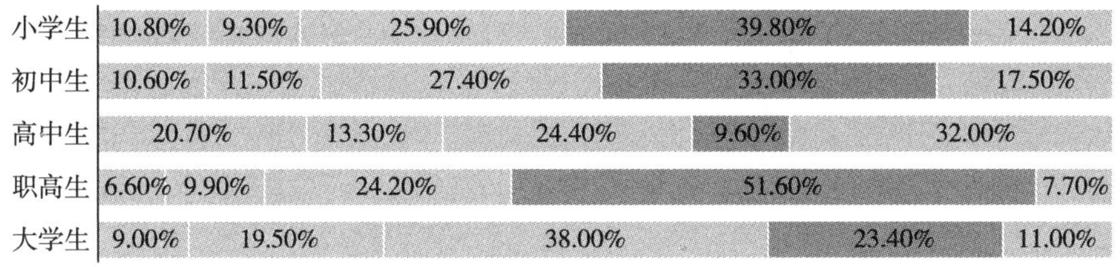

小学生 10.80% 9.30% 25.90% 39.80% 14.20%
初中生 10.60% 11.50% 27.40% 33.00% 17.50%
高中生 20.70% 13.30% 24.40% 9.60% 32.00%
职高生 6.60% 9.90% 24.20% 51.60% 7.70%
大学生 9.00% 19.50% 38.00% 23.40% 11.00%

图54　受访学生评价青爱小屋在“性健康教育”方面开展的工作对家庭的影响程度

注：① %为持此观点的受访者比例。
② 从左到右受访者选项依次为“零”、“低”、“中”、“高”、“不清楚”的比例。

专责老师 2.56% 11.54% 38.46% 37.18% 10.26%
老师志愿者 3.23% 6.45% 38.71% 45.16% 6.45%

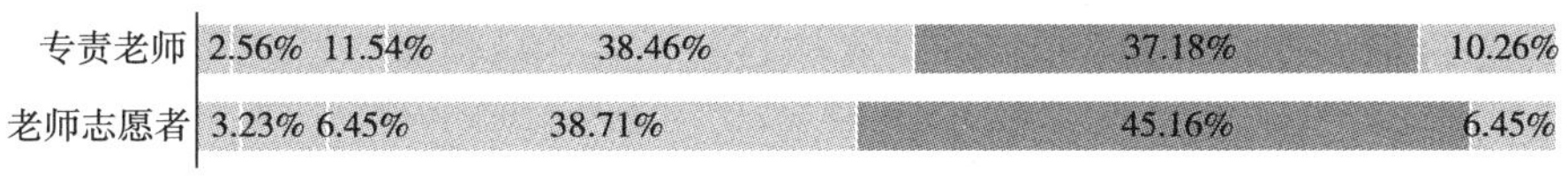

图55　受访专责老师和老师志愿者评价青爱小屋在“性健康教育”方面开展的工作对学生家庭的影响程度

注：① %为持此观点的受访者比例。
② 从左到右受访者选项依次为“零”、“低”、“中”、“高”、“不清楚”的比例。

众多家长认为，以前家长面对孩子的青春期性教育往往不知道如何处理，也不知道该向谁咨询，青爱小屋是一个可以被咨询的组织。

另一方面，青爱小屋针对家长的培训，使家长懂得如何为孩子青春期的到来做铺垫，家长会提前准备与孩子沟通，还会促进家长自己看书学习教育孩子的方法。

有家长还认为，青春期的孩子对家长的教育往往产生排斥和反感。学校对学生开展的性教育、心理健康教育等不仅专业、全面、系统，而且不会引起孩子的反感。①

2. “艾滋病防治教育”对学生家庭的影响

通过问卷调查和实地调查时对学校负责人、专责老师、老师志愿者、学生家长以及学生面对面访谈，评估结果显示，“青爱工程·河仁计划”在“艾滋病防治教育”方面开展的工作对学生家庭产生了积极影响。

大部分受访小学生、受访职高生认为青爱小屋在“艾滋病防治教育”方面开展的工作对学生家庭的影响程度为“高”；少部分受访专责老师、受访老师志愿者受访初中生和受访大学生持此观点；极少部分受访高中生持此观点，详见图56和图57。

小学生	12.3%	4.6%	21.1%	51.3%	10.7%
初中生	10.5%	11.4%	22.9%	38.8%	16.4%
高中生	20.7%	11.9%	23.0%	11.9%	32.5%
职高生	6.6%	3.3%	19.8%	63.7%	6.6%
大学生	7.4%	15.6%	34.9%	33.7%	8.4%

图56　受访学生评价青爱小屋在“艾滋病防治教育”方面开展的工作对家庭的影响程度

注：① %为持此观点的受访者比例。

②从左到右受访者选项依次为“零”、“低”、“中”、“高”、“不清楚”的比例。

专责老师	1.3%	7.7%	37.2%	48.7%	5.1%
老师志愿者	3.2%	9.7%	35.5%	45.2%	6.5%

图57　受访专责老师和老师志愿者评价青爱小屋在“艾滋病防治教育”方面开展的工作对学生家庭的影响程度

注：① %为持此观点的受访者比例。

② 从左到右受访者选项依次为“零”、“低”、“中”、“高”、“不清楚”的比例。

① 引自评估团队对学生家长的座谈记录。

3. “心理健康教育”对学生家庭的影响

通过问卷调查和实地调查时对学校负责人、专责老师、老师志愿者、学生家长以及学生面对面访谈，评估结果显示，“青爱工程·河仁计划”在“心理健康教育”方面开展的工作对学生家庭产生了积极影响。

评估结果显示，少部分受访专责老师、受访老师志愿者、受访小学生、受访职高生、受访初中生和受访大学生认为青爱小屋在“心理健康教育”方面开展的工作对学生家庭的影响程度为“高”；极少部分受访高中生持此观点，详见图 58 和图 59。

小学生	10.3%	8.4%	25.6%	45.4%	10.3%
初中生	11.2%	13.0%	25.8%	33.9%	16.1%
高中生	20.7%	14.1%	22.2%	10.4%	32.6%
职高生	7.7%	7.7%	27.5%	49.5%	7.6%
大学生	9.6%	21.0%	35.2%	25.4%	8.8%

图 58 受访学生评价青爱小屋在“心理健康教育”方面开展的工作对家庭的影响程度

注：① % 为持此观点的受访者比例。
② 从左到右受访者选项依次为“零”、“低”、“中”、“高”、“不清楚”的比例。

专责老师	2.6%	9.0%	35.9%	43.6%	9.0%
老师志愿者	3.2%	6.5%	38.7%	45.2%	6.5%

图 59 受访专责老师和老师志愿者评价青爱小屋在“心理健康教育”方面开展的工作对学生家庭的影响程度

注：① % 为持此观点的受访者比例。
② 从左到右受访者选项依次为“零”、“低”、“中”、“高”、“不清楚”的比例。

青爱小屋帮助建立家长和老师之间的信任。家长以前忽视孩子的心理需求，通过参加小屋活动后，家长的思想有了很大转变。[①]

4. “公益慈善理念培育”对学生家庭的影响

通过问卷调查和实地调查时对学校负责人、专责老师、老师志愿者、

① 引自评估团队对学生家长的座谈记录。

学生家长以及学生面对面访谈，评估结果显示，“青爱工程·河仁计划”在“公益慈善理念培育”方面开展的工作对学生家庭产生了一定影响。

大部分受访职高生认为青爱小屋在“公益慈善理念培育”方面开展的工作对学生家庭的影响程度为“高”；少部分受访专责老师、受访老师志愿者、受访小学生、受访初中生和受访大学生持此观点；极少部分受访高中生持此观点，详见图 60 和图 61。

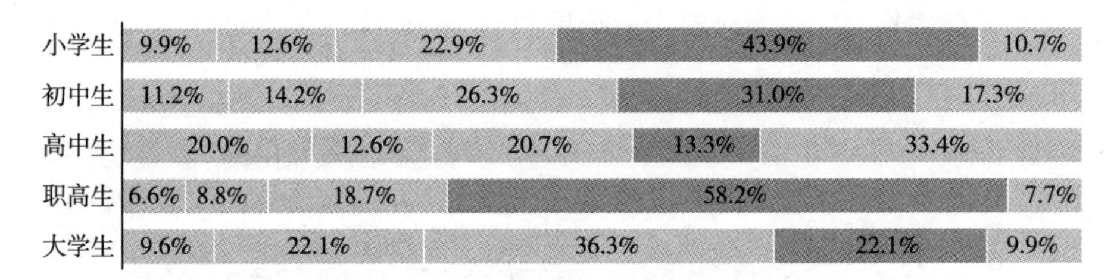

图 60　受访学生评价青爱小屋在“公益慈善理念培育”方面开展的工作对家庭的影响程度

注：① % 为持此观点的受访者比例。
② 从左到右受访者选项依次为“零”、“低”、“中”、“高”、“不清楚”的比例。

专责老师	3.9%	10.3%	42.3%	35.9%	7.7%
老师志愿者	3.2%	12.9%	41.9%	35.5%	6.5%

图 61　受访专责老师和老师志愿者评价青爱小屋在“公益慈善理念培育”方面开展的工作对学生家庭的影响程度

注：① % 为持此观点的受访者比例。
② 从左到右受访者选项依次为“零”、“低”、“中”、“高”、“不清楚”的比例。

5. “传统文化理念培育”对学生家庭的影响

通过问卷调查和实地调查时对学校负责人、专责老师、老师志愿者、学生家长以及学生面对面访谈，评估结果显示，“青爱工程·河仁计划”在“传统文化理念培育”方面开展的工作对学生家庭产生了一定影响。

大部分受访职高生认为青爱小屋在“传统文化理念培育”方面开展的工作对学生家庭的影响程度为“高”；少部分受访专责老师、受访老师志愿者、受访小学生和受访初中生持此观点；极少部分受访高中生、受访大学生持此观点，见图 62 和图 63。

小学生	11.5%	8.1%	23.1%	45.0%	12.3%
初中生	11.9%	11.7%	24.2%	35.4%	16.8%
高中生	20.7%	13.3%	17.8%	14.1%	34.1%
职高生	6.6%	9.9%	20.9%	54.9%	7.7%
大学生	10.9%	24.5%	35.7%	18.4%	10.5%

图62　受访学生评价青爱小屋在“传统文化理念培育”方面开展的工作对家庭的影响程度

注：① %为持此观点的受访者比例。

② 从左到右受访者选项依次为“零”、“低”、“中”、“高”、“不清楚”的比例。

专责老师	5.1%	12.8%	43.6%	28.2%	10.3%
老师志愿者	3.2%	16.1%	32.3%	41.9%	6.4%

图63　受访专责老师和老师志愿者评价青爱小屋在“传统文化理念培育”方面开展的工作对学生家庭的影响程度

注：① %为持此观点的受访者比例。

② 从左到右受访者选项依次为“零”、“低”、“中”、“高”、“不清楚”的比例。

七　“青爱工程·河仁计划”对老师及学校的影响

（一）对老师的影响

1. 对专责老师的影响

通过问卷调查和实地调查时对学校负责人、专责老师、老师志愿者面对面访谈，评估结果显示，青爱小屋在对专责老师产生了一定的影响。

其一，超八成受访专责老师认为，青爱小屋在专责老师“对性健康教育更重视”、“对艾滋病防治教育更重视”、“对心理健康教育更重视”、“对公益慈善理念培育更重视”、“获得学习和培训的机会”方面产生了影响，详见图64。

其二，超六成受访老师志愿者认为，青爱小屋在专责老师“对心理健康教育更重视”、“对性健康教育更重视”、“对艾滋病防治教育更重视”、“对公益慈善理念培育更重视”、“对传统文化理念培育更重视”、“获得学习和培训的机会”方面产生了影响，详见图65。

项目	比例
对性健康教育更重视	93.6%
对艾滋病防治教育更重视	93.6%
对心理健康教育更重视	87.2%
对公益慈善理念培育更重视	83.3%
获得学习和培训的机会	80.8%
更有责任感	69.2%
对传统文化理念培育更重视	66.7%
知识面拓展	65.4%
沟通技巧改善	61.6%
对素质教育的信心提升	61.5%
与其他老师的协作精神提高	56.4%
工作更有激情	55.1%
更包容	50.0%
职业技能提升	48.7%
人脉资源拓展	38.5%
说服领导支持自己工作的能力提高	23.1%
知名度提高	19.2%
社会地位提升	15.4%
职位提升	7.7%
收入提高	2.6%

图 64　受访专责老师认为“青爱小屋对专责老师的影响”的比例

注:% 为持此观点的受访者比例。

项目	比例
对心理健康教育更重视	90.3%
对性健康教育更重视	87.1%
对艾滋病防治教育更重视	83.9%
对公益慈善理念培育更重视	64.5%
对传统文化理念培育更重视	64.5%
获得学习和培训的机会	64.5%
对素质教育的信心提升	51.6%
沟通技巧改善	51.6%
知识面拓展	45.2%
更有责任感	41.9%
职业技能提升	38.7%
工作更有激情	35.5%
更包容	32.3%
与其他老师的协作精神提高	29.0%
知名度提高	25.8%
人脉资源拓展	22.6%
说服领导支持自己工作的能力提高	16.1%
社会地位提升	12.9%
职位提升	6.5%
收入提高	0.0%

图 65　受访老师志愿者认为“青爱小屋对专责老师的影响”的比例

注:% 为持此观点的受访者比例。

2012年4月加入青爱小屋，多次参加青爱工程的师资培训学习活动，每次培训自己都是调课参加，还是觉得增加了自己的工作量和负担。但通过认真参加这几次培训，静下心来思考：觉得自己的有些观念正在悄悄地发生着转变，发现目前的现状是社会、家庭和学校对青少年的正确性健康教育和引导确实比较薄弱，性健康教育不光需要家长的参与，更需要社会和学校教师的参与，共同关注青少年的性成长，让他们一生幸福。其实这也是作为一名心理老师的我所应该关注的话题。①

（青爱小屋给我带来）观念的改变，原来我不好意思讲类似生殖器官之类的就跳过不讲，后来（通过小屋）才知道这个东西的重要性，而且一想它本身是（生理卫生）教材里的东西，觉得还是应该讲。另外，专业知识得到提升，见识面也扩展了。

在这个工作开展以前，其实我们老师在面对相关问题时，都无法找到好的解决方法，很多时候都是模糊带过，而这项工作开展以后确实解决了不少这方面的困扰。②

没有青爱工程，我就不会接触性教育，就不会学习从人性的角度去看问题，就不会建立更包容的视角，就不会尝试出一种理解学生青春期问题的教育观。③

2. 对老师志愿者的影响

通过问卷调查和实地调查时对学校负责人、专责老师、老师志愿者面对面访谈，评估结果显示，青爱小屋对老师志愿者产生了一定影响。

其一，超六成受访老师志愿者认为，青爱小屋在老师志愿者“对心理健康教育更重视”、“对性健康教育更重视”、“对艾滋病防治教育更重视”、“获得学习和培训的机会”方面产生了影响，详见图66。

其二，超六成以上受访专责老师认为，青爱小屋在老师志愿者“对性健康教育更重视”、“对心理健康教育更重视”、“对艾滋病防治教育更重视”、“对公益慈善理念培育更重视”、“对传统文化理念培育更重视”、“对素质教育的信心提升”方面产生了影响，详见图67。

---

① 引自评估团队对成都市红光小学卿迎春老师的访谈记录。

② 引自评估团队成都市营门口曾静老师的访谈记录。

③ 引自评估团队对成都市财贸职业高级中学黄杰老师的访谈记录。

项目	比例
对心理健康教育更重视	96.8%
对性健康教育更重视	90.3%
对艾滋病防治教育更重视	74.2%
获得学习和培训的机会	67.7%
对公益慈善理念培育更重视	58.1%
对传统文化理念培育更重视	54.8%
对素质教育的信心提升	48.4%
沟通技巧改善	38.7%
职业技能提升	35.5%
知识面拓展	32.3%
收入提高	3.2%
工作更有激情	29.0%
更包容	22.6%
人脉资源拓展	16.1%
知名度提高	16.1%
职位提升	12.9%
社会地位提升	12.9%

图 66 受访老师志愿者认为“青爱小屋对老师志愿者的影响”的比例

注:% 为持此观点的受访者比例。

项目	比例
对性健康教育更重视	89.7%
对心理健康教育更重视	87.2%
对艾滋病防治教育更重视	87.2%
对公益慈善理念培育更重视	80.8%
对传统文化理念培育更重视	69.2%
对素质教育的信心提升	62.8%
获得学习和培训的机会	59.0%
知识面拓展	55.1%
沟通技巧改善	52.6%
工作更有激情	50.0%
职业技能提升	41.0%
更包容	39.7%
人脉资源拓展	28.2%
社会地位提升	15.4%
知名度提高	14.1%
职位提升	9.0%
收入提高	5.1%

图 67 受访专责老师认为“青爱小屋对老师志愿者的影响”的比例

注:% 为持此观点的受访者比例。

（二）对学校的影响

通过问卷调查和实地调查时对基地负责人、工作站负责人、学校领导、专责老师、老师志愿者、学生进行面对面访谈，青爱小屋对学校产生了一定影响。

其一，超六成受访专责老师认为，青爱小屋在“对心理健康教育更重视”、“对性健康教育更重视”、“对艾滋病防治教育更重视”、“对公益慈善理念培育更重视”、“对传统文化理念培育更重视”、“将心理健康教育纳入正式课堂”方面对学校产生了影响，详见图68。

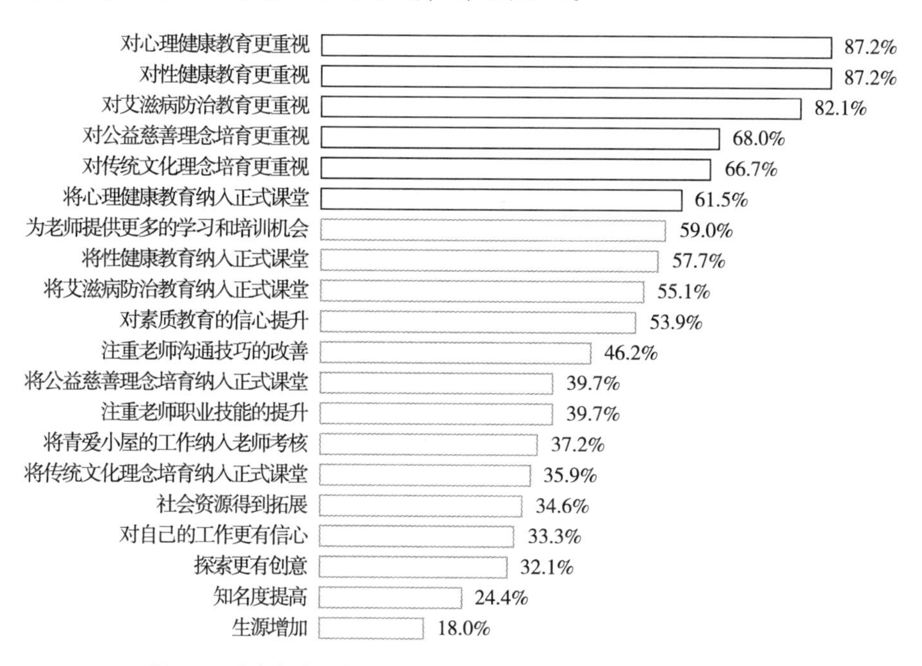

图68　受访专责老师认为“青爱小屋对学校的影响”的比例

注:%为持此观点的受访者比例。

其二，超六成受访老师志愿者认为青爱小屋在“对心理健康教育更重视”、“对艾滋病防治教育更重视”、“对性健康教育更重视”、“对公益慈善理念培育更重视”、“对传统文化理念培育更重视”方面对学校产生了影响，详见图69。

其三，超六成受访小学生认为，青爱小屋在“对心理健康教育更重视”、“对性健康教育更重视”、“对艾滋病防治教育更重视”、“对传统文化

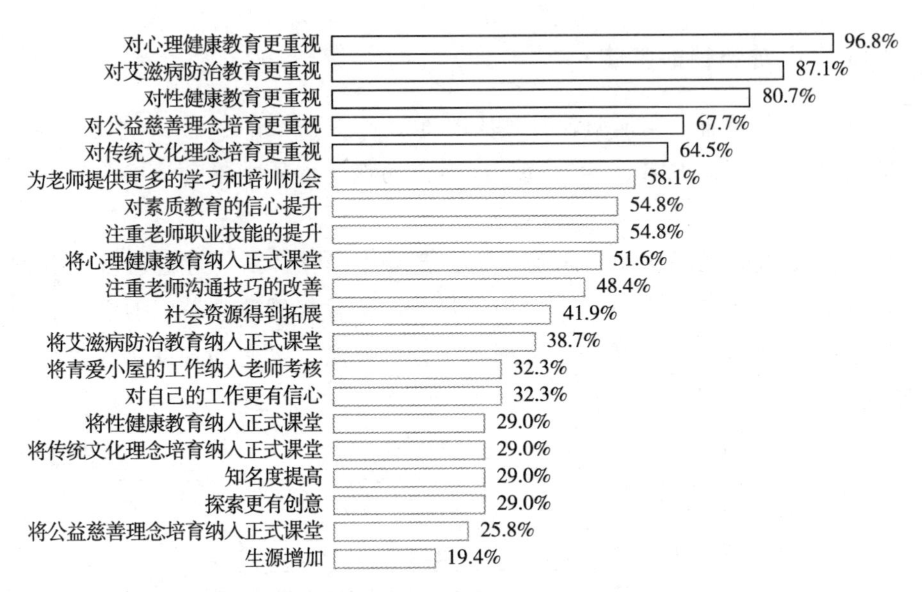

图 69 受访老师志愿者认为“青爱小屋对学校的影响”的比例

注:% 为持此观点的受访者比例。

理念培育更重视”、“对素质教育的信心提升”、“将心理健康教育纳入正式课堂”方面对学校产生了影响，详见图 70。

其四，超六成受访初中生认为青爱小屋在“对心理健康教育更重视”、“对艾滋病防治教育更重视”、“对性健康教育更重视”、“将心理健康教育纳入正式课堂、“对传统文化理念培育更重视”、“对素质教育的信心提升”、“将艾滋病防治教育纳入正式课堂”方面对学校产生了影响，详见图 70。

其五，超六成职高生认为青爱小屋在“对心理健康教育更重视”、“对艾滋病防治教育更重视”、“对性健康教育更重视”、“将心理健康教育纳入正式课堂”、”对公益慈善理念培育更重视”、“对传统文化理念培育更重视”、“对素质教育的信心提升”、“将性健康教育纳入正式课堂”、“将艾滋病防治教育纳入正式课堂”、“为老师提供更多的学习和培训机会”、“注重老师职业技能的提升”、“注重老师沟通技巧的改善”方面对学校产生了影响，详见图 70。

其六，超六成受访大学生认为青爱小屋在“对心理健康教育更重视”、“对艾滋病防治教育更重视”、“对性健康教育更重视”方面对学校产生了影响，详见图 70。

对心理健康教育更重视

类别	比例
小学生	88.5%
初中生	80.7%
高中生	57.8%
职高生	92.3%
大学生	87.2%

对性健康教育更重视

类别	比例
小学生	68.8%
初中生	68.6%
高中生	48.1%
职高生	82.4%
大学生	70.2%

对艾滋病防治教育更重视

类别	比例
小学生	78.1%
初中生	74.4%
高中生	53.3%
职高生	92.3%
大学生	79.3%

对公益慈善理念培育更重视

类别	比例
小学生	46.2%
初中生	57.2%
高中生	42.2%
职高生	68.1%
大学生	48.9%

对传统文化理念培育更重视

类别	比例
小学生	65.8%
初中生	61.2%
高中生	44.4%
职高生	65.9%
大学生	36.0%

对素质教育的信心提升

小学生	71.9%
初中生	65.7%
高中生	43.7%
职高生	82.4%
大学生	54.9%

将心理健康教育纳入正式课堂

小学生	68.5%
初中生	67.7%
高中生	52.6%
职高生	76.9%
大学生	59.1%

将性健康教育纳入正式课堂

小学生	53.5%
初中生	55.4%
高中生	37.0%
职高生	60.4%
大学生	40.2%

将艾滋病防治教育纳入正式课堂

小学生	57.7%
初中生	61.9%
高中生	41.5%
职高生	67.0%
大学生	39.5%

将公益慈善理念培育纳入正式课堂

小学生	33.8%
初中生	51.6%
高中生	43.0%
职高生	59.3%
大学生	28.8%

将传统文化理念培育纳入正式课堂

类别	比例
小学生	52.3%
初中生	49.8%
高中生	40.0%
职高生	52.7%
大学生	20.9%

为老师提供更多的学习和培训机会

类别	比例
小学生	56.5%
初中生	52.7%
高中生	37.8%
职高生	62.6%
大学生	34.4%

注重老师职业技能的提升

类别	比例
小学生	46.9%
初中生	48.9%
高中生	38.5%
职高生	65.9%
大学生	27.4%

注重老师沟通技巧的改善

类别	比例
小学生	50.8%
初中生	52.7%
高中生	42.2%
职高生	67.0%
大学生	38.8%

将青爱小屋的工作纳入老师考核内容之中

类别	比例
小学生	27.7%
初中生	46.9%
高中生	36.3%
职高生	49.5%
大学生	29.3%

社会资源得到拓展

小学生	45.8%
初中生	47.3%
高中生	36.3%
职高生	57.1%
大学生	37.9%

知名度提高

小学生	26.9%
初中生	42.8%
高中生	33.3%
职高生	40.7%
大学生	27.5%

生源增加

小学生	32.3%
初中生	39.9%
高中生	29.6%
职高生	39.6%
大学生	16.8%

对自已的工作更有信心

小学生	48.8%
初中生	41.3%
高中生	31.9%
职高生	52.7%
大学生	32.5%

探索更有创意

小学生	43.1%
初中生	46.2%
高中生	29.6%
职高生	50.5%
大学生	33.2%

图 70　受访学生认为“青爱小屋对学校的影响”的比例

注:% 为持此观点的受访者比例。

有的学校由于参与青爱工程，知名度得到提高。例如，青爱工程的领导小组成员（全国政协委员、各部委领导）前往重庆医药高等专科学校参观当地青爱小屋建设，提高了该校在当地的知名度。

青爱小屋对学生进行性健康教育和心理健康教育等，同时给了学生一个舒缓和释放压力的空间，使学生的心理问题得到缓解或解决。

> 有一个学校的德育校长说他们之前管理学生有困难，每年都有要命的事情发生，在青爱小屋建立后，这样的事情就少多了。①
>
> 长期以来，各级领导对心理健康教育工作的重视程度仅停留在一些会议上，真正在落实的过程中，却不被重视。自青爱小屋落户到我校来，在小屋的日常工作中让学校领导真正看到心理健康教育工作对师生的学习生活的帮助，家长、学生受益，从而让心理健康教育工作真正发挥了学科效应。②

八 “青爱工程·河仁计划”对政府的影响

“青爱工程”自实施以来对政府及其政策产生了一定影响。本项评估例举“青爱工程”获得总理批复。

2014 年 9 月，一直倾心支持青爱工程的著名教育家顾明远等联名向李克强总理写信《万间小屋，万方福田——请克强总理关注青少年性健康教育，支持青爱工程》，12 月 5 日，李克强总理、刘延东副总理分别在信件上了作批示，指出要注意有针对性地开展青少年健康教育，与防艾工作合理结合，并指出性健康教育是青少年健康成长的必要一课，是防艾工作的重要方面。

李克强总理、刘延东副总理对青爱工程的批示

2014 年 9 月，著名教育家、中国教育学会名誉会长、青爱工程首

---

① 引自对北京青爱教育基金会理事周政的访谈记录。

② 引自南昌市光明学校王莉老师的感言，由青爱办提供的资料。

届领导小组组长、北京青爱教育基金会终身荣誉会长顾明远，与魏久明、陶西平、张道诚、王佐书、戴家干①等6位长期以来支持青爱工程，关注青少年健康成长的教育界、慈善界爱心人士，联名写信《万间小屋 万方福田——请克强总理关注青春期性健康教育，支持青爱工程》。

12月5日，李克强总理在严隽琪同志（全国人大常委会副委员长、民进中央主席、青爱工程总顾问）受顾明远先生托转信件上批示：要注意有针对性开展青少年健康教育，并与防艾工作合理结合。

12月6日，刘延东副总理批示：对青少年性健康教育应纳入日程，这是青少年健康成长的必要一课，也是防艾工作的重要方面。对高校学生要普遍开展教育，采取相关措施坚决遏制青年学生汇总艾情发展的问题。

2014年12月25日下午，中国青少年艾滋病防治教育工程（即青爱工程）办公室主任张银俊、副主任李扁一行，在中国性病艾滋病防治协会拜访了卫生部原部长、中国性病艾滋病防治协会张文康会长，向其介绍了青爱工程启动十年来的发展历程。张文康会长首先赞赏青爱工程近十年来对国家防艾事业做出的努力。同时指出可将青爱小屋的防艾模式总结经验，作为国家防艾新的探索。他说，他去过汶川县第一小学，参观过学校的青爱小屋，性教育做得不错，有20多节课，他们成立了教研组，校长作为组长很重视。最后，张文康会长向青爱工程提出两点指示：第一，青少年性教育对家庭、孩子很重要，青青期是青少年的一个重要时期，需重点关注。第二，开创出艾滋病防治的一个新方式，我们协会应去研究这个传播方式的可行性。

2015年2月27日，高波同志在北京京西宾馆向中宣部常务副部长、中央文明办主任黄坤明同志汇报了2014年度青爱工作，包括青少年艾滋病防治的近况，详细介绍了2月8日在全国政协礼堂召开中国青少年艾滋病防治教育工作座谈会的具体情况。黄坤明同志长期以来十分关心青少年身心健

---

① 魏久明，中华少年儿童慈善救助基金会名誉理事长、北京青爱教育基金会终身名誉会长；陶西平，国家教育咨询委员会委员、国家总督学顾问；张道诚，全国政协原副秘书长、中华慈善总会原副会长、北京青爱教育基金会名誉会长；王佐书，全国人大常委会委员、全国人大教科文卫委员会副主任委员、民进中央副主席、青爱工程首席顾问；戴家干，国家教育咨询委员会委员、国家教育考试评价研究院院长、中国教育学会常务副会长。

康发展，高度重视青少年艾滋病防治教育工作。在听取高波同志汇报后，他表示要积极支持青少年艾滋病防治教育工作，将与宣传部门和中央文明办相关负责同志进一步调研，加大对青爱工程的宣传和支持力度。

2015 年“两会”期间，多名人大代表、政协委员以议案、提案形式，呼吁对青少年进行科学系统有效的性健康教育，以阻止艾滋病蔓延的趋势，建议发挥学校作为青少年性教育主阵地的作用。

全国人大常委、全国人大教科文卫委员会副主任委员王佐书建议制定《艾滋病防治法》，加大防艾治艾力度；支持社会防艾的公益性组织，充分发挥群众和群众组织的力量，最大限度地减少艾滋病感染人数；鼓励、支持社会公益性组织深入学校，做好宣传工作；在青少年中加强性健康教育，促进青少年茁壮成长，以更有效地预防艾滋病。

全国政协委员钟秉林提交了《关于促进我国中小学防艾暨性教育工作的提案》，建议：落实总理批示精神，转变观念，建立性教育评估监督机制；确立性教育的课程地位，做出明确的课时安排；加强性教育师资队伍建设，设置性教育教师岗位；制定性教育指导纲要，编写出版优质性教育教材；整合社会力量开展实践探索，总结推广先进经验。

此外，通过问卷调查和实地调查时对基地负责人、工作站负责人、学校领导、专责老师、老师志愿者进行面对面访谈，青爱小屋对政府产生了一定影响。

其一，超六成受访专责老师认为，青爱小屋在政府“对艾滋病防治教育更重视”、“对性健康教育更重视”、“对公益慈善理念培育更重视”、“对心理健康教育更重视”、“对传统文化理念培育更重视”方面产生了影响，详见图 71。

其二，超六成受访老师志愿者认为，青爱小屋在政府“对性健康教育更重视”、“对艾滋病防治教育更重视”、“对心理健康教育更重视”、“对传统文化理念培育更重视”方面产生了影响，详见图 72。

> 他们都在关注这个事情，都在支持这个事情，尤其是地方政府，这个事情都采取比较高度重视态度，这点来讲（青爱工程·河仁计划）做得是很大的。[①]

---

① 引自评估团队对中华少年儿童慈善救助基金会副秘书长何培忠的访谈记录。

家长、社会、行政部门对此问题（性教育）的认识有所提高。[①]

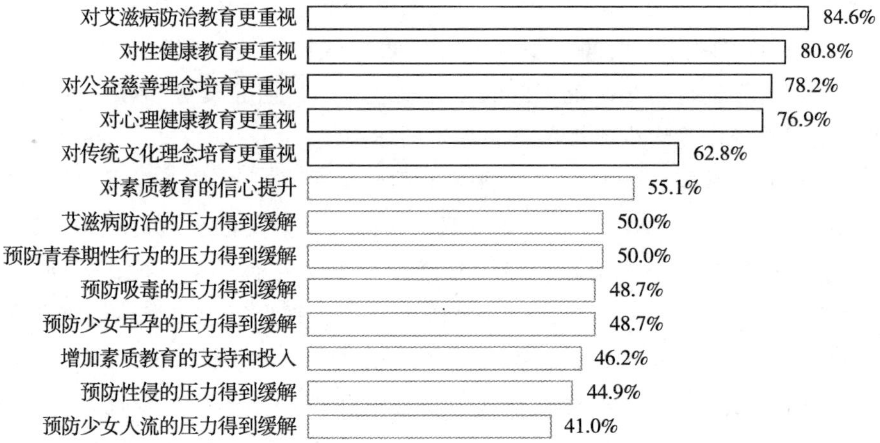

对艾滋病防治教育更重视 84.6%
对性健康教育更重视 80.8%
对公益慈善理念培育更重视 78.2%
对心理健康教育更重视 76.9%
对传统文化理念培育更重视 62.8%
对素质教育的信心提升 55.1%
艾滋病防治的压力得到缓解 50.0%
预防青春期性行为的压力得到缓解 50.0%
预防吸毒的压力得到缓解 48.7%
预防少女早孕的压力得到缓解 48.7%
增加素质教育的支持和投入 46.2%
预防性侵的压力得到缓解 44.9%
预防少女人流的压力得到缓解 41.0%

图 71 受访专责老师认为“青爱小屋对政府的影响”的比例

注：% 为持此观点的受访者比例。

对性健康教育更重视 71.0%
对艾滋病防治教育更重视 71.0%
对心理健康教育更重视 67.7%
对传统文化理念培育更重视 64.5%
对公益慈善理念培育更重视 54.8%
增加素质教育的支持和投入 54.8%
对素质教育的信心提升 51.6%
预防少女人流的压力得到缓解 45.2%
预防吸毒的压力得到缓解 41.9%
艾滋病防治的压力得到缓解 38.7%
预防性侵的压力得到缓解 38.7%
预防少女早孕的压力得到缓解 35.5%
预防青春期性行为的压力得到缓解 32.3%

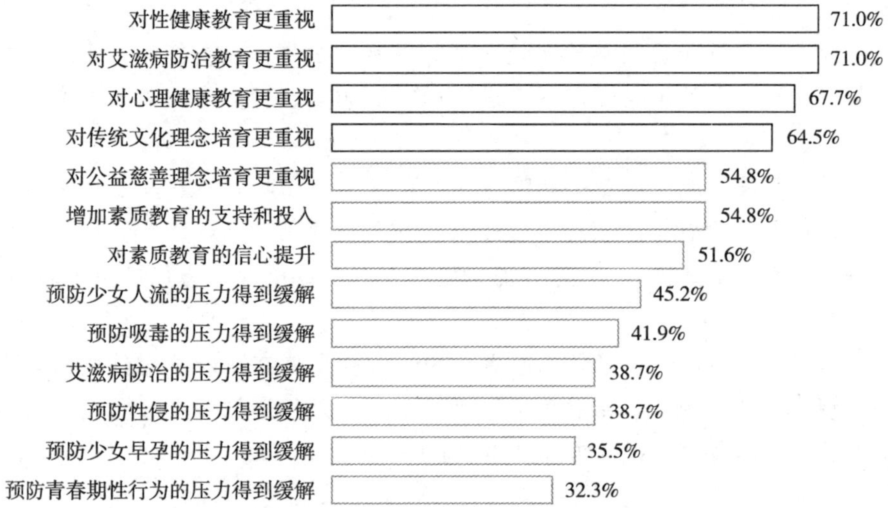

图 72 受访老师志愿者认为“青爱小屋对政府的影响”的比例

注：% 为持此观点的受访者比例。

① 引自评估团队对成都市龙泉驿区第七中学罗登远校长的访谈记录。

九　“青爱工程·河仁计划”对社会的影响

（一）对社区的影响

通过问卷调查和实地调查时对基地负责人、工作站负责人、学校领导、专责老师、老师志愿者、学生家长及学生进行面对面访谈，青爱小屋对社区产生了一定影响。

评估结果显示，受访专责老师、受访老师志愿者和受访学生均认为，青爱小屋在以下几个方面对社区（村/镇）产生了影响。

其一，超六成受访专责老师认为，青爱小屋在社区“对艾滋病防治教育更重视”、“对心理健康教育更重视”、“对性健康教育更重视”、“对公益慈善理念培育更重视”方面产生了影响，详见图73。

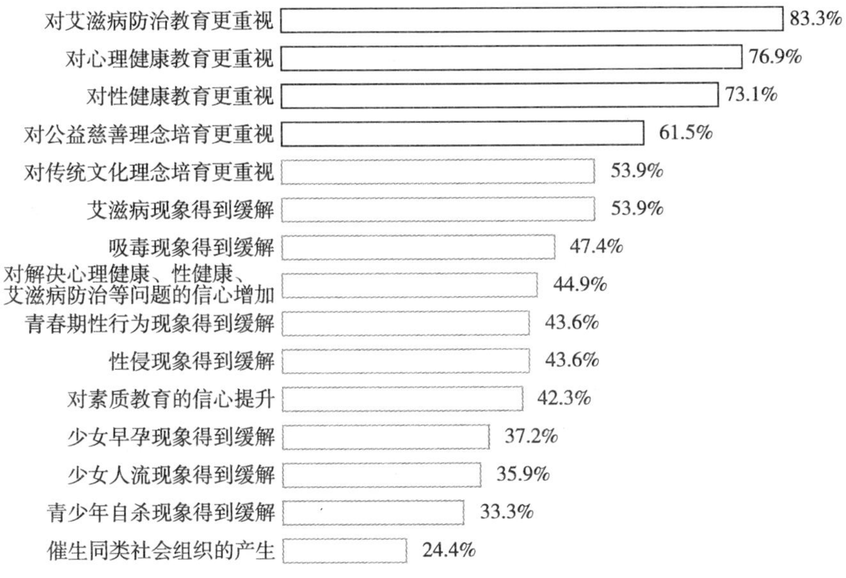

对艾滋病防治教育更重视 83.3%
对心理健康教育更重视 76.9%
对性健康教育更重视 73.1%
对公益慈善理念培育更重视 61.5%
对传统文化理念培育更重视 53.9%
艾滋病现象得到缓解 53.9%
吸毒现象得到缓解 47.4%
对解决心理健康、性健康、艾滋病防治等问题的信心增加 44.9%
青春期性行为现象得到缓解 43.6%
性侵现象得到缓解 43.6%
对素质教育的信心提升 42.3%
少女早孕现象得到缓解 37.2%
少女人流现象得到缓解 35.9%
青少年自杀现象得到缓解 33.3%
催生同类社会组织的产生 24.4%

图73　受访专责老师认为“青爱小屋对社区的影响”的比例

注：%为持此观点的受访者比例。

其二，超六成受访老师志愿者认为，青爱小屋在社区“对艾滋病防治教育更重视”、“对心理健康教育更重视”、“对性健康教育更重视”方面产生了影响，详见图74。

其三，超六成受访小学生认为，青爱小屋在社区“对心理健康教育更

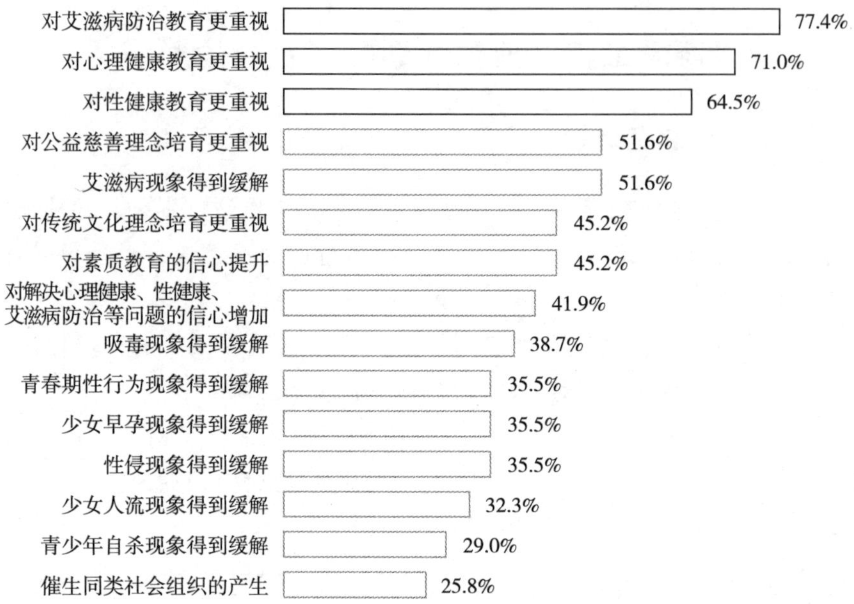

影响	比例
对艾滋病防治教育更重视	77.4%
对心理健康教育更重视	71.0%
对性健康教育更重视	64.5%
对公益慈善理念培育更重视	51.6%
艾滋病现象得到缓解	51.6%
对传统文化理念培育更重视	45.2%
对素质教育的信心提升	45.2%
对解决心理健康、性健康、艾滋病防治等问题的信心增加	41.9%
吸毒现象得到缓解	38.7%
青春期性行为现象得到缓解	35.5%
少女早孕现象得到缓解	35.5%
性侵现象得到缓解	35.5%
少女人流现象得到缓解	32.3%
青少年自杀现象得到缓解	29.0%
催生同类社会组织的产生	25.8%

图 74　受访老师志愿者认为“青爱小屋对社区的影响”的比例

注:%为持此观点的受访者比例。

重视”、“对艾滋病防治教育更重视”、“对传统文化理念培育更重视”、“对素质教育的信心提升”、“对解决心理健康、性健康、艾滋病防治等问题的信心增加”方面产生了影响，详见图 75。

其四，超六成受访初中生认为，青爱小屋在社区“对心理健康教育更重视”、“对艾滋病防治教育更重视”、“对性健康教育更重视”、“对传统文化理念培育更重视”、“对素质教育的信心提升”、“艾滋病现象得到缓解”、“性侵现象得到缓解”、“青少年自杀现象得到缓解”、“对解决心理健康、性健康、艾滋病防治等问题的信心增加”方面产生了影响，详见图 75。

其五，超六成受访职高生认为，青爱小屋在社区“对心理健康教育更重视”、“对艾滋病防治教育更重视”、“对性健康教育更重视”、“对公益慈善理念培育更重视”、“对传统文化理念培育更重视”、“对素质教育的信心提升”、“艾滋病现象得到缓解”、“青春期性行为现象得到缓解”、“性侵现象得到缓解”、“吸毒现象得到缓解”、“青少年自杀现象得到缓解”、“对解决心理健康、性健康、艾滋病防治等问题的信心增加”方面产生了影响，详见图 75。

其六，半数以上受访高中生认为，青爱工程在社区“对心理健康教育更重视”、“对艾滋病防治教育更重视”方面产生了影响，详见图 75。

其七，超六成受访大学生认为，青爱工程在社区“对心理健康教育更重视”、“对艾滋病防治教育更重视”、“对性健康教育更重视”方面产生了影响，详见图 75。

> 青爱工程的社会效益，取决于小屋模式的成功和大面积的使用。有的地方，（如重庆）因为青爱工程的进入，成立了类似青少年性健康教育中心（研究会）的社会组织。①

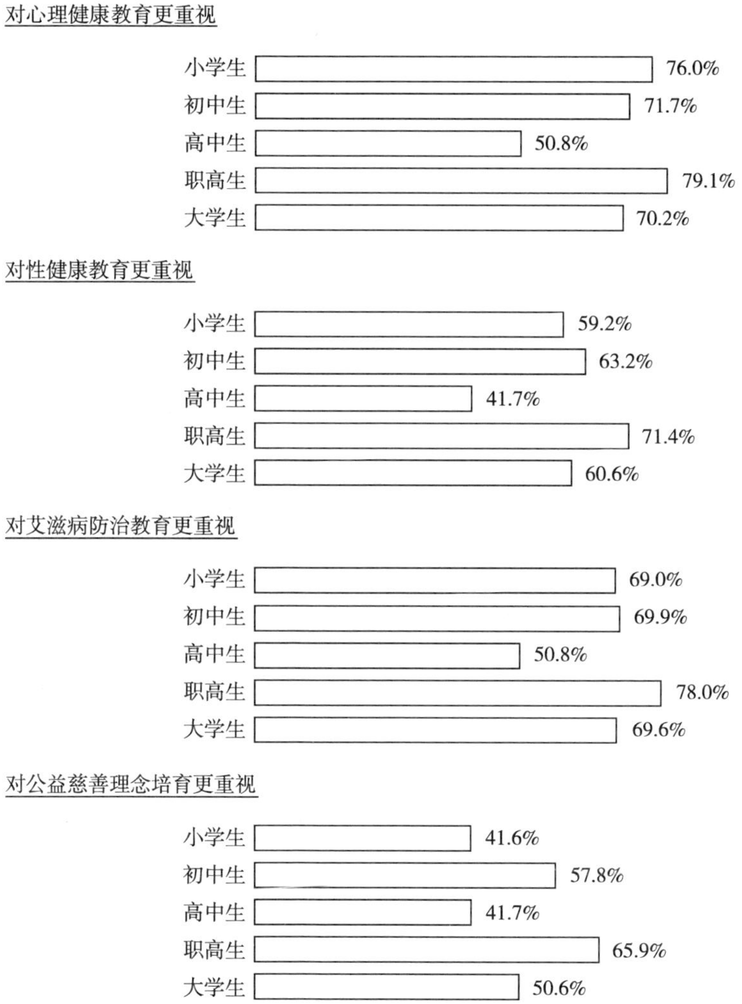

对心理健康教育更重视

小学生	76.0%
初中生	71.7%
高中生	50.8%
职高生	79.1%
大学生	70.2%

对性健康教育更重视

小学生	59.2%
初中生	63.2%
高中生	41.7%
职高生	71.4%
大学生	60.6%

对艾滋病防治教育更重视

小学生	69.0%
初中生	69.9%
高中生	50.8%
职高生	78.0%
大学生	69.6%

对公益慈善理念培育更重视

小学生	41.6%
初中生	57.8%
高中生	41.7%
职高生	65.9%
大学生	50.6%

① 引自评估团队对青爱工程共同发起人、北京青爱教育基金会副理事长兼秘书长李扁的访谈记录。

对传统文化理念培育更重视

小学生	66.3%
初中生	62.1%
高中生	42.4%
职高生	67.0%
大学生	42.3%

对素质教育的信心提升

小学生	65.5%
初中生	63.5%
高中生	45.5%
职高生	68.1%
大学生	44.8%

艾滋病现象得到缓解

小学生	41.2%
初中生	65.3%
高中生	43.9%
职高生	68.1%
大学生	48.7%

青春期性行为现象得到缓解

小学生	32.2%
初中生	60.0%
高中生	40.2%
职高生	61.5%
大学生	44.0%

少女早孕现象得到缓解

小学生	28.6%
初中生	59.8%
高中生	40.9%
职高生	54.9%
大学生	43.9%

少女人流现象得到缓解

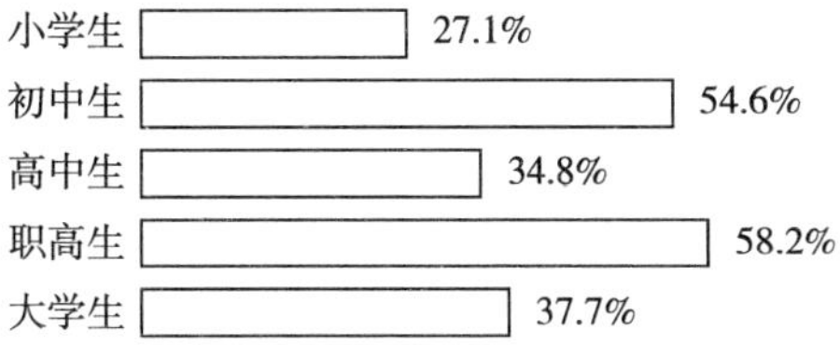

小学生	27.1%
初中生	54.6%
高中生	34.8%
职高生	58.2%
大学生	37.7%

性侵现象得到缓解

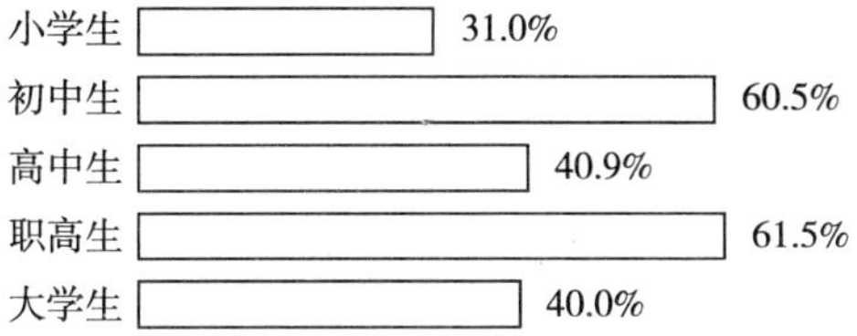

小学生	31.0%
初中生	60.5%
高中生	40.9%
职高生	61.5%
大学生	40.0%

吸毒现象得到缓解

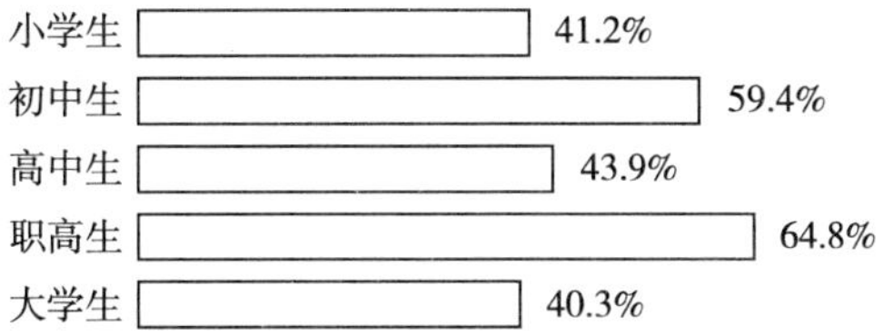

小学生	41.2%
初中生	59.4%
高中生	43.9%
职高生	64.8%
大学生	40.3%

青少年自杀现象得到缓解

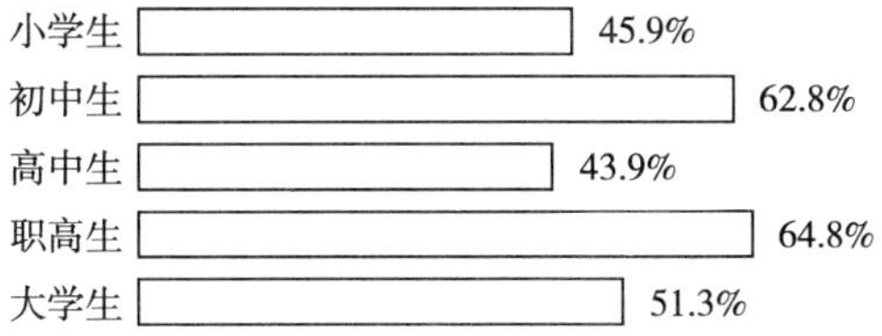

小学生	45.9%
初中生	62.8%
高中生	43.9%
职高生	64.8%
大学生	51.3%

催生同类社会组织的产生

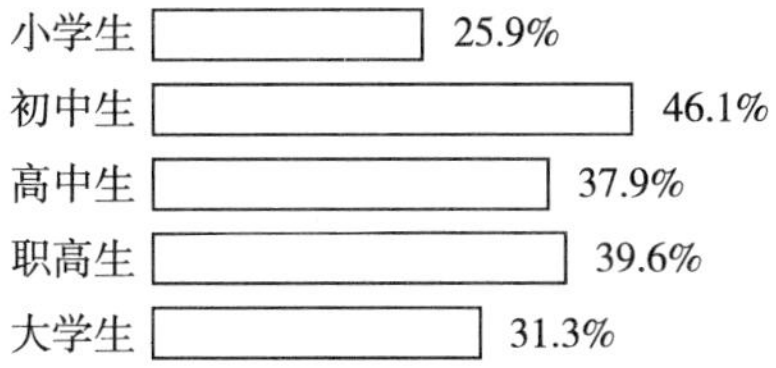

小学生	25.9%
初中生	46.1%
高中生	37.9%
职高生	39.6%
大学生	31.3%

对解决心理健康、性健康、艾滋病防治等问题的信心增加

类别	比例
小学生	61.6%
初中生	60.7%
高中生	47.0%
职高生	72.5%
大学生	54.2%

图 75 受访学生认为“青爱小屋对社区的影响”的比例

注:% 为持此观点的受访者比例。

（二）对社会的影响

通过问卷调查和实地调查时对基地负责人、工作站负责人、学校领导、专责老师、志愿者老师、学生家长进行面对面访谈，青爱小屋对社会产生了一定影响。

其一，超六成受访专责老师认为，青爱小屋在社会“对性健康教育更重视”、“对艾滋病防治教育更重视”、“对心理健康教育更重视”、“对公益慈善理念培育更重视”、“对传统文化理念培育更重视”、“艾滋病现象得到缓解”方面产生了影响，详见图 76。

项目	比例
对性健康教育更重视	87.2%
对艾滋病防治教育更重视	87.2%
对心理健康教育更重视	84.6%
对公益慈善理念培育更重视	83.3%
对传统文化理念培育更重视	68.0%
艾滋病现象得到缓解	60.3%
青春期性行为现象得到缓解	59.0%
性侵现象得到缓解	56.4%
吸毒现象得到缓解	55.1%
少女早孕现象得到缓解	50.0%
少女人流现象得到缓解	50.0%
青少年自杀现象得到缓解	47.4%

图 76 受访专责老师认为“青爱小屋对社会的影响”的比例

注:% 为持此观点的受访者比例。

其二，超六成受访老师志愿者认为，青爱小屋在社会“对心理健康教育更重视”、“对艾滋病防治教育更重视”、“对性健康教育更重视”、“对公益慈善理念培育更重视”、“对传统文化理念培育更重视”、“艾滋病现象得到缓解”方面产生了影响，详见图77。

项目	比例
对心理健康教育更重视	90.3%
对艾滋病防治教育更重视	80.7%
对性健康教育更重视	74.2%
对公益慈善理念培育更重视	74.2%
对传统文化理念培育更重视	71.0%
艾滋病现象得到缓解	61.3%
少女人流现象得到缓解	51.6%
青春期性行为现象得到缓解	48.4%
少女早孕现象得到缓解	48.4%
性侵现象得到缓解	48.4%
青少年自杀现象得到缓解	45.2%
吸毒现象得到缓解	41.9%

图77 受访老师志愿者认为“青爱小屋对社会的影响”的比例

注：% 为持此观点的受访者比例。

其三，超六成受访小学生认为，青爱小屋在社会“对心理健康教育更重视”、“对艾滋病防治教育更重视”、“对性健康教育更重视”、“对传统文化理念培育更重视”方面产生了影响，详见图78。

其四，超六成受访初中生认为，青爱小屋在社会“对心理健康教育更重视”、“对艾滋病防治教育更重视”、“对性健康教育更重视”、“对公益慈善理念培育更重视”、“对传统文化理念培育更重视”、“对素质教育的信心提升”、“艾滋病现象得到缓解”、“少女人流现象得到缓解”、“性侵现象得到缓解”方面产生了影响，详见图78。

其五，超六成受访职高生认为，青爱小屋在社会“对心理健康教育更重视”、“对艾滋病防治教育更重视”、“对性健康教育更重视”、“对公益慈善理念培育更重视”、“对传统文化理念培育更重视”、“对素质教育的信心提升”、“艾滋病现象得到缓解”、“青春期性行为现象得到缓解”、“性侵现象得到缓解”、“吸毒现象得到缓解”、“少女早孕现象得到缓解”方面产生了影响，详见图78。

其六，半数以上受访高中生认为，青爱工程在社会“对心理健康教育更重视”、“对艾滋病防治教育更重视”、“对公益慈善理念培育更重视”方面产生了影响，详见图78。

其七，超六成受访大学生认为，青爱工程在社会“对心理健康教育更重视”、“对艾滋病防治教育更重视”、“对性健康教育更重视”方面产生了影响，详见图78。

对心理健康教育更重视

小学生	84.4%
初中生	74.1%
高中生	55.3%
职高生	86.8%
大学生	78.7%

对性健康教育更重视

小学生	62.6%
初中生	69.8%
高中生	47.7%
职高生	78.0%
大学生	66.7%

对艾滋病防治教育更重视

小学生	77.4%
初中生	71.9%
高中生	57.6%
职高生	79.1%
大学生	77.3%

对公益慈善理念培育更重视

小学生	46.7%
初中生	63.6%
高中生	50.8%
职高生	73.6%
大学生	56.9%

对传统文化理念培育更重视

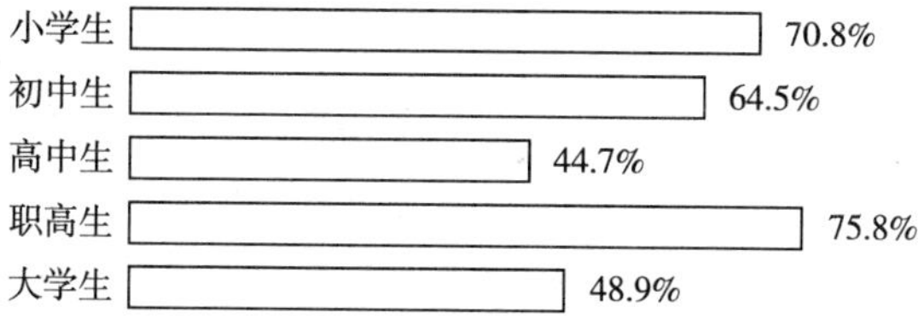

小学生	70.8%
初中生	64.5%
高中生	44.7%
职高生	75.8%
大学生	48.9%

对素质教育的信心提升

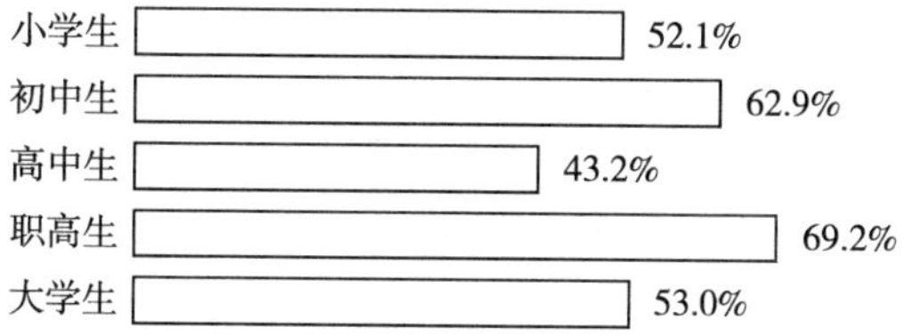

小学生	52.1%
初中生	62.9%
高中生	43.2%
职高生	69.2%
大学生	53.0%

艾滋病现象得到缓解

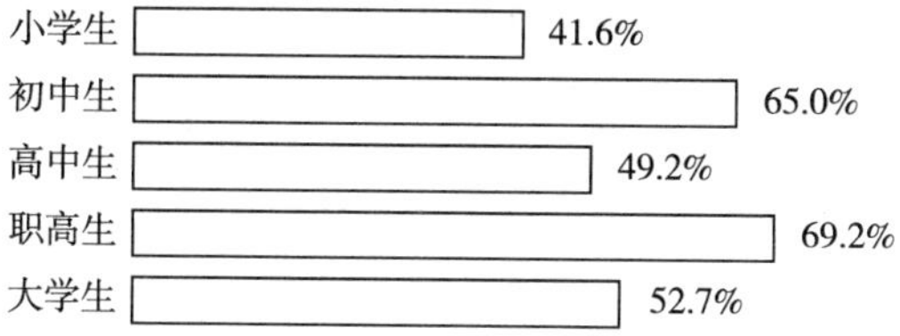

小学生	41.6%
初中生	65.0%
高中生	49.2%
职高生	69.2%
大学生	52.7%

青春期性行为现象得到缓解

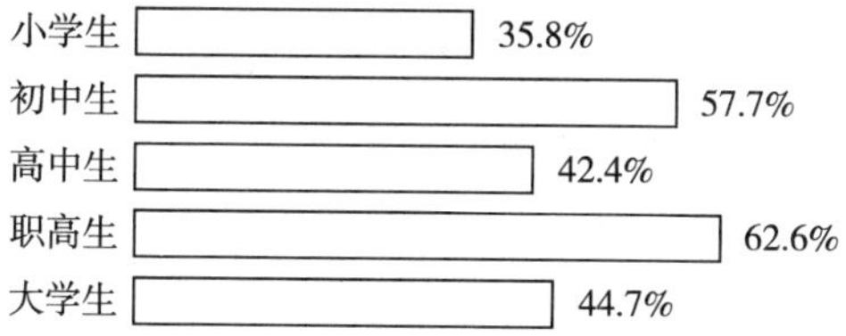

小学生	35.8%
初中生	57.7%
高中生	42.4%
职高生	62.6%
大学生	44.7%

少女早孕现象得到缓解

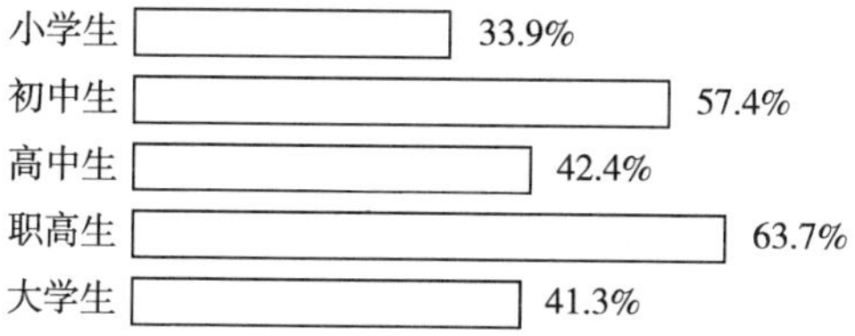

小学生	33.9%
初中生	57.4%
高中生	42.4%
职高生	63.7%
大学生	41.3%

少女人流现象得到缓解

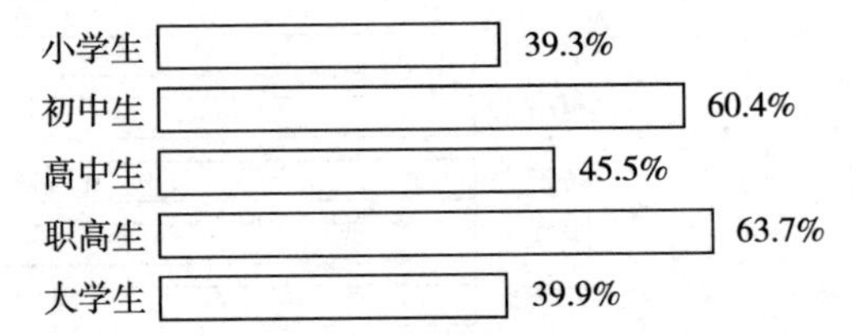

性侵现象得到缓解

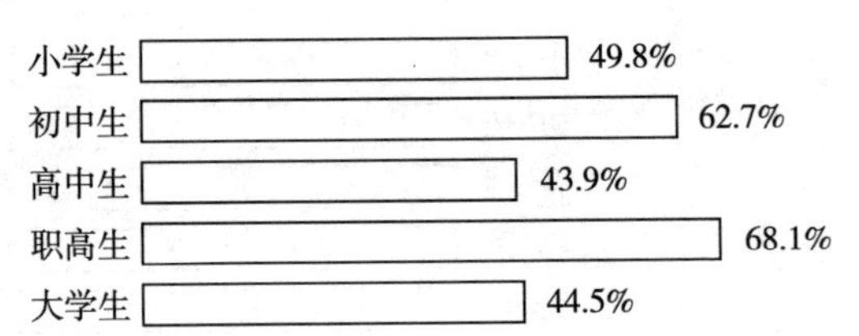

吸毒现象得到缓解

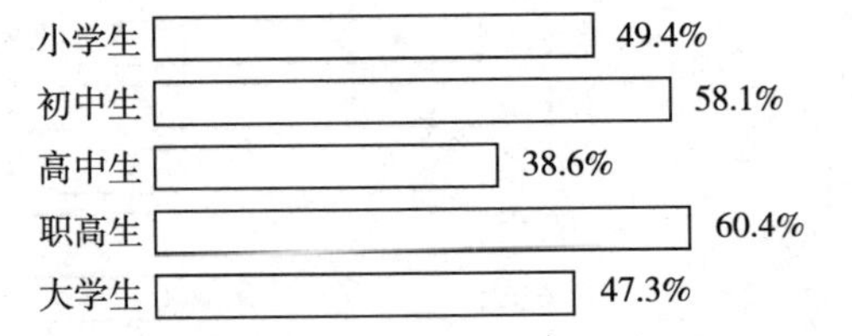

图 78　受访学生认为“青爱小屋对社会的影响”的比例

注:% 为持此观点的受访者比例。

青爱工程进入学校进行性健康教育是一项非常重要的突破。过去，在中小学，从国家到教育部到学校都不敢涉及“性”，尤其是农村和二、三线城市的学校则更为突出。青爱工程从进入学校开始，也打开社会之门，包括对家长的渗透，对家长产生了潜移默化的影响，带来观念上的突破和革新，对于整个社会对“性”的了解有极大的促进作用和好处。

此外，青爱工程在与媒体的交往中也逐步影响重要媒体的记者，通过媒体放大效应，影响社会大众。

十　“青爱工程·河仁计划”立项报告目标完成总评

（一）目标基本完成

“青爱工程·河仁计划”在向河仁慈善基金会提交的立项报告中列出六项行动目标，包括小屋建设，组建专家团队，出版青爱工程系列读物，通过“诸葛亮会”进行社会动员，进行青爱小屋的资源储备、技术升级，进行全国性总结交流六个方面。评估结果显示，就立项报告书中的目标内容而言，“青爱工程·河仁计划”完成了数量目标，但质量目标有待进一步改善。

1. 数量目标完成

“青爱工程·河仁计划”共六项行动。其中，四项行动的数量目标已经完成。具体包括：新建青爱小屋的数量目标超额完成，提升小屋的数量目标完成，标杆小屋的数量目标超额完成；组建了分布在不同地区的专家团队；出版各类青爱工程系列读物；召开了全国性总结交流会。其中，后三项数量完成情况详见本报告“过程评估”部分，最为突出的是第一项数量完成情况。

“青爱工程·河仁计划”建立了遍布全国的项目点，包括青爱基地、青爱工作站、青爱小屋。这是公益项目顺利开展的基础，它如同商业领域的“销售门店”，项目点一旦建立，项目活动相对容易展开，有利于实现项目的可持续性。

2. 质量目标完成有待改善

任何公益项目，评价其项目成果既要评价项目直接产出，也要评价项目产生的效果以及影响力。就“青爱工程·河仁计划”而言，项目产出完成，并产生了一定的效果和影响力，详见本报告本部分“效果评估”说明。但是，“青爱工程·河仁计划”中有关“建设青爱小屋，组建专家团队，出版青爱工程系列读物，通过‘诸葛亮会’进行社会动员，进行青爱小屋的资源储备、技术升级，进行全国性总结交流”这六项行动的质量目标完成则相对欠缺。“青爱工程·河仁计划”立项报告中虽然没有罗列项目结束后这六个项目质量目标达成的具体衡量指标，但本次综合评估结果显示，它们在质量目标上还未完全达成，但已具备进一步提升、拓展的条件，并且奠定了较为坚实的基础。

有关质量目标的达成，以及未来青爱工程的进一步发展建议，本报告将在最后一部分予以说明。

（二）超越目标的贡献

青爱工程是一项以青少年爱的教育为宗旨的事业，该项事业在中国几乎没有哪家机构像青爱工程这样建构了针对青少年爱的教育的一套思维——面向青少年五个方面的教育，它既优先、及时、前瞻性地回应了中国当前及新时期重要且紧迫的社会需要，又全局性地回应中国长期的社会需求，弥补应试教育在教育系统的不足、家庭教育的不足和社会的不足，是一项利国利民的公益慈善工程，也是一项超前的社会实验。由于该项工程庞大繁杂，涉及面广，耗时长，几乎没有经验可循且不易见效，设计阶段很容易忽略一些关键性的风险和不确定因素，如进入学校的难度，项目点的设计和选择，每间小屋需要的软硬件，以及与各个利益相关方的沟通、衔接、合作，其中困难很多在实际操作中才能探索出来，甚至在“试错”中予以纠正。对于这样的历史性的工程，可以说，通常有勇气的人才敢挑此“大梁”，不怕难，不怕碰钉子，不怕走不下去，运用一切可以动用的智慧、关系、技术、人力和物力！作为资助方，对于初创和探索期的项目，需持有“天使投资人”的心态，不以投资项目的尽快见效为唯一标准，可以原创、探索、创新为原则，对“试错”有较高的容忍度。

随着“青爱工程·河仁计划”的执行，如本报告第二部分“逻辑评估”所述，青爱办等合作伙伴共同探索出了青爱工程项目模式，该模式为未来青爱工程的进一步推动奠定了坚实的基础。此外，如本报告第三部门“效果评估”所述，该模式具有一定的效果。基于本报告第四部分“过程评估”，可以看到青爱工程未来的路很长，有许多关键性的目标追求、策略选择和执行细节需要调整和改变。

十一　小结

“青爱工程·河仁计划”项目已执行完毕，其捐赠资金得到了落实，建立了遍布全国的项目点，对直接受益者和间接受益者均产生了一定的影响。基本完成了预期的目标，且做出了超越“青爱工程·河仁计划”立项报告目标之外的贡献。

其一，“青爱工程·河仁计划”的捐赠资金得到了落实，但分析结果显示，新建青爱小屋及标杆小屋费用类别实际支出与预算之间差距较大。青爱小屋获得了来自“青爱工程·河仁计划”的资金支持，并获得了超出“青爱工程·河仁计划”的资金数额的当地匹配资金支持。

其二，各年度参与每所青爱小屋的学生人数占学校学生总人数的比例、参与家长人数与学生人数的比例，以及参与每所青爱小屋的老师人数占学校老师总人数的比例总体均呈增长趋势。

其三，“青爱工程·河仁计划”在艾滋病防治教育、性健康教育、心理健康教育、公益慈善理念培育和传统文化理念培育五大方面均对学生和学生家庭产生了一定影响。青爱工程亦使得老师、学校、政府、社区和社会对上述五大方面更为重视，但在实际行动和效果方面的影响目前显示有所欠缺。

其四，就“青爱工程·河仁计划”立项报告书中的目标要求，青爱办完成了数量目标，尤其是项目点一旦建立，项目活动相对容易展开，有利于实现项目的可持续性；在质量目标上还未完全达成，但已具备进一步提升、拓展的条件，并且奠定了较为坚实的基础。

其五，青爱工程是一项历史性的工程，弥补应试教育在教育系统的不足、家庭教育的不足和社会的不足，是一项利国利民的公益慈善工程，也是一项超前的社会实验，它面临工程庞大繁杂，涉及面广，耗时长，几乎没有经验可循且不易见效等困难，却勇于“试错”，探索出了青爱工程项目模式，该模式为未来青爱工程的进一步推动奠定了坚实的基础。

评估团队负责人康晓光教授认为，“青爱工程响应了重大的、紧迫的、长期的社会问题。所做的是别人连想都不敢想，更别说去做的事情。作为公益项目，青爱工程是一个朝阳项目。可以用‘犯其至难　图其至远’来形容青爱工程所做的工作。”

青爱办认为这八个字是对青爱工程很高的评价，真实反映了青爱工程自启动至今所走过的历程，艰难而坚定，更加坚守他们的项目使命和愿景，激励他们在青少年艾滋病防治和性健康教育方面继续前进。2015 年 4 月，青爱工程办公室拟函邀请十一届全国人大常委会副委员长、民革中央原主席周铁农先生题赠“犯其至难　图其至远”这八个字。

第六部分　未来发展建议

一　明确未来五年发展目标

（一）继往开来

“青爱工程”于2006年12月启动，2011年获得河仁慈善基金会捐赠1000万元项目款推动项目，至今历时近10年时间。评估团队认为，青爱工程在此过程中经历了第一个五年（2006年底～2010年底）的初创/探索期，第二个五年的成长期（2011～2015年底），即将进入下一个五年的发展期。

2015年是个反思之年，建议拿出2015年整整一年的时间做青爱工程第三个五年战略规划，特别是明确青爱工程的具体发展目标。本项评估可以作为战略规划的基础。正如前文所述，青爱工程是一项历史性的工程，它弥补应试教育在教育系统的不足、家庭教育的不足和社会的不足，是一项利国利民的公益慈善工程，也是一项超前的社会实验。由于项目设计庞大复杂，涉及面广，耗时长，几乎没有经验可循，且不易见效，青爱工程需认真对待。既然开始了，就要认真坚持做下去，还要把它做好。

至今，青爱办虽已探索出青爱工程的项目模式，该模式为未来项目的进一步推动奠定了坚实的基础，但它刚刚孵化出来，刚刚成形，还未完全定型。

其一，“素质教育的需求”是青爱工程可以学校开展项目的前提，全国各个学校都具备这个条件，因此，该条件只是项目开展的基础。同时，它不是学校“应试教育的任务”，因此，学校在执行项目时不愿意“劳民伤财”、“无事生非”。

其二，我们考察的三地都有其成功的原因，而这些原因具有一定的共同点，有时也具有一定的特殊性。

目前虽然盈江执行效果好，但盈江有其特殊性。盈江的成功有两个相对优越的外部条件，即“政府防艾戒毒任务的要求”，以及新成立的大盈江公益慈善协会需要立即做事，以及杨春艳秘书长能干、热心。因此，当地政府非常支持，联动政府各部门统筹安排，而教育系统基于需求再加上当地政府的行政要求，对项目的成功起到了助推的作用。而其他地区则不一定具备这样的外部条件。例如河南，很早之前青爱办即开始与有关方面协调，但一直没有动静。还有别的地方，建了一间小屋，就没动静了，更不用说连片推了。在一个地方不连片推，难以形成竞争、相互激励的氛围，更没有经验相互借鉴，“孤军作战”是不成的。

目前成都效果稍好，但也有较好的两个外部条件，即“学者专家力推”，其大学老师基于自己利益（评职称、升职）、责任、兴趣，而学校负责人（正校长或主管副校长）正好是学习相关专业的，可能基于同样的原因，都予以支持。但是，当地政府部门对项目的认识与重视则与盈江不同，项目撬动政府资源不很顺利，再加上大学老师不同于杨春艳秘书长，只是做 NGO 的本业，其作为工作站推动力不如盈江，当然盈江专业性不如成都，需要请成都的专家去盈江。也就是说，仅有学校单方面的积极性，没有像样的工作站来推，不太容易。因为，让学校去推平级的学校，难。

目前重庆效果稍好，但也有两个外部条件是成熟的。一方面基地是 NGO（是主业），并且有深厚的专业背景，另一方面还有政府主管部门做后盾，由工作站的刘嘉老师（也具备胡老师的素质，还比胡老师能撬动政府资源）推大学就容易些，再加上他本人社会关系广，他的研究会同时与医院有联系，他好动脑，有责任心，推力大，但还放手，而且在几所大学执行时先与相关专业合作，就容易生根发芽，并且创新。

总之，当外部条件中具备两个到三个充足的条件时，项目容易成功。“不痛不痒”的条件，基本上不利于项目的快速推动和产生明显的效果。

其一，政府大力支持，无论是出于利益、政绩、任务，还是出于责任感，或者，由于其他关系协调的结果。

其二，NGO + 能干 + 能“折腾”的领导。

其三，学校大力支持，无论是出于利益、政绩、任务，还是出于责任感，或者，出于其他关系协调的结果 + 能干 + 能折腾的领导。但是，学校领导更换则存在风险，它导致小屋死亡有时是不可抗力的。如人北实验小学，原来的校长很重视性健康教育并从学科渗透，支持小屋建设，项目就做得很好。但换了新校长，不重视这方面，小屋就做不下去了。

（二）明确未来五年发展目标

目前虽然各地在推动青爱工程，但由于青爱工程有五个方面的内容在做，不同的地方具体操作时侧重点略有不同，特别是专业性强的地区依据自己的专业优势在主推其专业核心的内容，如成都以胡珍老师为中心，重庆以刘嘉老师为中心，而其他地区则是不同的老师去培训什么，就基本上做什么，有的学校因本身配备有心理老师或德育老师或生理老师，等等，则按照不同专家的培训，搞适合自己能搞的专业；而有的地方则在大力推“心联小屋”（当然，当时项目进入时考虑目前性教育进学校不容易、敏感或不合适或资助方不同意，而以慈善和传统文化进入），更不用说，同一专业不同门派之间还争执不休；等等。虽然各地有不同的做法是可以的，利用自己的优势建构符合本地化的专业实力也是恰当的，但是，青爱办需要给各地一个明确的说明，哪怕是“只要在这五个范围内，各地百花齐放都可以”。但问题是，目前这样的说明几乎没有，评估时大家从自己的考虑以及对青爱工程不完整的了解和理解出发，比较困惑，不知青爱工程在做什么，要做什么。最严重的是，当各地汇聚在一起时，彼此有分歧、有纷争，这对青爱工程以及青爱办非常不利，觉得青爱办举棋不定、没章法，影响权威性，影响未来筹资和执行。

> 最初大家都清楚地知道青爱工程是做青少年性教育以及艾滋病预防的，大家对这个定位也有共识，愿意一起做，但现在“十个一”功能使青爱工程越来越泛泛了，越来越不知道青爱工程是干什么的了……不能什么都往里装，要聚焦定位，不能做散了。想无所不能，到最后就什么都不能了。[①]
>
> 感觉青爱办为了扩大盘子在迎合，现在领域扩展到慈善、心理什么的，把青爱的使命目标弄得越来越不聚焦了，都找不到核心，慢慢就变成空架子了，做不成品牌。[②]
>
> 青爱工程现在越铺越大，不知道青爱工程到底要做什么，全部做

① 引自评估团队对某青爱基地负责人的访谈记录。

② 引自评估团队对某专责老师的访谈记录。

的话就什么都做不好。[①]

心理健康教育、性健康教育、艾滋病防治教育、公益慈善理念培育和传统文化理念培育等五方面太宽泛，没有专注。[②]

青爱工程需要给出一个对外可以合理解释的青爱工程五个方面的关联度，以及未来五年具体的发展目标。这样，现在已经在做的合作伙伴，以及未来进入的合作伙伴，就更容易走到一起，也容易筹资。评估团队建议：

青爱工程继续以回应青少年“爱”的需求为使命，短期内致力于以青少年心理健康教育、性健康教育、艾滋病防治教育为主，以公益慈善理念培育和传统文化理念培育为基础的青少年“爱”的教育。因为，青少年心理健康教育、性健康教育、艾滋病防治教育用于治愈社会“急性病”，而公益慈善理念培育和传统文化理念培育用于治愈社会“慢性病”。后两方面需要慢慢做，潜移默化，慢慢培育，不是一时之需，也不能一蹴而就。

五到十年目标是，力争将青少年心理健康教育、性健康教育、艾滋病防治教育纳入国家正式教育体系。

二　提升青爱办专业能力

其一，提升青爱办工作人员在青爱工程业务领域的知识储备，提供学习能力。

其二，明确青爱办工作标准和流程，内部分工明确。

其三，提升项目管理能力。

其四，提升青爱办的沟通能力，包括面向治理层的协调与沟通（包括主办单位、支持单位、领导小组，以及青爱基地、青爱工作站、青爱小屋）。如，青爱办可采取电话会议、寄送简报等远程沟通方式，多给理事一些项目或机构信息，便于理事了解项目和机构，培养主办单位、支持单位和领导小组成员对青爱工程的认同感。未来应多给项目官员锻炼和学习的机会，如定期开展培训、增加走访项目点的机会、放手让项目官员与政府打交道。项目官员与基地和小屋要增进沟通、理解和信任。

---

① 引自评估团队对青爱工程某工作站负责人的访谈记录。

② 引自评估团队对青爱工程办公室项目部申堃的访谈记录。

其五，提高项目官员的关系维护能力。如对捐赠者的维护、对专家的关系维护、对形象大使的关系维护。手段包括：及时主动反馈项目信息，形成有专人负责的信息反馈制度。

为此，项目官员应具备的能力包括：认同机构价值观；有持续热情和激情；团队间相互尊重；有团队意识；具备专业性，可以参与项目策划和项目设计；沟通能力。

机构则需培养项目官员如下能力：信任员工，让员工放手去做，允许员工犯错；关注成长，提供学习和参与的机会；接纳员工的合理建议。

其六，提升青爱办的传播能力。建立传播工作制度和方案。

三 调整建设青爱小屋战略思想，追求标准化、精品化，适度规模化

青爱工程的核心和中枢是青爱小屋，因此，建设青爱小屋的战略思想至关重要。

（一）青爱基地、青爱工作站、青爱小屋进一步实现标准化、精品化

青爱基地、青爱工作站、青爱小屋需以质量为先，建一个活一个，还要活得好，有特色，增加其含金量。

其一，需针对五年具体工作目标，理清青爱基地、青爱工作站、青爱小屋各自的角色和功能，分清各自的权利、义务界限。要明确青爱基地、青爱工作站、青爱小屋的建立的硬指标和软指标结合的标准，并规定“规定动作”，要求增加“自选动作”，同时建立测量体系。同时，对应普通版的青爱小屋、提升版的提升小屋和标杆版的标杆小屋，以及不同的幼儿园、小学、初中、普高、职高、大学均需要设定合适的标准。

其二，进一步严格规范建立青爱基地、青爱工作站、青爱小屋的筛选流程，给申请者一定的预备期。不能先挂牌后开展工作。申请者可以先了解相关标准和要求，特别是未来的权利和义务，建立一定的基础后，达到一定的标准再正式申请。

如果难以操作，可以建立“预备”基地、“预备”工作站及“预备”小屋（由于没有名头，部分机构很难开展建设工作，因为“先做事”是需要费用的，申请费用时就要有事由和名目）。如果先挂牌的话，它们的工作

看起来更好展开，但为了避免这些机构开空头支票，青爱办可在申请程序中增加一项“预备期”，给申请者一定的预备期并配备相应的经费，这样既能解决申请者的问题，也不会使青爱工程有损失。

青爱小屋需要被检查、监督、评估，做得不好的要撤掉。①

其三，制定升级要求和流程。建立审批专家组，或由机构项目工作人员专门负责对青爱基地、青爱工作站、青爱小屋、提升小屋、标杆小屋依据标准进行现场审查，细化开展活动的标准和要求，要有更清晰的范围。针对小屋将学校活动一股脑算在“青爱工程”上的现象，青爱办需重新细化活动的标准和要求，避免原来宽泛的标准使学校“糊涂”，并加强与小屋的沟通交流，有策略和方法进行引导。

同时，要在幼儿园、小学、初中、普高、职高、大学不同层面，有计划地从现有青爱小屋、提升小屋、标杆小屋中选出一些示范单位，向全国推广，为学校提供升级样板。

其四，加强对基地、工作站、小屋的监督、考核和定期评估，建立退出机制。对于正式通过预备期的，挂牌后，连续两年运营间如经过日常监管，发现管理不善，活动开展不力，地区或全国活动不参加的，要考虑摘牌。对此，青爱办对基地有管理的职责和权限，基地—工作站对小屋有管理的职责和权限。经过警告、责令整改后仍未通过考核，摘牌。要“能上能下”，“能进能出”，要避免“假大空”、走形式，公益组织不能怕下面不理你而降低工作质量，刚起步时必须规范。

青爱小屋运营良好的重要原因是有一个工作站或基地强有力的监督推动工作开展，因此需认真考核小屋的工作。如盈江工作站对小屋的考核办法极为细致，包括开展活动的类型、次数、学生的评价、学生的参与情况等。

胡珍老师分享四川情况时说：“小屋建起来容易，保持、持续难，要避免早期出现的情况，在400多所学校中第一批选了30多所建立青爱小屋，结果两年后只有10多个孩子参与活动。挂牌容易，坚持下来难，有不少半途而废。学校是应试教育，性教育和防艾教育等不属于此范畴，如何让学

---

① 引自评估团队对中国教育学会名誉会长、首届青爱工程领导小组组长、北京青爱教育基金会终身名誉会长顾明远的访谈记录。

校重视，是难点。”

其五，加强对基地、工作站、小屋的激励，将资源向青爱基地、青爱工作站、青爱小屋倾斜。加强青爱基地、青爱工作站、青爱小屋之间评奖，提升小屋之间评奖，标杆小屋之间评奖。彼此间需强化竞争机制，如此才能够让其更有生命力。

目前从青爱办到基地、工作站、小屋都缺乏相应的激励措施，尤其是对人缺少物质激励和认可。小屋建设的长效性，不能光靠老师的热情，要老师长期投入和付出必须要建立有效的激励机制。此外，目前小屋的运营很大程度上靠所在学校的支持和投入，应建立对学校的激励机制，这样学校也愿意为小屋投入。如在年度总结会上评选“优秀校长”、“优秀教师”等并给予一定的物质激励，对项目评选“优秀教学设计奖”等奖项，使小屋的创新贡献得到认可和传播。

学校和当地教育局对小屋的关注程度影响小屋功能的发挥。评估发现，相对于其他选项而言，受访专责老师认为本校青爱小屋开展最有优势的因素是“校领导、专责老师和当地教育局”；受访老师志愿者将“校领导、专责老师和老师志愿者”三者排在最前。总之，校领导、专责老师、老师志愿者及政府部门（教育局）对小屋影响很大，详见图79和图80。

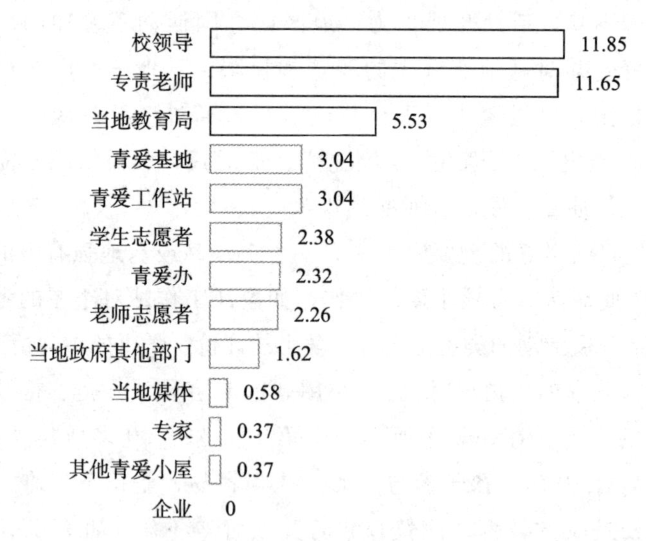

图79　受访专责老师对本校青爱小屋开展最有优势的因素排序

注：数值为平均综合得分。

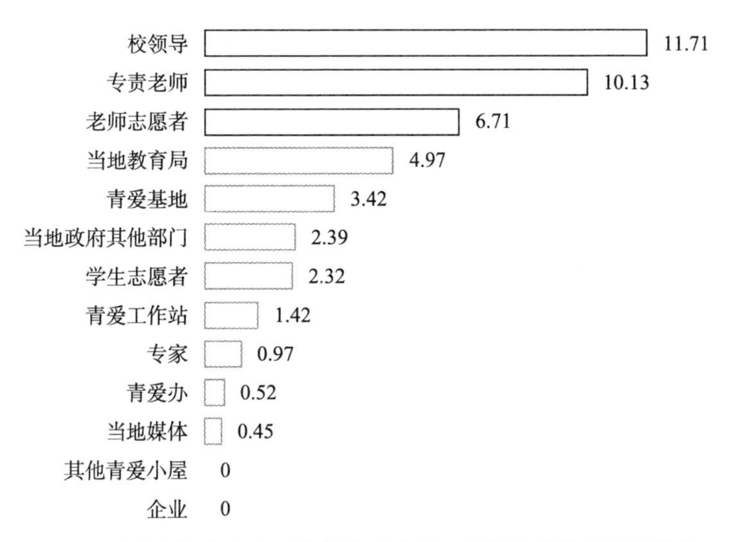

图 80　受访老师志愿者对本校青爱小屋开展最有优势的因素排序

注：数值为平均综合得分。

评估发现，受访专责老师认为对全国青爱小屋的成功最具决定性的三个关键因素是“专责老师、校领导和当地教育局”，受访老师志愿者认为对全国青爱小屋的成功最具决定性的三个关键因素是“当地教育局、校领导和老师志愿者”，详见图 81 和图 82。

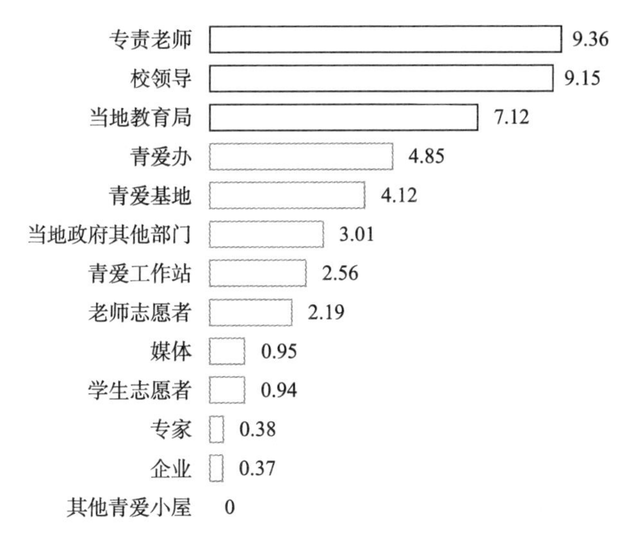

图 81　受访专责老师对全国青爱小屋的成功最具决定性的三个关键因素排序

注：数值为平均综合得分。

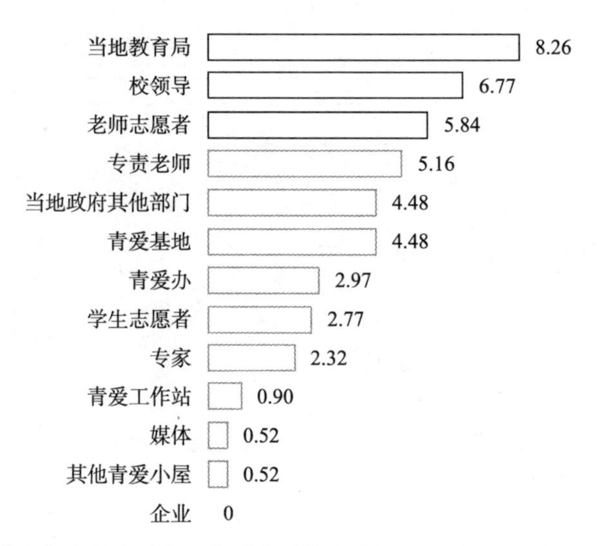

图 82　受访老师志愿者对全国青爱小屋的成功最具决定性的三个关键因素排序

注：数值为平均综合得分。

增加对学校的激励，尤其是将专责老师的投入纳入考核绩效范围，或者让学校受上级表扬。鼓励学校加大投入，购书，请专家、医生进行讲座。学校为小屋营造一种气氛，来倡导小屋的发展。鼓励教师投入。专责老师每天驻守小屋，把小屋做成“小朋友的家”，学生志愿者可组织同学来小屋玩。激励学校领导重视，对教师外出学习和培训提供支持。要让校领导意识到，不对青少年进行正确的生理、心理健康引导，会出现大问题。成飞小学是标杆小屋，因为具有示范性和代表性，因此也受到学校领导的重视。

进一步加大对青爱基地、工作站、小屋的投入，特别是软性投入。小屋建设的软性投入包括：建立高水平的骨干教师队伍，形成教研组。现在有的地方校长亲自担任专责老师，积极性、能动性很高。

评估发现，相对于其他选项而言，认为本校青爱小屋存在“专业性不足”问题的受访专责老师和受访老师志愿者的人数比例最高，详见图 83。

评估团队对青爱小屋专责老师和老师志愿者进行的调查结果显示，专责老师和老师志愿者均回答希望青爱工程给予的支持排在前三位的分别是资金、专家指导、培训。这些需求明显比其他需求强烈，详见图 84 和图 85。评估中受访学校领导和老师也反映，青爱小屋目前遇到的主要问题是经费、师资紧缺，无法较好地满足小屋工作需求，教师开展小屋工作缺乏相关的专业知识（如心理疏导专业知识等），需要进行培训。

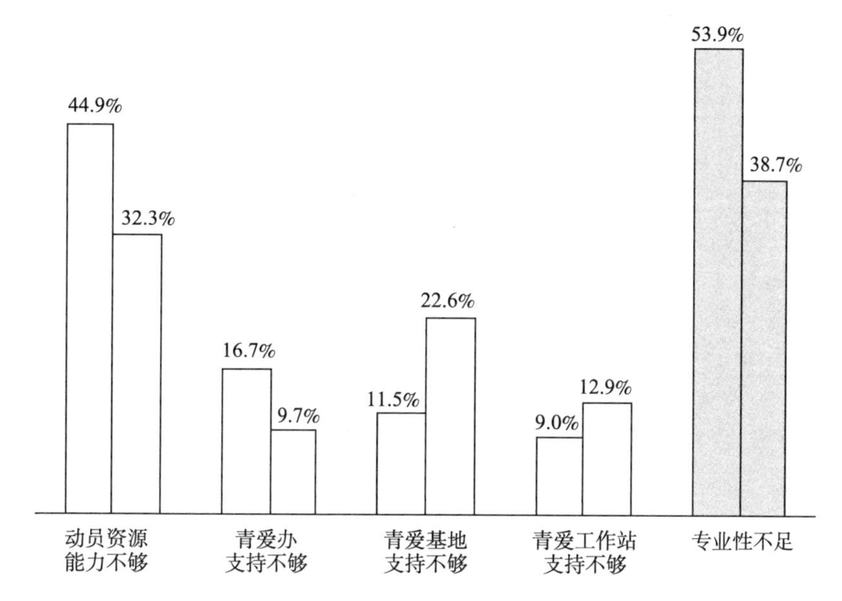

图 83　受访专责老师和老师志愿者认为本校青爱小屋目前存在哪些问题的情况

注：① % 为持此观点的受访者比例。

② 从左到右受访者选项依次为“专责老师”、“老师志愿者”。

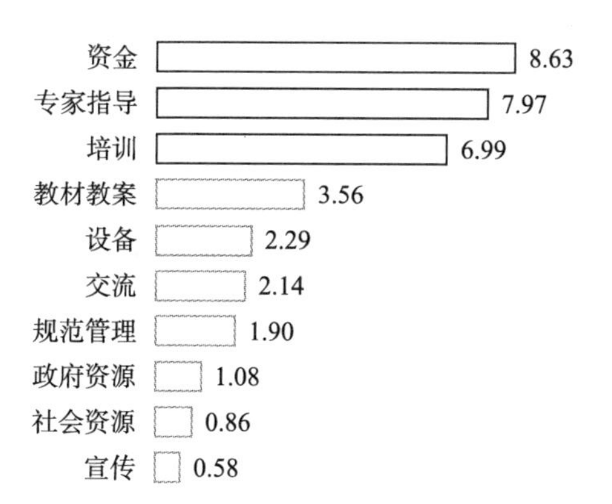

图 84　受访专责老师希望青爱工程为本校青爱小屋提供的帮助和支持排序

注：数值为平均综合得分。

扩大青爱基地、青爱工作站、青爱小屋在当地的影响力和辐射面。评估发现，在青爱小屋所在学校，需加大青爱工程的宣传力度。比如，六成受访高中生没有听说过青爱小屋，详见图 86。

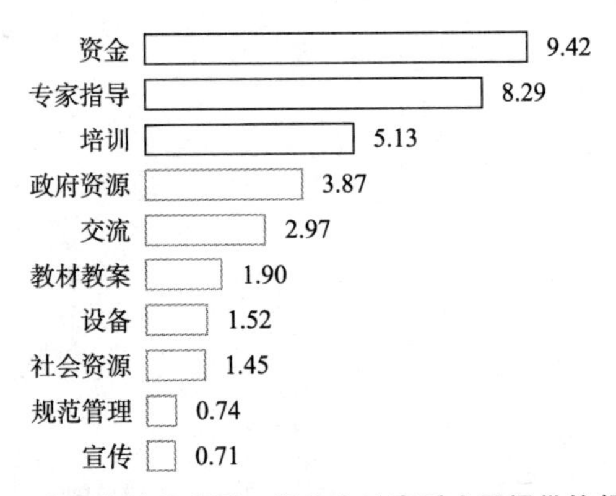

图 85　受访老师志愿者希望青爱工程为本校青爱小屋提供的帮助和支持排序

注：数值为平均综合得分。

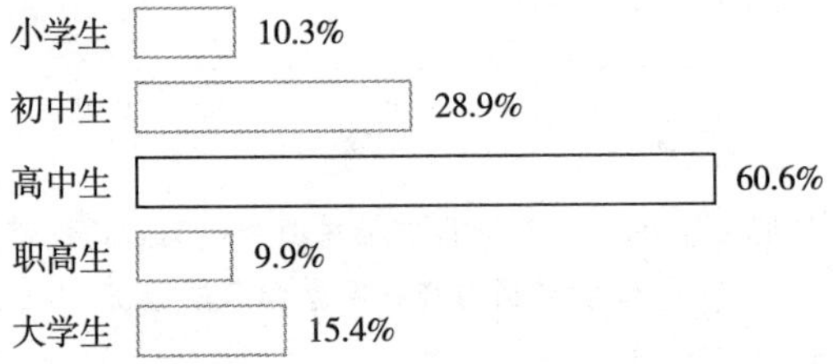

小学生 10.3%
初中生 28.9%
高中生 60.6%
职高生 9.9%
大学生 15.4%

图 86　受访学生回答“没有听说过青爱小屋”的比例

注:% 为持此观点的受访者比例。

（二）适度实现规模化

青爱工程需适度实现规模化，哪个地区条件成熟了做哪个。在同一省份、同一地/市，都需要具备足够的建立青爱基地、青爱工作站、青爱小屋的条件再开始做，逐渐规模化，尽可能避免青爱小屋一下子全覆盖。当然，全覆盖与精耕细作慢铺开各有特点。目前盈江全面铺开，可能有部分学校小屋工作还未能与其他学校同步，但通过铺开，可以让学校师生清楚青爱小屋的功能作用，他们会逐步开展社会宣传，扩大小屋的社会功能。在工作上协会与教育局需对小屋工作滞后的学校给予更多的指导和帮助。

> 不要急躁，不要希望尽快实现 10000 所小屋的目标，但是要慢慢来，做出实效，做出经验，做精品。①

① 引自评估团队对中国教育学会名誉会长、首届青爱工程领导小组组长、北京青爱教育基金会终身名誉会长顾明远的访谈记录。

青爱工程的目标是通过青爱工程建立小屋，为小屋输血赋能，最终达到小屋能够自动造血，青爱工程给予支持。由于目前青爱工程对青爱小屋缺少理念的传输，大多数小屋的活动或者受到青爱工程和政府合作后的行政压力，或者得到青爱工程对小屋的资金支持。现在小屋老师缺少内心的积极性，小屋对青爱工程的依赖性仍比较大，大部分仍不能独立运行，也没有达到最初成为种子的设想。

你给钱，你让我做什么我做什么，大部分学校并没有太多的内在动力。这就导致了一个问题：钱是持续要给的，产出却非常有限，没有达到最早的想法。①

四　构建核心优势，强化品牌效应

发挥青爱工程的品牌效应，这是未来青爱工程可以进一步努力的方向。品牌价值延续意味着项目效果的超值回报。青爱工程具有独特识别性的是青爱工程的一套理念和专业性。尽管青爱小屋具有一定的独特性，但是，理念和专业性是赋予其生命的根本。因此，需在这两个方面建构核心优势。

其一，建立一套理论。

保证青爱工程的长期性和持续性需要明确的使命和目标，需突出它与政府、其他社会组织的区别，因此，需要建立其独特的项目理论。

其二，建立本土化、专业化的知识体系和专业团队。

青爱工程的核心产品价值在于其“专业性”，基地—工作站—小屋是输送专业的渠道，资金不是青爱工程的优势，而各个学校完全具备硬件建设的能力。因此，打造青爱的独特性需要从其专业性着手，而老师及专家是传递专业的主要人员，因此，需建构专家团队。在结构上，要全国和地方联合，核心专家和外围专家结合；在领域上要囊括性教育、心理健康教育等各方面的专家和政府资源；在从事的活动上，贡献于服务线和倡导线的专家要分开，专家在服务线上扮演技术员角色，在倡导线上扮演游说人角色，需要拓展到社会发声。同时应建立专家入选标准，建立专家委员会，由其投票决定哪些专家可以准入，避免风险。

① 引自评估团队对北京青爱教育基金会某理事的访谈记录。

知识体系的建构意味着标准课件、课时及案例开发等。

> 青爱小屋要有一套可行的、结合中国实际和中国文化传统的办法。例如，尊重他人；仁爱之心；含蓄，不能像西方一样赤裸裸地讲性知识，需要采用教育引导的办法等。[1]

因受众不同，专业性也需按幼儿园、小学（四年级下，五年级上）、初中、高中（普高、职高）、大学进行分层建设。而专家队伍也需分层，如缺乏经验的老师、有经验的老师、专家。对不同类别的对象应进行内容不同的培训，三层之间应有分别进行区域性、全国性交流的机会。同时培训的内容要与时俱进，根据教师、学生和社会发展程度提供培训。

此外，要与中国文化、风俗联系起来。立足本土，把中国传统中优秀的性教育文化总结出来，把一线的东西总结出来。既要请国际专家来讲课，也要激发小屋自身的能力和探索性。同时在系统内进行沟通，在系统内传播示范，建立内部学习和探索的机制。不是简单地请外人来讲，运用教师在第一线摸索出的东西，与教委等机构合作，将优秀案例出版（给老师署名，这对老师评职称都有用，对老师也是一种激励），使专家和一线工作者互相学习交流，建立动态的知识体系更新机制。

五　充分发挥治理层的影响力

青爱工程的治理层包括青爱工程的主办单位和支持单位，以及领导小组。未来五年需充分发挥治理层的功能。

其一，充分发挥主办单位的支持作用。

主办单位既能为青爱工程提供面向公众的公募权，也能对其起到财务监管的作用，这样，既有利于项目筹资，也有利于开展面向公众的公共倡导。筹资过程往往渗透着公众倡导的功能，而公共倡导时也渗透着筹资的功能。同时，作为非公募基金会的北京青爱教育基金会虽然有政府部门监管，但是有公募权的主办单位来同时监管，可以起到双重保险的作用，项

---

① 引自评估团队对中国教育学会名誉会长、首届青爱工程领导小组组长、北京青爱教育基金会终身名誉会长顾明远的访谈记录。

目做得越大，越需要公开、透明。

其二，充分发挥支持单位的作用。

作为支持单位的中国民主促进会中央委员会，有政府背景，但又不够那么深厚，这样，既能帮助青爱工程建立政府关系，拓展广泛的社会资源，又不会引起公众“反感或抵触”，目前一些公众不愿意受政府逼迫做公益，而更愿意受激励自愿投入公益事业。

其三，吸纳更多具有社会影响力的人士加入领导小组，充分发挥领导小组的影响力。

领导小组既能向上对话，又能影响地方和公众。因此，领导小组成员的组成至关重要。针对目前领导小组成员，建议增加现任部委领导的级别和人数，增加在青爱工程五个层面专业领域的权威专家的代表人数，以及企业家及企业单位的代表人数。

> 作为一个组织的形态存在，就必然要在市场中运行，不管是NGO还是什么，都有市场。必然有规划和战略，必然也有竞争关系，要怎么才能长远发展下去，这都是一个组织的代表需要考虑的问题。如果张银俊在这个位置，阿扁在这个位置，他们既然在这个位置，就要把自己当做组织的带头人，而不能再以个人（意志）为出发点。你承载的是这么多工作人员，那么多小屋、老师，不能以个人的意志去办事，你背后的责任非常大。现在没有竞争，我听到的话是我不要竞争，哪天有一个同样的组织起来了，做青爱同样的事情，做得很好，这是我们愿意看到的事情，这就很好，到时我们就关门好了。这是青爱领导层在公开场合说的话。她（他）想的是，我就带个头，有人做了，我就出世了，就“解脱”了。①

青爱工程是一个公共项目，也是一个公众项目，要以新面貌迎来第三个五年，按正规组织运营至关重要。一个组织的规范化运作需要将治理与管理分开，各部门、职位的权责也应该界定清楚。要避免“个人意志凌驾于机构意志之上”，不以个人兴趣、个人喜好为出发点，而以机构利益为出发点，迈向良治的时代。

---

① 引自评估团队对北京青爱教育基金会某理事的访谈记录。

六 建立三部门深度合作机制

其一，“积极合作、量力而行”，确立与政府的长期协商式合作关系，争取与政府进行实质性合作，并建立长期稳定合作关系。

利用现有的资源，从私人关系入手，尽可能过渡到得到行政部门的认可、支持和推动长期稳定，靠私人关系而非机构关系是不稳定的；要做实事、找准人，做符合政府意图的事情。

盈江工作站负责人杨春艳认为，青爱小屋建设成功的因素是县政府和教育局以及学校领导的大力支持，政府部门发挥了很好的引领与导向作用。如果没有行政部门的大力支持，靠协会这样的民间公益组织要想在学校将青爱小屋这项工作做好，是绝对不可能的。另外，还有广大专责教师和志愿者的积极参与和辛勤劳动。

其二，与政府的合作过程中要明白青爱工程民间性的角色和定位，既不能被政府牵着鼻子走，也不能理想化地要求政府完全按照青爱工程的意愿做。

> 社会组织不能代替政府做事，应该配合政府做它想做或应该做却做不了的事，从群众的角度去做。青爱工程可以给规范性的教材、操作性的手册，与政府形成互补的关系。[①]
>
> 青爱工程应与教育部开展的性教育结合起来，比如合作时先问教育部有什么，如（性教育的）教学大纲、教材课件等，（教育部）没有的话我们（青爱工程）可以配合（教育部）一起做、一起研究。
>
> 青爱工程现有的有关性教育和防艾教育的书籍、宣传片、科普读物等都可以提供给教育部门做参考，也可以变成市场行为，放到市面上去卖，获利继续投入青爱工程。[②]

其三，开发争取政府支持的手段，争取政府购买。

---

① 引自评估团队对全国政协原副秘书长、中华慈善总会原副会长、北京青爱教育基金会名誉会长张道诚的访谈记录。

② 引自评估团队对中国教育学会名誉会长、首届青爱工程领导小组组长、北京青爱教育基金会终身名誉会长顾明远的访谈记录。

做实事、找准人，做符合政府意图的事情；找到上级领导，以政府顶层作切入口，从上往下推行项目；向政府充分展示社会需求的紧迫性、青爱工程的内涵和重要意义；尽可能让政府了解 NGO，打消政府对与民间组织合作的政治风险的顾忌；让渡政绩利益，并让政府看到社会受益情况。

> 民间公益组织做事的时候，一定要让政府知道，它们在做什么，在咱们长期的政府习惯当中，实际上对民间公益组织的工作有担心，怕给政府添乱、添麻烦，因为政府在有条不紊工作的时候，它们很有信心，突然冒出民间公益组织，很多的诉求，有时政府感到为难，但实际上政府如果知道、了解公益组织，了解它们（公益组织）解决它们（政府）不好解决的问题之后，政府都是支持民间公益组织的，因为政府是一种政策性的管理，它不会对个案做出很快的反应，民间公益组织正好补缺了这块。如果有个别的紧急救助或其他个别事情，民间公益组织出面，同时有时也拉着政府，也给它们（政府）脸上添彩，它们愿意支持。①

> 只有让政府了解你的公益组织是非常规范的、非常认真的，从事对社会有益的救助工作，政府会给予支持的，就是咱们不是给政府添乱，一定要让政府了解到公益组织是一种什么性质组织，取得政府信任。②

其四，争取当地 NGO 的支持。

项目在地方推广时，不仅要与当地政府合作，获得政府认可和政策支持，同时需要和当地 NGO 合作，来做项目的推手，将两者优势相加，以达到效果最大化。向当地 NGO 展示青爱项目，加强沟通，争取合作。

其五，争取企业的支持。

与企业共同设计项目，这也成为扩大企业影响力和提升品牌形象的机会，争取企业的资金支持。

---

① 引自评估团队对青爱工程办公室项目部武江的访谈记录。

② 引自评估团队对中华儿慈会名誉理事长、北京青爱教育基金会终身名誉会长魏久明的访谈记录。

七 建立防艾全国联盟

其一，明确防艾全国联盟的定位。

三年时间，“青爱工程·河仁计划”实现现在的项目成果很不容易，其中最成熟的是建立小屋。然而，公益组织的资源毕竟有限，资源指人力、物力、财力、关系等，如想低投入、高产出，要找到问题的根本原因并制定更为有效的解决方案。解决大的社会问题，仅在基层执行项目是完全不够的，要实现自上而下，进行顶层设计+中层拓展+基层推广。未来，青爱工程要同时做好服务线和倡导线，不能忽视建平台及网络的重要性。

一方面，联盟可以作为申请、审批和管理青爱小屋的基础性组织。需要设计一套严格的管理制度和奖惩制度。

另一方面，联盟有助于提升整体的专业性，强化品牌意识，提升本地的创新性，营造良好的社会氛围。青爱办存在的意义就是整合资源建设全国共享的平台。目前青爱工程区域QQ群、全国性交流会、全国课件建设还可以，但整体性、系统性建设不够。

> 青爱工程网络需要三结合：一是专家队伍，提供卫生、心理方面的专家支持；二是行政部门，让其了解支持；三是学校老师。[1]

其二，突出联盟的地域特征，增强内部凝聚力。

这需要充分发挥青爱基地、工作站的中介作用。评估结果显示，受访专责老师认为对全国青爱小屋平台及网络建设最具决定性的三个关键因素是专责老师、校领导和青爱办；受访老师志愿者认为对全国青爱小屋平台及网络建设最具决定性的三个关键因素是专责老师、青爱基地和青爱办，详见图87和图88。

其三，建立具有共识的全国联盟，建构青爱共同体。

“青爱人”现在是内部人的亲密称呼，在社会上推广很难解释，因此需要赋予其内涵和精髓，需要建立成品牌，才便于推广。例如“做青爱工程

---

① 引自评估团队对中国教育学会名誉会长、首届青爱工程领导小组组长、北京青爱教育基金会终身名誉会长顾明远的访谈记录。

的人”，原来的“青艾”是预防艾防病，现在的“青爱”是培养爱的能力和爱的责任；未来“青爱人”的内涵应该是：关爱、责任和热情。

其四，发挥联盟的共享、培训和倡导功能。如，资源动员和共享；信息交流与共享。

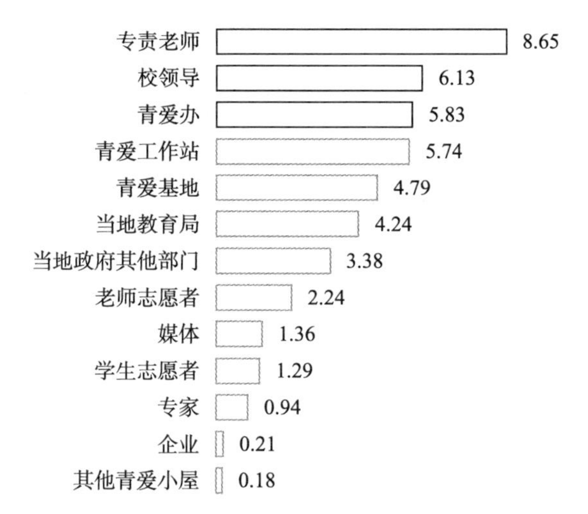

图 87　受访专责老师对全国青爱小屋平台及网络建设最具决定性的三个关键因素排序

注：数值为平均综合得分。

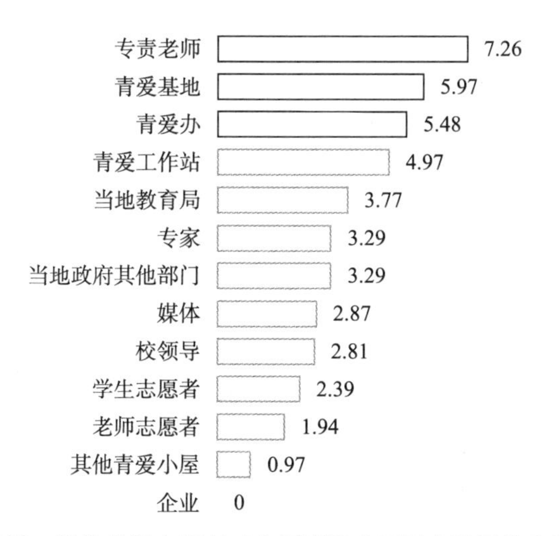

图 88　受访老师志愿者对全国青爱小屋平台及网络建设最具决定性的三个关键因素排序

注：数值为平均综合得分。

八　加强面向政府和社会的系统性倡导

其一，继续加强面向政府的倡导。

可以以服务带动倡导。目前，针对相关议题的倡导社会氛围还不浓厚，自上而下地倡导，比较容易推行，对下一步媒体宣传也比较有利。尽管青爱工程的倡导最终是面向公众的，但是，需变成一种政府行为，形成制度才能长远推动。

除了运作小屋外，还需引入课题，变成教育系统的规定动作，改变政策推动青爱工程，使小屋倡导的“爱”的教育进入课堂，成为规范的课堂教育。可以选试点学校，与政府合作，设立国家级或省部级的课题，3～5年为一个周期，得到具体成果，如体制认可的教材。

> 通过宣传让政府知道性健康教育的重要性，并且通过上级向下级施加影响，做出成绩来，让他们看到有效果。一是让政府看到，让政府支持；二是影响大众，让公众知道，改变观念。①

其二，加强公众倡导。

未来，青爱工程要系统性地进行社会引导，如向社会发放宣传资料，继续进行家长教育，录制视频课程在公众媒体上进行传播；对大型公共事件保持敏感，适时通过专家点评，传播青爱的影响力；制作青爱宣传片3～5分钟，加强媒介宣传，使公众知道青爱理念、使命，意义；建立青爱志愿者队伍，定期汇报工作、定期访点；防艾日倡导全国联动；产生针对法律法规和政策环境的研究报告、需求客观调查报告；定期研究政策、法律法规执行效果，并提出建议；利用媒体资源，发布消息等。

要发布年度白皮书。“青爱工程不仅要做，还要喊，时机已经来临。”青爱工程可以建立白皮书编撰专家队伍，通过对年度规范、趋势以及年度性比较、区域性比较进行分析，可将影响力纳入行政系统，进入公共舆论。可评选相关议题的年度大事，让数据说话，让事实说话。

---

① 引自评估团队对中国教育学会名誉会长、首届青爱工程领导小组组长、北京青爱教育基金会终身名誉会长顾明远的访谈记录。

致　谢

本项评估历时近一年时间，在评估过程中，得到了“青爱工程”项目合作方及其工作人员的大力支持。他们从紧张繁忙的工作当中抽出时间，耐心地填写评估问卷或接受深度访谈，提出了真诚且宝贵的意见和建议。这些合作方是：重庆市计生委、重庆市政协、四川基地、重庆基地、盈江工作站、金牛区工作站、青羊区工作站、成都市龙泉驿区第七中学、成都市十六幼儿园、成都市财贸职业高级中学、成都市成飞小学、成都市第十一中学、成都市大弯中学、重庆市红楼医院青春门诊、重庆医药高等专科学校、西南大学、重庆医药高等专科学校、重庆科技学院和四川美术学院。在此，向这些机构以及各位领导、师生表示诚挚的谢意！

本项评估由公域合力管理咨询（北京）有限责任公司工作团队执行。中国人民大学非营利组织研究所给予重要支持，所长康晓光教授为特约专家。公域合力管理咨询（北京）有限责任公司执行董事/CEO冯利博士为评估团队负责人，公域合力管理咨询（北京）有限责任公司项目总监章一琪，项目经理赵文洋、易晓华为评估团队成员。公域合力管理咨询（北京）有限责任公司行政主管董雪参与了评估报告编辑工作。

北京青爱教育基金会作为此次评估的委托方，在评估团队工作过程中给予了大力的支持与协助。评估团队得到了青爱工程主办单位、支持单位、领导小组，北京青爱教育基金会理事会以及秘书处的积极支持，他们提出了许多建设性的意见和建议。张银俊、李扁、武江、申堃、彭小娜、鲁大庆就评估项目展开与评估团队进行了深度互动。他们的热情与真诚让整个评估团队非常感动，在此一并向他们表示感谢！

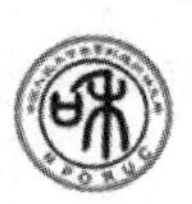

中国人民大学非营利组织研究所

地址：北京海淀区中关村大街59号
中国人民大学求是楼305室
电话：010－62513627
传真：010－62513627
邮箱：npo2007@ruc.edu.cn
网址：www.nporuc.org.cn

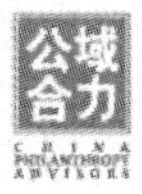

公域合力管理咨询（北京）有限责任公司

第三部门独立观察智库　非营利事业咨询与评估机构
地址：北京市海淀区苏州街29号维亚大厦12层022室
电话：010－59732698
传真：010－59732692
邮箱：cpa2009_cpa@vip.sina.com
微博：e.weibo.com/cpaltd
微信公众号：cpaltd
网址：www.cpaltd.cn

图书在版编目(CIP)数据

青爱工程：河仁计划 评估报告/康晓光，冯利著.—北京：社会科学文献出版社，2015.11
ISBN 978-7-5097-8208-8

Ⅰ.①青… Ⅱ.①康… ②冯… Ⅲ.①青少年-获得性免疫缺陷综合征-防治-项目评价-中国 Ⅳ.①R512.91

中国版本图书馆CIP数据核字(2015)第250749号

青爱工程·河仁计划 评估报告

著 者／康晓光 冯 利

出 版 人／谢寿光
项目统筹／王 绯
责任编辑／单远举

出 版／社会科学文献出版社·社会政法分社(010)59367156
地址：北京市北三环中路甲29号院华龙大厦 邮编：100029
网址：www.ssap.com.cn
发 行／市场营销中心（010）59367081 59367090
读者服务中心（010）59367028
印 装／三河市尚艺印装有限公司

规 格／开 本：787mm×1092mm 1/16
印 张：15.5 字 数：260千字
版 次／2015年11月第1版 2015年11月第1次印刷
书 号／ISBN 978-7-5097-8208-8
定 价／65.00元